🎓 GUIDE EVC MÉDECINE DU TRAVAIL

Pour les futures médecins du travail en France

Comprendre – Réviser – Réussir
Préparation complète aux épreuves de vérification des connaissances (EVC)
💼 Médecine du travail | Risques professionnels | Code du travail | Cas pratiques corrigés

Autrice : Blanca Chamochumbi
Édité par : Blanca Chamochumbi, autoédition
Dépôt légal : Juillet 2025
ISBN : 979-10-977287-0-0
Première édition
Impression : Imprimé par Amazon KDP
Lieu d'impression : Europe, Italie

📘 Plan global du Guide EVC - Médecine du Travail

📌 Introduction

- Objectif du guide 🔎
- Présentation de l'EVC et son importance pour les médecins étrangers

CHAPITRE 1 : Comprendre l'EVC et le système médical français

1.1 Présentation de l'EVC

- Objectif de l'épreuve
- Structure de l'examen (épreuves théoriques et pratiques)
- Domaines évalués

1.2 Conseils pour s'inscrire à l'EVC

- Documents requis 📑
- Démarches administratives
- Étapes clés et délais

1.3 Ressources pour préparer l'EVC

- Sites officiels (CNG, INRS, Code du travail, ANSES…)
- Supports recommandés (livres, QCM, guides pratiques)
- Méthodes d'apprentissage (fiches, cartes mentales, entraînements)

CHAPITRE 2 : Thématiques essentielles en médecine du travail

2.1 Comprendre le contexte professionnel en France

2.1.1 Organisation du travail en France 🏢
2.1.2 Droits et obligations des salariés
2.1.3 Droits et devoirs des employeurs
2.1.4 Dossier Médical en Santé au Travail (DMST)
2.1.5 Contrats et suivi médical selon le type de contrat

2.2 Réglementation et organisation des services de santé au travail

2.2.1 Services autonomes et interentreprises
2.2.2 Missions du médecin du travail 🎯
2.2.3 Rôle du médecin dans la prévention des risques professionnels

2.3 Les principaux régimes expliqués

CHAPITRE 3 : Risques Professionnels et Surveillance Médicale

3.1 Risques Professionnels

- Stratégie de surveillance médicale
- Catégories de risques
- Principes de prévention

3.1.1 Risques chimiques

3.1.1.1 Métaux lourds et leurs effets sur la santé

Fiche 1 : Intoxication au plomb et saturnisme professionnel

Fiche 2 : Intoxication au mercure et risques professionnels

Fiche 3 : Intoxication au Cadmium et risques professionnels

3.1.1.2 Solvants organiques et leurs effets sur la santé

Fiche 4 : Intoxication au Benzène

3.1.1.3 Agents chimiques CMR et leurs effets sur la santé

Fiche 5 : Amiante

Fiche 6 : Poussière du bois

Fiche 7 : Silice

3.1.1.4 Pesticides et engrais chimiques et leurs effets sur la santé

Fiche 8 : Organophosphorés

Fiche 9 : Carbamates

3.1.2 Risques biologiques

Fiche 10 : Hépatite B et risques professionnelles

3.1.3 Risques physiques

Fiche 11 : Exposition au Bruit en milieu professionnelle

Fiche 12 : Vibrations en milieu professionnelle

Fiche 13 : Troubles musculosquelettiques (TMS)

Fiche 13 bis : Manutention manuelle

Fiche 14 : Rayonnements professionnelles

Fiche 14 bis : Rayonnement Ionisant

Fiche 15 : températures extrêmes

3.1.4 Risque Routiers

Fiche 16 : Chauffeurs poids lourds (PL)

3.1.5 Risques psychosociaux

Fiche 17 : Burn-out

Fiche 17 bis : Déclaration des RPS comme maladie professionnelle

Fiche 18 : Harcèlement au travail

CHAPITRE 7 : Résolution des examens passés. EVC Pratique

📌 **Bibliographie**

- Textes législatifs essentiels 📜
- Modèles de documents et certificats médicaux
- Adresses et contacts utiles

Annexes

Guide pratique pour réussir l'examen EVC en médecine du travail

Introduction

Bienvenue dans ce guide conçu pour accompagner **tous les médecins** impliqués en santé au travail dans leur préparation et leur pratique professionnelle. Bien qu'il soit spécifiquement élaboré pour les **médecins étrangers** souhaitant réussir les **Épreuves de Vérification des Connaissances (EVC)**, son contenu détaillé en fait une **ressource précieuse pour tous les professionnels du domaine**.

Que vous soyez **médecin collaborateur, interne en médecine du travail ou praticien confirmé**, ce guide vous apportera des **informations essentielles** sur la réglementation, la prévention des risques, la surveillance médicale et la gestion des travailleurs en entreprise.

Pourquoi consulter ce guide ?

- ✅ **Préparer efficacement l'EVC** avec des fiches détaillées et des cas pratiques.
- ✅ Être un guide sur les sujets les plus courants en médecine du travail.
- ✅ **Optimiser sa pratique clinique** avec la mise a jour de connaissance.

À noter :

La médecine du travail évolue rapidement. Les informations de ce guide doivent être régulièrement complétées par la lecture des textes législatifs en vigueur (Code du travail, arrêtés, jurisprudence) et les ressources institutionnelles actualisées (CNG, INRS, CRAMIF, Ameli…).

CHAPITRE 1 : Comprendre l'EVC et le système médical français

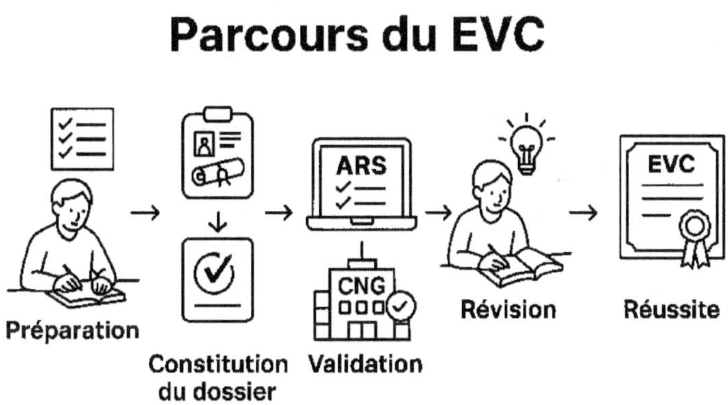

1.1 Présentation de l'EVC

Objectif de l'épreuve : Valider les compétences des médecins étrangers souhaitant exercer en France.

Structure de l'examen : Épreuves théoriques et pratiques (cas cliniques).
Domaines évalués : Code du travail, risques professionnels, surveillance médicale.

1.2 Conseils pour s'inscrire à l'EVC

- Documents requis

  - Pièce d'identité valide.
  - Diplôme de docteur en médecine et diplôme de spécialité.
  - Traductions officielles des documents si nécessaire.
  - Attestation de maîtrise de la langue française (si requis).
  - Consultez régulièrement le site officiel du [CNG](https://www.cng.sante.fr/candidats/internats/concour

s-medicaux/docteurs-juniors-praticiens/epreuves-verification-connaissances-evc) pour obtenir les dernières informations.

- Démarches administratives :
  • Soumission de la candidature :
    - Plateforme en ligne commune CNG/ARS.
    - Choisissez l'ARS correspondant à votre lieu de résidence ou, si vous êtes à l'étranger, une ARS de votre choix.
    - Une seule candidature autorisée par session.
  • Validation du dossier :
    - Contrôle effectué par l'ARS.
    - Recours possibles en cas de dossier incomplet.
- Étapes clés et délais

1. Préparation des documents :
   - Assurez-vous d'avoir votre pièce d'identité, diplôme de médecine, attestations et traductions officielles.
2. Vérification des dates d'inscription :
   - Consultez régulièrement le site du CNG pour obtenir les périodes d'inscription mises à jour.
3. Soumission en ligne :
   - Accédez à la plateforme CNG et sélectionnez une ARS.
4. Validation par l'ARS :
   - Votre dossier sera examiné. En cas de pièces manquantes, vous serez contacté.
5. Préparation :
   - Une fois validée, concentrez-vous sur l'étude avec des supports adaptés !

1.3 Ressources pour préparer l'EVC

🚨 La santé au travail est en constante évolution ! 🚨

Les réglementations, les protocoles et les recommandations évoluent régulièrement. Bien que ce guide constitue une ressource précieuse, il est essentiel de compléter votre formation avec les dernières mises à jour officielles.

✅ **Pensez à consulter régulièrement** :

- Les **arrêtés ministériels** relatifs à la médecine du travail.
- Les publications de **l'Inspection du Travail**.
- Le **Code du Travail** et ses mises à jour.
- Les informations diffusées par la **Caisse d'Assurance Maladie**.

Ces sources garantissent une pratique conforme aux exigences réglementaires et aux avancées scientifiques les plus récentes.

Sites officiels et institutionnels :

- **Institut National de Recherche et de Sécurité (INRS) :** Organisme français fournissant des ressources exhaustives sur la prévention des risques professionnels, des fiches pratiques et des publications actualisées.
- **Tableaux des maladies professionnelles**
- **Code du travail – France**
- **Agence européenne pour la sécurité et la santé au travail (EU-OSHA) :** Agence communautaire dédiée à la collecte et au partage d'informations sur la santé et la sécurité au travail en Europe.
- **Centre National de Gestion (CNG) :** Institution responsable de l'organisation des Épreuves de Vérification des Connaissances (EVC) en France, fournissant des informations officielles sur les modalités des épreuves.

Communautés et forums d'entraide :

- **Groupes Facebook dédiés :** Des communautés en ligne permettent aux candidats de partager des ressources, conseils et expériences liés à la préparation des EVC.

Supports multimédias :

- **Vidéos de conseils stratégiques :** Des vidéos en ligne fournissent des astuces et des réflexes pour le jour J des EVC, aidant à mieux se préparer.

CHAPITRE 2 : Thématiques essentielles en médecine du travail

2.1 Comprendre le contexte professionnel en France

Le monde du travail regroupe divers acteurs interagissant dans le cadre professionnel, notamment les employeurs, les salariés, les syndicats, les directions des ressources humaines (DRH) et le Comité Social et Économique (CSE). Comprendre ces rôles et interactions est essentiel pour la médecine du travail.

2.1.1 Organisation du travail en France 🏢

L'organisation du travail en France repose sur un cadre juridique structuré et des principes fondamentaux visant à garantir la protection des travailleurs et à favoriser des conditions de travail adaptées aux exigences de chaque secteur.

📌 **Les principes fondamentaux du droit du travail**

- **Durée légale du travail :** Fixée à **35 heures** par semaine dans la plupart des secteurs, avec des exceptions pour certaines professions.
- **Types de contrats :** CDI (contrat à durée indéterminée), CDD (contrat à durée déterminée), intérim, apprentissage.
- **Conventions collectives :** Elles précisent les droits et devoirs des employeurs et salariés selon leur secteur d'activité.
- **Repos et congés :** Droit aux **congés payés** (5 semaines minimum), congés spécifiques (maternité, paternité, formation, etc.).
- **Rémunération : respect du salaire minimum interprofessionnel de croissance (SMIC)**

📌 **Les acteurs de la santé et de la sécurité au travail**

Acteur	Rôle
Inspection du travail	Contrôle l'application du droit du travail, conseille et sanctionne en cas de non-respect

Médecin du travail	Assure le suivi médical des salariés et veille à la prévention des risques professionnels
CSE (Comité Social et Économique)	Instance représentative des salariés chargée des conditions de travail et de la prévention des risques
Employeurs	Obligés de mettre en place une politique de prévention des risques et d'assurer la sécurité des salariés
Caisse d'Assurance Maladie – Risques Professionnels	Organisme de gestion des accidents du travail et des maladies professionnelles

📌 **Les principaux régimes de travail** (Cela sera détaillé au chapitre 2.3)

- **Régime général** : Système de protection sociale pour la majorité des salariés.
- **Régime agricole** : Spécifique aux travailleurs du secteur agricole.
- **Régime indépendant** : Pour les professions libérales, auto-entrepreneurs et artisans.
- **Fonction publique** : Statut différent selon les catégories (d'État, hospitalière, territoriale).

📌 **Les évolutions et défis actuels**

- 📌 **Télétravail** : Développement accru avec de nouvelles réglementations.
- 📌 **Prévention des risques psychosociaux** : Stress, burn-out et harcèlement moral en hausse.
- 📌 **Allongement de la vie professionnelle** : Adaptation des conditions de travail aux salariés seniors.
- 📌 **Transition écologique et numérique** : Impact sur l'organisation du travail et la protection des travailleurs.

L'organisation du travail en France est donc encadrée par des principes législatifs solides visant à garantir la **sécurité, le bien-être et la protection** des travailleurs tout en assurant la compétitivité des entreprises.

2.1.2 Droits et obligations des salariés

🎯 **Définition : Le salarié est lié par un contrat de travail à son employeur, avec des droits et obligations définis par le Code du travail français.

📌 **Obligations du salarié :**

- Prendre soin de sa sécurité et de celle des autres salariés.
- Se conformer aux consignes de sécurité établies par l'employeur.
- Signaler immédiatement tout danger ou dysfonctionnement.
- Participer activement aux formations obligatoires sur la sécurité au travail.
- Coopérer avec les représentants du personnel en matière de prévention.

📌 **Droits essentiels du salarié :**

- Protection efficace en matière de santé et sécurité au travail.
- Information et formation sur les risques professionnels.
- Consultation via les représentants du personnel (CSE)

2.1.3 Droits et devoirs des employeurs

Les employeurs jouent un rôle clé dans la santé et la sécurité des travailleurs. Le **Code du Travail** encadre leurs obligations pour assurer un environnement de travail conforme aux normes réglementaires et préserver la santé des salariés.

📌 Obligations générales de l'employeur

Selon l'article **L.4121-1 du Code du travail**, l'employeur doit :

- **Évaluer les risques professionnels** et mettre en place des mesures adaptées.
- **Prendre toutes les mesures nécessaires** pour assurer la sécurité et protéger la santé physique et mentale des travailleurs.
- **Informer et former les salariés** sur les risques et les précautions à prendre.
- **Mettre en place une organisation du travail sûre**, incluant des équipements de protection adaptés.
- **Assurer un suivi médical adapté** en lien avec les services de santé au travail.

📌 Principales obligations spécifiques

Domaine	**Obligation de l'employeur**
Santé et sécurité	Élaboration du Document Unique d'Évaluation des Risques Professionnels (DUERP)
Prévention des risques	Mise en place d'un plan d'action pour réduire les expositions aux risques identifiés
Surveillance médicale	Organisation des visites médicales obligatoires (embauche, périodiques, reprise)
Conditions de travail	Respect des normes sur le temps de travail, la pénibilité et les conditions d'hygiène
Information et formation	Formation des salariés sur les bonnes pratiques et dangers liés au poste
Dialogue social	Consultation du CSE sur les questions de santé, sécurité et conditions de travail

📌 Responsabilités et sanctions

Le non-respect des obligations légales expose l'employeur à :

- **Des sanctions administratives et pénales**, avec des amendes pouvant atteindre **10 000€ par infraction**.
- **Une responsabilité civile en cas d'accident du travail ou de maladie professionnelle**.
- **Un risque de faute inexcusable**, engageant une indemnisation renforcée pour le salarié victime.

📌 **Bonnes pratiques pour les employeurs**

- Instaurer une **culture de la prévention** en impliquant tous les niveaux de l'entreprise.
- Associer les salariés et les représentants du personnel à l'évaluation des risques.
- Travailler en collaboration avec le **médecin du travail** et les organismes spécialisés (INRS, CARSAT, Inspection du Travail).

Ainsi, les employeurs ont un rôle central pour assurer la sécurité et le bien-être des travailleurs, en mettant en place une organisation conforme aux exigences légales et en adoptant une démarche proactive en matière de prévention des risques professionnels.

2.1.4 Dossier Médical en Santé au Travail (DMST)

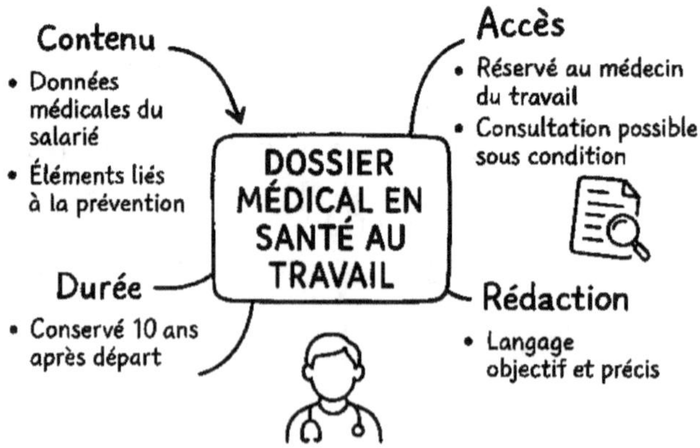

Le **Dossier Médical en Santé au Travail (DMST)** est un outil **essentiel** dans la pratique quotidienne du médecin du travail. Il permet d'assurer un **suivi individualisé et confidentiel** de la santé des salariés, tout en garantissant la traçabilité des expositions professionnelles.

Confidentialité et accès au dossier

- Le DMST est **couvert par le secret médical** : seul le médecin du travail et les professionnels de santé autorisés du SPST (ex. : infirmier santé-travail) y ont accès.
- L'employeur n'a **pas accès au contenu** du dossier médical.
- Le salarié peut, **sur demande écrite**, accéder à son dossier, soit directement, soit par l'intermédiaire d'un autre médecin (ex. : médecin traitant).
- Le dossier peut être **communiqué au médecin du travail successeur** en cas de changement de service, avec l'accord du salarié.

Donc …

🔐 Qui a le droit d'accéder au Dossier Médical en Santé au Travail (DMST) ?

✅ 1. Le salarié

- **Oui**, le salarié a **le droit d'accéder à son dossier** médical professionnel.
- Il peut en faire la **demande écrite** :
    - Soit **directement** auprès du **médecin du travail**,
    - Soit **par l'intermédiaire** d'un **médecin désigné** (ex. : médecin traitant).

👉 Le médecin du travail dispose **d'un délai de 8 jours** (ou 2 mois si le dossier date de plus de 5 ans) pour permettre l'accès au dossier (conformément à l'article **L.1111-7 du Code de la santé publique**).

Rapport du psychologue du travail : doit-il être inclus ?

Réponse : Pas automatiquement.

- Le **rapport du psychologue du travail** n'est **pas intégré automatiquement** au DMST.
- Il peut être intégré **si** :
  - Le salarié **en est informé**,
  - Le **contenu est pertinent pour le suivi médical professionnel**,
  - Et **le psychologue et le médecin du travail en conviennent ensemble**.

📌 Si le salarié refuse, le rapport ne peut pas être intégré sans son **consentement explicite** (respect du **secret professionnel** et de la **confidentialité des données psychologiques**).

🚫 2. L'employeur

- ❌ **Non**, l'employeur **n'a jamais accès** au dossier médical du salarié.
- Il ne peut recevoir **que les éléments médicaux non confidentiels** comme :
  - L'**avis d'aptitude ou d'inaptitude**,
  - Les **préconisations d'aménagement** (sans détail médical),
  - Des recommandations générales **non confidentielles**.

3. Un autre professionnel de santé

- ✅ Le dossier peut être **transmis à un autre médecin du travail**, par exemple en cas de changement de service, **avec le consentement écrit du salarié**.
- ☐ Cela permet d'assurer une **continuité du suivi médical**.

Le médecin inspecteur du travail a-t-il accès au dossier médical d'un salarié en cas de contestation d'avis d'aptitude/inaptitude ?

✅ **Oui, mais sous conditions strictes :**

L'article **R.4624-45** du **Code du travail** précise que **le dossier médical peut être transmis au médecin inspecteur du travail dans le cadre d'une contestation, à la demande du salarié ou de l'employeur**, mais **dans le respect du secret médical.**

Cela nécessite l'accord du salarié, ou à défaut, le dossier est **transmis au médecin inspecteur dans des conditions garantissant la confidentialité**, uniquement pour **l'analyse médicale de la situation.**

📌 **En pratique :**

Situation	**Accès au DMST**
Avis d'inaptitude contesté (art. L.4624-7-1)	✅ Oui, par le médecin inspecteur du travail
Enquête administrative ou inspection ordinaire	✖ Non
Hors contentieux / sans autorisation du salarié	✖ Non

Support et conservation

- Depuis **2017**, le dossier peut être **tenu sous format électronique**, via un logiciel métier certifié. Et à condition qu'elle respecte :
    - Le **secret médical**,
    - Les normes de sécurité (logiciels professionnels agréés),
    - Les droits du salarié (accès possible sur demande).
- Le dossier est **conservé pendant 40 ans à compter de la fin de l'exposition professionnelle**, ou pendant 10 ans après la

cessation de l'activité du salarié si ce délai est plus court (articles R.4624-45 et R.4624-46 du Code du travail).

Qui conserve le dossier ?

Le DMST est conservé **par le service de santé au travail** où exerce le médecin du travail, et **sous sa responsabilité exclusive**.

📌 C'est **le médecin du travail** qui est **responsable de son contenu, de sa mise à jour, et de sa confidentialité**.

✅ Comment rédiger dans le dossier médical pour se protéger légalement ?

Garde en tête : tout ce que tu écris peut être lu…

...par le salarié (sur demande), par un confrère, voire un juge ou un avocat, dans certaines procédures.

💡 **Règle d'or** : sois **factuel, neutre, précis** et **sans jugement de valeur**.

❌ À éviter absolument

Mauvaise formulation	**Pourquoi c'est risqué**
Le salarié est paresseux / se plaint tout le temps.	Jugement subjectif, attaquable juridiquement.
Je pense qu'il ment.	Suspecte un mensonge sans preuve = diffamation potentielle.
L'employeur ne fait aucun effort.	Sorte de mise en cause sans objectivité.
Pas d'observation aujourd'hui.	Toujours tracer : même "RAS" doit être écrit.

🔎 **Par exemple, mentions à intégrer quand c'est sensible :**

- *"Avec l'accord du salarié, j'informe le médecin traitant par courrier."*

- *"Le salarié a refusé la proposition de visite vers un centre de pathologies professionnelles. Refus noté."*
- *"Entretien réalisé sans tiers, à la demande du salarié."*
- *"Pas d'éléments permettant à ce jour d'envisager une déclaration en maladie professionnelle."*

Cadre juridique

- Articles **R.4624-45 à R.4624-47** du **Code du travail**.
- Recommandations de la **Haute Autorité de Santé (HAS)** sur la tenue du DMST.
- Normes de bonnes pratiques définies par l'**Ordre des Médecins**.

📌 **Points à retenir pour l'EVC :**

- Le DMST est **obligatoire** pour chaque salarié bénéficiant d'un suivi médical.
- Il constitue une **preuve médico-légale** en cas de litige ou de procédure (contestation d'aptitude, maladie professionnelle…).
- Il doit permettre de **documenter les expositions** tout au long de la carrière professionnelle.

2.1.5 Contrats et suivi médical selon le type de contrat

Type de contrat	Durée	Rupture	Suivi médical associé
CDI (Contrat à Durée Indéterminée): stabilité, rupture par démission, licenciement ou rupture conventionnelle.	Sans datc de fin prévue, il garantit une stabilité au salarié.	Possible par démission du salarié, licenciement par l'employeur (motif personnel ou économique) ou rupture conventionnelle.	Visite médicale d'embauche initiale (visite d'information et de prévention, VIP). Suivi périodique régulier (tous les 5 ans maximum, réduit à 3 ans pour certains postes à risques particuliers). Visites occasionnelles

			(à la demande du salarié, employeur, médecin du travail ou après arrêt maladie prolongé). Examen médical d'aptitude : renouvelé au moins tous les 4 ans.
CDD (Contrat à Durée Déterminée)	Limitée dans le temps, avec une date précise de début et de fin.	Motifs fréquents : remplacement temporaire d'un salarié absent, accroissement temporaire d'activité, emplois saisonniers. Renouvellement : possible, sous conditions strictes définies par le Code du travail.	• Visite médicale d'embauche obligatoire si le poste présente des risques spécifiques, sinon une simple visite d'information et de prévention peut être suffisante. • Suivi médical adapté à la durée du contrat (simplifié si contrat court, sauf en cas de poste à risque élevé). • Visite occasionnelle possible, selon besoin.
Contrat d'intérim (Travail temporaire):	Mission limitée dans le temps, contrat avec agence intérim.	Caractéristiques : le salarié est embauché par une agence d'intérim pour une mission temporaire dans une entreprise utilisatrice. Utilisation fréquente : remplacement	• Visite médicale d'embauche spécifique réalisée par l'agence d'intérim. • Suivi médical renforcé en cas de postes à risques particuliers (risques chimiques, biologiques, physiques importants,

		ponctuel, activité saisonnière, augmentation temporaire de l'activité.	etc.). • Transmission d'informations médicales entre l'agence d'intérim et l'entreprise utilisatrice obligatoire, afin d'assurer la continuité du suivi.

2.2 Réglementation et organisation des services de santé au travail

🎯 **Définition :** Les services de santé au travail ont pour mission essentielle de préserver la santé des travailleurs en prévenant les risques professionnels et en assurant un suivi médical adapté.

2.2.1 Services autonomes et interentreprises

📌 **Organisation générale :**

- **Services autonomes :** Internes aux grandes entreprises. À partir de 500 salariés, création possible d'un service autonome, adapté spécifiquement aux risques de l'entreprise.
- **Services interentreprises :** Regroupent plusieurs entreprises, souvent des PME (moins de 500 salariés). Permettent une mutualisation des moyens et coûts pour les entreprises.

📌 **Impact pour le médecin du travail :**

- **Service autonome :** Connaissance approfondie et spécifique des risques propres à l'entreprise.
- **Service interentreprises :** Nécessité de polyvalence et de flexibilité accrues pour gérer la diversité des entreprises et des risques associés.

2.2.2 Missions du médecin du travail 🎯

- Assurer la surveillance médicale des salariés selon les obligations légales.
- Participer aux actions de prévention des risques professionnels.
- Conseiller les employeurs, les salariés et leurs représentants sur les mesures de santé et de sécurité au travail.
- Veiller au maintien dans l'emploi des travailleurs en difficulté.
- Collaborer avec les instances de prévention (CSE, CRAMIF, INRS, etc.).

2.2.3 Rôle du médecin dans la prévention des risques professionnels

• Participer activement à la prévention des risques professionnels au sein de l'entreprise.
• Contribuer à l'évaluation des risques professionnels (DUERP : Document Unique d'Évaluation des Risques Professionnels).
• Réaliser des actions en milieu de travail (AMT) : Les Actions en Milieu de Travail (AMT) sont des interventions menées par le médecin du travail au sein des entreprises pour évaluer les risques professionnels et promouvoir la prévention des maladies professionnelles.
Types d'actions AMT :

- Visites et études des postes de travail pour identifier les risques.
- Évaluation ergonomique et adaptation des postes en fonction des besoins des salariés.
- Participation à l'élaboration et la mise à jour du Document Unique d'Évaluation des Risques Professionnels (DUERP).
- Sensibilisation et formation des salariés aux risques professionnels.
- Suivi des actions de prévention mises en place en entreprise.

- Surveiller l'état de santé des travailleurs en fonction des risques auxquels ils sont exposés.
- Élaborer et mettre à jour la fiche d'entreprise.
- Établir le rapport annuel d'activité.
- Participer à la rédaction du contrat pluriannuel d'objectifs et de moyens (CPOM).

🔍 2.3 Les principaux régimes expliqués

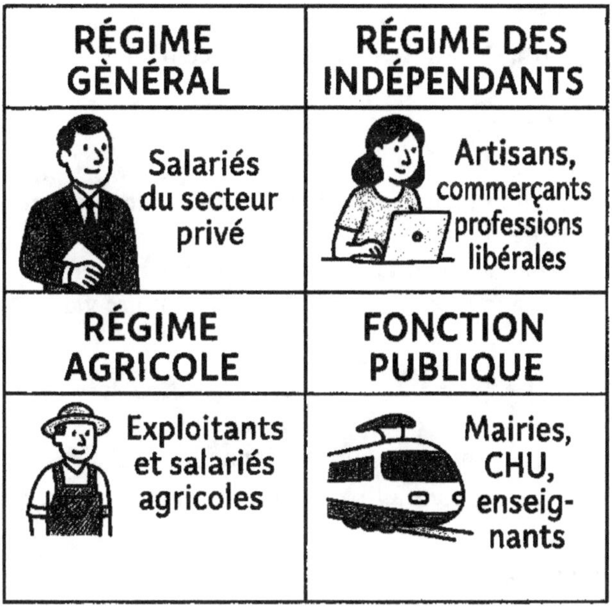
RÉGIME GÉNÉRAL
Salariés du secteur privé
RÉGIME DES INDÉPENDANTS
Artisans, commerçants professions libérales
RÉGIME AGRICOLE
Exploitants et salariés agricoles
FONCTION PUBLIQUE
Mairies, CHU, enseig-nants

En France, plusieurs **régimes de sécurité sociale** coexistent, chacun couvrant des populations spécifiques selon leur statut professionnel. Pour bien comprendre la **prise en charge des maladies professionnelles, des accidents du travail et des suivis médicaux**, il est essentiel de connaître les régimes principaux.

1. Le Régime Général

Qui est concerné ?

- Salariés du **secteur privé**
- Apprentis, intérimaires, stagiaires
- Travailleurs en ESAT

Organismes gestionnaires :

- **CPAM** (Caisse Primaire d'Assurance Maladie)
- **Carsat** / Cramif en Île-de-France pour la prévention

Prise en charge :

- **Accidents du travail (AT)** et **maladies professionnelles (MP)**
- Rente en cas d'**IPP (Incapacité Permanente Partielle)**
- Suivi en médecine du travail obligatoire via les **SPSTI**

📌 **À retenir pour l'EVC :**

Les tableaux de maladies professionnelles sont liés à ce régime. La majorité des questions à l'examen sont centrées sur ce régime.

2. La Fonction Publique

Trois versants :

- **Fonction publique d'État** (enseignants, police…)
- **Fonction publique territoriale** (mairies, collectivités)
- **Fonction publique hospitalière** (CHU, Ehpad…)

Prise en charge :

- Pas de CPAM, mais gestion **par l'administration employeur**

- Reconnaissance des maladies professionnelles selon d'autres règles
- Accès à la médecine de prévention (et non médecine du travail stricto sensu)
- Dossier médical géré par le **médecin de prévention**

📌 **À retenir :**

Pas de tableau officiel pour les MP dans la fonction publique, mais des équivalents par référentiels ou commissions.

👨‍🔧 3. Le Régime Agricole

Géré par :

- **MSA** (Mutualité Sociale Agricole)

Populations concernées :

- Salariés agricoles
- Exploitants agricoles
- Conjoints collaborateurs, aides familiaux

Particularités :

- Médecine du travail spécifique, parfois en partenariat avec les SPSTI
- Même logique de reconnaissance AT/MP que dans le régime général. Utilisation du Tableaux des maladies professionnelles en agriculture.

👤 4. Les Travailleurs Indépendants

Professions libérales, artisans, commerçants

Prise en charge :

- Régime de sécurité sociale des indépendants (**SSI**, intégré dans le régime général depuis 2020)
- Pas de couverture AT/MP **automatique**
- Possibilité de souscrire une **assurance volontaire AT/MP** (via la CPAM)

📌 **Cas particulier :** Certains indépendants peuvent être suivis par un SPSTI **volontairement** (loi du 2 août 2021).

Régime	Population	Organisme	AT/MP pris en charge ?	Suivi médical
Général	Salariés secteur privé	CPAM / Carsat	✅ Oui	SPSTI
Fonction publique	Agents publics	Administration	✅ Oui (modalités spécifiques)	Médecine de prévention
Agricole	Exploitants & salariés agricoles	MSA	✅ Oui	SPST agricole
Indépendants	Libéraux, auto-entrepreneurs	SSI / CPAM	⚠️ Optionnel	Pas obligatoire sauf assurance volontaire

CHAPITRE 3 : Risques Professionnels et Surveillance Médicale

3.1 Risques Professionnels

🎯 **Définition :** Les risques professionnels correspondent aux expositions à des dangers liés à l'activité professionnelle pouvant affecter la santé des travailleurs. Ces risques nécessitent une surveillance et une prévention adaptées.

📌 **Stratégie de surveillance médicale :**

- **Identification des postes à risques :**
  - Analyse des postes de travail pour détecter les expositions aux dangers (ex : produits chimiques, bruit, agents biologiques, stress).
  - Classement des postes en fonction du niveau de risque et des mesures de prévention nécessaires.
- **Évaluation individuelle du niveau d'exposition :**
  - Étude des antécédents médicaux et professionnels du salarié.
  - Examens médicaux ciblés selon l'exposition aux risques spécifiques (examens biologiques, audiométrie, tests de fonction pulmonaire, etc.).
- **Définition des protocoles de suivi médical adapté (SIR ou VIP) :**
  - VIP (Visite d'Information et de Prévention) pour les postes à risque standard.
  - SIR (Suivi Individuel Renforcé) pour les postes à exposition particulière nécessitant une surveillance rapprochée.
- **Actions de prévention et d'éducation sanitaire :**
  - Formation des salariés aux risques spécifiques liés à leur métier.
  - Sensibilisation sur l'utilisation des équipements de protection individuelle (EPI).
  - Conseils et recommandations pour réduire les expositions et adopter de bonnes pratiques professionnelles.

📌 **Catégories principales des risques professionnels :**

Les risques professionnels sont définis comme l'ensemble des dangers pouvant porter atteinte à la santé physique et mentale des travailleurs ; probabilité d'avoir un dommage. Ils sont classés en plusieurs catégories en fonction de leur nature et des dommages qu'ils peuvent engendrer.

📌 **Les principales catégories de risques professionnels**

Catégorie de risque	**Exemples**	**Effets sur la santé**
Risques chimiques	Exposition aux solvants, métaux lourds, pesticides	Intoxications, cancers, troubles neurologiques
Risques biologiques	Contact avec des agents pathogènes (bactéries, virus)	Infections, allergies, maladies professionnelles
Risques physiques	Bruit, vibrations, rayonnements, températures extrêmes	Surdité, troubles musculo-squelettiques, brûlures
Risques psychosociaux	Stress, harcèlement, surcharge de travail	Burn-out, troubles anxiodépressifs, maladies cardiovasculaires
Risques ergonomiques	Gestes répétitifs, postures contraignantes	Troubles musculo-squelettiques, douleurs chroniques
Risques mécaniques	Machines dangereuses, chutes de hauteur	Fractures, amputations, décès
Risques routiers	Déplacements professionnels, accidents de la route	Traumatismes, décès
Risques organisationnels	Travail de nuit, horaires décalés	Fatigue, perturbation du cycle circadien

- **Principes de prévention** 🔎

La prévention des risques professionnels repose sur **9 principes généraux** définis dans l'**article L.4121-2 du Code du Travail** :

1. **Éviter les risques** : Supprimer l'exposition à un danger lorsque cela est possible.
2. **Évaluer les risques** : Identifier et analyser les dangers pour adapter les mesures de prévention.
3. **Combattre les risques à la source** : Agir en amont pour limiter leur apparition.
4. **Adapter le travail à l'homme** : Prendre en compte l'ergonomie, l'organisation et la charge de travail.
5. **Tenir compte de l'évolution des techniques** : Intégrer les nouvelles technologies et solutions sécuritaires.
6. **Remplacer ce qui est dangereux** : Privilégier des méthodes ou substances moins nocives.
7. **Planifier la prévention** : Intégrer la prévention dans toutes les décisions de l'entreprise.
8. **Prendre des mesures de protection collective** : Privilégier la protection collective avant les protections individuelles.
9. **Former et informer les travailleurs** : Assurer la sensibilisation et la formation continue en matière de sécurité.

📌 **Cadre légal et évolutions récentes** La loi **du 2 août 2021** renforçant la prévention en santé au travail oblige les entreprises à une démarche proactive de prévention des risques. De nouvelles obligations incluent l'actualisation plus fréquente du DUERP et un renforcement du dialogue social sur la santé au travail.

En appliquant ces principes, les entreprises garantissent une meilleure protection des travailleurs et limitent les risques d'accidents et de maladies professionnelles.

3.1.1 Risques chimiques

📌 **Définition**

Les **risques chimiques** désignent les dangers liés à l'exposition aux **substances chimiques** utilisées ou produites dans un environnement de travail. Ces substances peuvent être sous forme de gaz, vapeurs, poussières, aérosols, liquides ou solides. Elles peuvent entraîner des effets **immédiats (intoxications aiguës)** ou **à long terme (cancers, maladies professionnelles chroniques, troubles neurologiques, etc.)**.

📋 **Notions clés à connaître (Risques chimiques)** :

- **VLEP (Valeur Limite d'Exposition Professionnelle)** : concentration maximale admissible d'un agent chimique dans l'air des lieux de travail, à ne pas dépasser pour éviter des effets nocifs sur la santé. Types :
  - VLEP-8h : moyenne sur 8 heures.
  - VLEP-CT : sur 15 minutes (court terme).
  - VLEP Contraignante : valeur limite réglementaire à ne jamais dépasser.
  - VLEP Indicative : valeur conseillée servant de référence, mais non obligatoire.
- **IBE (Indicateur Biologique d'Exposition)** : mesure dans les milieux biologiques (sang, urine, air expiré) qui reflète l'exposition réelle d'un individu à une substance chimique. Permet le repérage précoce d'imprégnations.
- **FDS (Fiche de Données de Sécurité)** : document réglementaire, obligatoire pour tout produit chimique dangereux. Il contient :
  - dangers et pictogrammes associés
  - consignes de stockage et manipulation
  - équipements de protection nécessaires
  - mesures d'urgence en cas d'incident
- **REACH** : règlement européen imposant aux industriels de démontrer la sécurité des substances chimiques qu'ils mettent sur le marché.

- **CLP** : règlement européen sur la classification, l'étiquetage et l'emballage des substances dangereuses.
- **DUERP (Document Unique d'Évaluation des Risques Professionnels)** : document obligatoire dans chaque entreprise listant les risques pour la santé et la sécurité des salariés, y compris chimiques.
- **CMR** : substances Cancérogènes, Mutagènes ou Reprotoxiques. Nécessitent une vigilance accrue, une traçabilité et un suivi médical renforcé.
- **FIE (Fiche d'Exposition Individuelle)** : document retraçant l'historique d'exposition d'un salarié à des produits chimiques tout au long de sa carrière. Utilisé pour la reconnaissance de maladies professionnelles.
- **MiXie** : outil d'aide à l'évaluation des expositions multiples à des agents chimiques ayant des effets combinés (toxiques, irritants, cancérogènes...).
- **Valeur Limite Biologique (VLB)** : concentration maximale d'un produit chimique ou de ses métabolites dans un milieu biologique, à ne pas dépasser pour éviter des effets néfastes pour la santé.
- **Étiquette CLP** : contient les pictogrammes de danger, mentions de danger (H), conseils de prudence (P), informations sur le fournisseur et substances contenues.
- **Scénario d'exposition (SE)** : document annexe à la FDS (dans les FDSe), précisant les conditions d'utilisation sécurisées d'un produit chimique.
- **Pictogramme** : Un **pictogramme de danger** sert à **alerter** sur la **nature des risques** associés à une substance ou un produit. Il fait partie du système d'étiquetage **CLP** (Classification, Labelling and Packaging), qui harmonise les règles au niveau européen.

Pictogramme	Signification
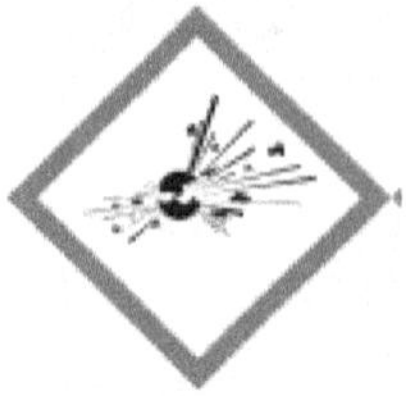	Explosifs, aux matières auto réactives et aux peroxydes organiques pouvant provoquer une explosion sous l'effet de la chaleur.
	Les gaz, aérosols, liquides et solides inflammables
	Gaz, solides et liquides oxydants qui peuvent provoquer ou aggraver un incendie, ou même provoquer une explosion.
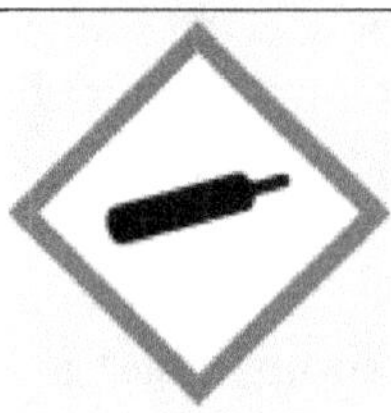	Gaz sous pression, peut exploser sous l'effet de la chaleur Gaz réfrigéré, peut causer des brûlures ou des blessures cryogéniques Gaz liquéfié.
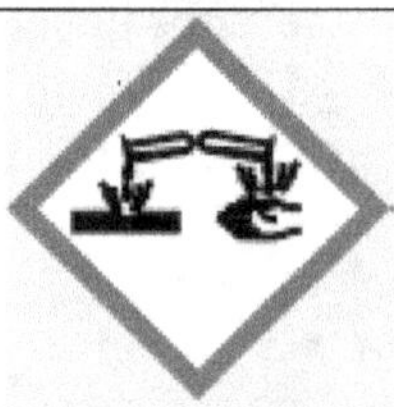	Corrosif et peut provoquer des brûlures de la peau et des lésions oculaires graves.
	Hautement toxique en cas de contact avec la peau, et pouvant être mortel en cas d'inhalation ou d'ingestion.

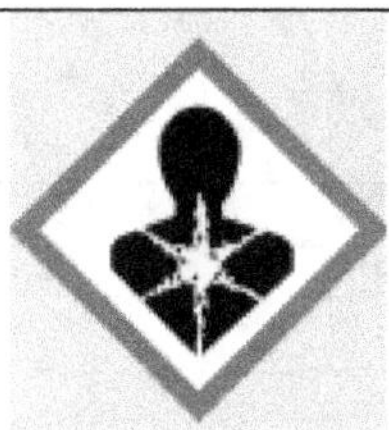	Produits cancérigènes ; Produits affectant la fertilité et l'enfant à naître ; Produits mutagènes ; Produits allergènes respiratoires pouvant provoquer des allergies, de l'asthme ou des difficultés respiratoires en cas d'inhalation; Produits toxiques pour certains organes ; Danger d'aspiration pouvant être nocif ou mortel en cas d'ingestion ou de pénétration dans les voies respiratoires
	Hautement toxique (dangereux) ; Provoque une sensibilisation cutanée ou une irritation de la peau ou des yeux ; Irritant pour les voies respiratoires ; Narcotique, provoque une somnolence ou des vertiges ; Dangereux pour la couche d'ozone.
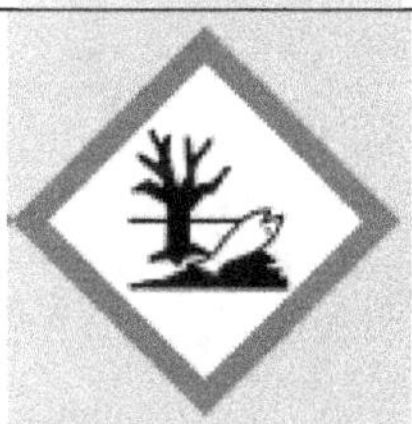	Dangereuse pour l'environnement et est très toxique pour le milieu aquatique.

Origines et sources d'exposition

Secteur d'activité	**Sources d'exposition aux produits chimiques**
Industrie chimique	Production, stockage et transport de substances chimiques
Santé	Utilisation de produits anesthésiques, désinfectants, médicaments
Agriculture	Exposition aux pesticides, engrais, fertilisants
Métallurgie	Inhalation de vapeurs métalliques, solvants, fumées de soudure
Construction	Manipulation d'amiante, solvants, colles, peintures
Nettoyage industriel	Utilisation de détergents, solvants organiques

📌 Effets sur la santé des produits chimiques

Type de substance	Effets sur la santé
Agents irritants	Inflammations cutanées, irritations oculaires, troubles respiratoires
Agents sensibilisants	Risques d'allergies respiratoires et cutanées (asthme, eczéma)
Cancérogènes (CMR)	Augmentation du risque de cancers (ex. amiante, benzène)
Mutagènes (CMR)	Altérations génétiques, risques pour la reproduction
Neurotoxiques	Troubles neurologiques, perte de mémoire, diminution des réflexes

📌 Modes de pénétration des substances chimiques

- **Inhalation** : Vapeurs, fumées, poussières toxiques.
- **Contact cutané** : Absorption à travers la peau, irritation.
- **Ingestion** : Contamination indirecte via les mains, les surfaces, l'eau ou les aliments.
- **Injection accidentelle** : Piqures accidentelles (ex. aiguilles contaminées en milieu hospitalier).

📌 Réglementation applicable

- **Code du Travail** : Articles L.4411-1 à L.4411-6 sur la prévention des risques chimiques.
- **Valeurs limites d'exposition professionnelle (VLEP)** : Fixées par décret pour limiter l'exposition aux substances dangereuses.
- **Fiches de données de sécurité (FDS)** : Obligatoires pour chaque produit chimique utilisé en entreprise.

Les risques chimiques nécessitent une gestion rigoureuse incluant la formation des salariés, la mise en place de mesures préventives et un suivi médical adapté aux types d'exposition rencontrés dans chaque secteur d'activité.

3.1.1.1 Métaux lourds et leurs effets sur la santé

🎯 **Définition :** Les métaux lourds sont des éléments métalliques ayant une densité élevée et une toxicité avérée pour la santé humaine, notamment lorsqu'ils s'accumulent dans l'organisme.

📌 **Tableau des métaux lourds et leurs effets sur la santé :**

Métal lourd	Sources d'exposition professionnelle	Maladies professionnelles associées	Numéro du tableau des maladies professionnelles (France)	Principaux signes cliniques
Plomb	Peinture ancienne, batteries, soudures	Saturnisme, anémie, troubles neurologiques, atteintes rénales	Tableau 1	Douleurs abdominales, fatigue, anémie, atteintes neurologiques
Mercure	Industrie chimique, thermomètres, lampes fluorescentes	Tremblements, troubles cognitifs, toxicité rénale et digestive	Tableau 2	Tremblements, troubles de la mémoire, insuffisance rénale
Cadmium	Batteries, alliages métalliques, pigments	Insuffisance rénale chronique, cancers pulmonaires	Tableau 10	Dyspnée, insuffisance rénale, douleurs osseuses
Arsenic	Pesticides, industrie métallurgique	Cancers cutanés et pulmonaires, atteintes digestives chroniques	Tableau 20	Atteintes cutanées (hyperkératose), troubles digestifs, perte de poids

📌 **Surveillance et suivi médical :**

- Dosages sanguins ou urinaires des métaux lourds pour identifier une exposition chronique.
- Examens biologiques complémentaires en cas de suspicion d'intoxication.
- Déclaration obligatoire pour certaines pathologies liées aux métaux lourds.

📌 **Actions de prévention et mesures de protection :**

- Remplacement des substances dangereuses lorsque possible.
- Utilisation de systèmes de captation et ventilation.
- Port d'équipements de protection adaptés (gants, masques).
- Formation des travailleurs sur les risques liés aux métaux lourds.

📌 **Obligations légales et cadre réglementaire :**

- Surveillance médicale obligatoire pour les salariés exposés.
- Limitation stricte des niveaux d'exposition professionnelle (valeurs limites d'exposition).
- Déclaration obligatoire des maladies professionnelles liées aux métaux lourds.

Fiche 1 : Intoxication au plomb et saturnisme professionnel

🎯 **Définition :** Le saturnisme professionnel est une intoxication chronique causée par l'exposition au plomb, un métal lourd hautement toxique. Il peut toucher divers systèmes du corps humain, notamment le système nerveux, le sang et les reins.

📌 **Sources d'exposition professionnelle :**

Secteur d'activité	Source d'exposition au plomb
Métallurgie	Fonderies, usinage de pièces en plomb
Peinture et bâtiment	Rénovation de bâtiments anciens contenant des peintures au plomb
Batteries et automobile	Fabrication et recyclage de batteries au plomb
Verrerie et céramique	Utilisation de glaçures au plomb
Industrie chimique	Production de sels de plomb et d'additifs

📌 **Physiopathologie et toxicocinétique :**

- Le plomb pénètre dans l'organisme principalement **par inhalation et ingestion**.
- Il se **fixe sur les globules rouges**, perturbant la synthèse de l'hémoglobine.
- Il s'accumule dans les os et les tissus mous, entraînant une **toxicité chronique**.

📌 **Manifestations cliniques :**

Système atteint	Symptômes
Neurologique	Céphalées, troubles de la mémoire, neuropathies périphériques
Hématologique	Anémie microcytaire, basophilie ponctuée des globules rouges

Digestif	Douleurs abdominales (coliques plombiques), constipation
Rénal	Insuffisance rénale chronique due à une néphrotoxicité progressive
Reproduction	Diminution de la fertilité, avortements spontanés

📌 **Surveillance et prévention :**

- **Surveillance médicale du médecin du travail :**
  - **Plombémie obligatoire :** Un contrôle régulier du taux de plomb dans le sang est exigé pour les travailleurs exposés.
  - **Fréquence des examens médicaux :**
    - Tous les **6 mois** pour les travailleurs fortement exposés.
    - Tous les **12 mois** pour les travailleurs moins exposés.
  - Actions du médecin du travail selon le taux de plomb dans le sang :
    - ≥ 400 µg/L (40 µg/100 mL) : Obligation de retrait immédiat du poste à risque.
    - 250–399 µg/L (25–39,9 µg/100 mL) : Surveillance renforcée et actions correctives sur le poste de travail.
    - < 250 µg/L (25 µg/100 mL) : Surveillance médicale standard.
    - Chez la femme enceinte, tout dépassement du seuil de 100 µg/L (10 µg/100 mL) impose un retrait immédiat.

📅 **Quand réaliser une plombémie ?**

☞ **Obligatoire** dans les cas suivants :

- **Avant l'affectation** à un poste exposant au plomb (examen initial).

- **Périodiquement**, selon la fréquence de surveillance médicale :
    - Tous les **6 mois** si exposition ≥ 0,03 mg/m³ (nouvelle VLEP à partir de juillet 2024).
    - Tous les **12 mois** si exposition < 0,03 mg/m³ mais toujours présente.

☞ **En cas d'exposition accidentelle**, de suspicion de contamination ou de symptômes évocateurs (troubles digestifs, céphalées, etc.).

☞ **Pour les femmes en âge de procréer ou enceintes**, une plombémie est indiquée systématiquement si risque d'exposition, même faible.

📌 Valeur Limite d'Exposition Professionnelle (VLEP) :

- Conformément au **décret n° 2024-307 du 4 avril 2024**, la **VLEP contraignante** pour le plomb métallique et ses composés est abaissée à **0,03 mg/m³ sur 8 heures** à partir du **5 juillet 2024**.
- Jusqu'au 4 juillet 2024, la VLEP reste à 0,05 mg/m³ sur 8 heures.
- Cette VLEP est contraignante : tout dépassement impose des mesures correctives immédiates.

Quand compléter par d'autres examens ?

Examen	Indication
Créatininémie, protéinurie	Si la plombémie est > 250 µg/L, ou si exposition prolongée → Surveillance rénale
Évaluation neurologique (clinique ou spécialisée)	Si suspicion de neuropathie périphérique (troubles sensitifs ou moteurs)
Bilan hématologique (NFS)	En cas d'anémie suspecte ou symptômes généraux (fatigue, pâleur)

👶 Suivi obstétrical renforcé	Si femme enceinte exposée : coordination avec le médecin traitant et la sage-femme
🏥 Consultation spécialisée	En cas de plombémie persistante ou si retrait professionnel nécessaire

- **PPZ (porphyrines dans les urines de 24h)** : en cas de suspicion d'effet toxique sur l'hématopoïèse, ou pour surveiller une exposition chronique.
- **ALAT/ASAT (enzymes hépatiques)** : en cas de suspicion d'atteinte hépatique ou si exposition à d'autres toxiques hépatiques associés (solvants, médicaments).
- Ces examens ne sont pas systématiques mais peuvent être demandés à l'initiative du médecin du travail selon le contexte clinique ou les résultats de la plombémie.

📌 Actions complémentaires :

- Port d'EPI adaptés.
- Formation et information du personnel.
- Traçabilité des expositions.

📌 **Obligations légales et cadre réglementaire :**

- **Évaluation des risques :** Obligation pour l'employeur d'analyser et prévenir les expositions aux agents CMR.
- **Traçabilité renforcée :** Depuis juillet 2024, obligation d'enregistrement des travailleurs exposés aux CMR.
- **Respect des valeurs limites d'exposition professionnelle (VLEP).**
- **Surveillance médicale spécifique :** Suivi renforcé pour les travailleurs en contact avec des agents CMR.

❢ **Saviez-vous que…** Jusqu'à la fin des années 1940, le plomb était couramment utilisé dans les peintures murales, notamment pour sa durabilité et son éclat. Ce n'est qu'après plusieurs scandales de santé publique, comme l'apparition de cas massifs de saturnisme chez les enfants vivant dans des logements anciens, que son usage a été fortement restreint. Aux États-Unis, l'interdiction officielle des peintures au plomb dans les bâtiments résidentiels ne date que de 1978. En France, ce type de peinture reste un risque majeur dans les chantiers de rénovation de bâtiments anciens, notamment en centre-ville.

Aujourd'hui encore, le décapage de ces peintures expose les travailleurs à des concentrations dangereuses si les précautions ne sont pas strictement appliquées. C'est pourquoi la réglementation impose des mesures très strictes de protection et de suivi médical.

Fiche 2 : Intoxication au mercure et risques professionnels

Définition : L'intoxication au mercure est une pathologie professionnelle causée par une exposition chronique ou aiguë à ce métal lourd. Elle peut affecter plusieurs organes, notamment le **système nerveux central**, les **reins** et le **système digestif**.

Sources d'exposition professionnelle :

Secteur d'activité	Source d'exposition au mercure
Industrie chimique	Fabrication de batteries, thermomètres, baromètres
Soins médicaux	Utilisation de dispositifs médicaux contenant du mercure
Exploitation minière	Extraction et raffinage de l'or et de l'argent
Production d'énergie	Combustion du charbon
Industrie électronique	Production de composants électroniques

Physiopathologie et toxicocinétique :

- Le mercure pénètre principalement **par inhalation** et **contact cutané**.
- Il est **lipophile**, s'accumule dans le **cerveau et les reins**, entraînant une toxicité chronique.
- Il existe sous trois formes : **métallique, inorganique et organique** (méthylmercure, très neurotoxique).

Manifestations cliniques :

Système atteint	Symptômes
Neurologique	Tremblements, troubles de la mémoire, irritabilité
Rénal	Insuffisance rénale chronique, protéinurie
Digestif	Gingivites, stomatites, troubles digestifs

Dermatologique	Dermatites de contact, érythèmes

📌 **Surveillance médicale du médecin du travail :**

- **Dosage biologique du mercure (IBE recommandé) :**
    - **Mercure urinaire** : Reflet de l'exposition chronique au mercure inorganique.
    - **Mercure sanguin** : Représentatif d'une exposition récente au méthylmercure.
- **Fréquence des examens :**
    - Tous les **6 mois** pour les travailleurs fortement exposés.
    - Tous les **12 mois** pour les travailleurs faiblement exposés.
- **Actions en cas de taux élevés :**
    - **Si mercure urinaire > 50 µg/g créatinine** : Éviction immédiate du poste à risque.
    - **Surveillance renforcée si 25-50 µg/g créatinine**.
- **Examens complémentaires :**
    - Dosage de la créatininémie et protéinurie.
    - Évaluation neurologique si signes de tremblements ou de troubles cognitifs.
    - Consultation spécialisée en toxicologie si besoin.

<u>C'est quoi l'IBE ?</u> L'IBE, ou **Indicateur Biologique d'Exposition**, est une mesure biologique permettant d'évaluer l'exposition d'un salarié à une substance chimique à partir d'un prélèvement (sang, urine, air expiré, etc.).

Il est fixé par l'INRS ou les autorités sanitaires en référence à une **VLEP** atmosphérique : il reflète donc la concentration d'un agent chimique dans l'organisme **en lien avec une exposition professionnelle acceptable**.

☞ Exemple pour le **mercure** :

- **Mercure urinaire** : reflet d'une exposition chronique au mercure inorganique.

- **Mercure sanguin** : indicateur d'une exposition récente au méthylmercure.

L'IBE est un outil complémentaire utile au médecin du travail pour :

- Adapter la surveillance médicale,
- Déclencher une alerte en cas de dépassement,
- Réévaluer les conditions de travail et la prévention des risques.

📌 **Surveillance et prévention :**

- **Port d'EPI adaptés** : Gants, masques FFP3, combinaisons de protection.
- **Réduction des sources d'exposition** : Suppression progressive des équipements contenant du mercure.
- **Ventilation et captation des vapeurs** : Extraction efficace des fumées contenant du mercure.
- **Hygiène stricte** : Lavage des mains et des zones exposées.

📌 **Obligations légales et cadre réglementaire :**

- **Tableau n°2 des maladies professionnelles** : reconnaissance des intoxications au mercure.
- **Délai de prise en charge** : 1 an.
- **Valeurs limites d'exposition professionnelle (VLEP)** : réglementées strictement.
- **Suivi médical renforcé obligatoire** pour les travailleurs exposés

❢ Saviez-vous aussi que... En juin 2000, un grave **accident environnemental** a frappé la ville andine de **Choropampa**, dans la région de **Cajamarca** (Pérou). Un camion transportant du **mercure élémentaire** pour une mine (opérée par une société internationale) a perdu environ **151 kg de mercure** liquide, qui s'est répandu sur plus de 40 km, affectant directement plusieurs villages.

Ignorant la dangerosité de cette substance, les habitants — dont de nombreux enfants — ont ramassé le mercure à mains nues, pensant à un objet précieux. Dans les jours et semaines qui ont suivi, plus de **1 000 personnes ont développé des symptômes graves** : maux de tête, nausées, troubles respiratoires, neurologiques, dermatologiques...

Les **enfants** ont été parmi les plus touchés : troubles de la concentration, douleurs chroniques, problèmes de croissance, irritabilité, vomissements à répétition. Certains ont développé des séquelles durables, et des cas de **maladies chroniques invalidantes** ont été rapportés dans les années suivantes. Bien que **aucun décès immédiat** n'ait été officiellement reconnu par l'entreprise, les effets à long terme restent préoccupants.

Cet événement tragique a mis en lumière les risques d'une **gestion inadéquate du transport et de l'information sur les produits chimiques**. Il a également illustré la **vulnérabilité des populations rurales** face aux substances toxiques, et l'importance cruciale de la **formation, de la prévention et de la transparence environnementale.**

Fiche 3 : Intoxication au Cadmium et risques professionnels

Le cadmium (Cd) est un métal toxique largement distribué dans l'environnement, principalement sous forme de sulfure et en association avec les minerais de zinc, plomb et cuivre. Il est utilisé dans divers secteurs industriels, notamment la métallurgie, la fabrication de batteries, les pigments et les stabilisants plastiques.

2. Principales sources d'exposition professionnelle

Secteur d'activité	Sources d'exposition au cadmium
Métallurgie	Extraction et raffinage du zinc, plomb, cuivre
Fabrication de batteries	Production de batteries Nickel-Cadmium
Industrie chimique	Fabrication de pigments cadmifères, peintures, stabilisants plastiques
Traitement anticorrosion	Cadmiage des surfaces métalliques
Soudure et alliages	Soudure avec alliage de cadmium
Industrie du verre	Colorants et stabilisants pour verre et céramiques
Agriculture	Engrais phosphatés contenant du cadmium

3. Effets toxiques du cadmium sur la santé

Système atteint	Effets et symptômes
Système respiratoire	Broncho-pneumopathie aiguë, emphysème, cancers pulmonaires
Système rénal	Néphropathie avec protéinurie, insuffisance rénale chronique
Système osseux	Ostéomalacie, fractures spontanées
Système digestif	Troubles gastro-intestinaux (nausées, vomissements, diarrhées)

Système cardiovasculaire	Hypertension, maladies cardiovasculaires
Système neurologique	Troubles cognitifs, neuropathies
Système endocrinien	Effets sur la reproduction, perturbation hormonale

4. Cadre réglementaire et reconnaissance des maladies professionnelles

L'intoxication au cadmium est reconnue en France dans le cadre du **Tableau n°61 des maladies professionnelles du régime général**. Voici les principales affections associées :

Maladie	Délai de prise en charge	Travaux concernés
Broncho-pneumopathie aiguë	5 jours	Métallurgie, soudure, fabrication de batteries
Troubles gastro-intestinaux aigus	3 jours	Exposition aux sels de cadmium
Néphropathie avec protéinurie	2 ans	Exposition chronique en milieu industriel
Ostéomalacie avec fractures spontanées	12 ans	Exposition prolongée en milieu de travail

5. Surveillance médicale et biométrologie

L'exposition au cadmium nécessite un **suivi médical renforcé** avec des indicateurs biologiques d'exposition (IBE).

Indicateur biologique	Seuil critique	Commentaires
Cadmium urinaire (Cdu)	>5 µg/g créatinine	Surveillance renforcée au-delà de 2 µg/g créatinine
Cadmium sanguin	>5 µg/L	Indicateur d'exposition récente

Protéinurie de faible poids moléculaire (β2-microglobuline, RBP)	Détection d'altération tubulaire	Dépistage précoce de l'atteinte rénale

6. Prévention et mesures de protection

✅ **Mesures de prévention collective :**

- Substitution du cadmium par des alternatives moins toxiques lorsque possible.
- Ventilation et captage des fumées aux postes de travail.
- Automatisation des procédés pour limiter l'exposition.

✅ **Mesures de prévention individuelle :**

- Utilisation d'équipements de protection individuelle (masques FFP3, gants, lunettes).
- Formation des travailleurs aux risques liés au cadmium.
- Surveillance biologique régulière et suivi médical des salariés exposés.

✅ **Valeurs limites d'exposition professionnelle (VLEP) :**

- VLEP-8h (inhalation) : **3 µg/m³**, abaissée à **1 µg/m³ en 2027**.
- Surveillance renforcée dès **2 µg/g créatinine** dans les urines.

📌 **Conclusion :** L'intoxication au cadmium représente un risque professionnel majeur dans certaines industries. Une prévention efficace repose sur un suivi médical strict, des mesures de protection adaptées et une surveillance régulière des travailleurs exposés.

3.1.1.2 Solvants organiques et leurs effets sur la santé

🎯 **Définition :** Les solvants organiques sont des substances utilisées pour dissoudre, diluer ou extraire d'autres substances. Présents dans de nombreux secteurs industriels, ils peuvent être toxiques par inhalation, contact cutané ou ingestion.

📌 **Principaux solvants, secteurs d'exposition, pathologies principales, tableaux des maladies professionnelles en France et délais de prise en charge :**

Solvant	Secteurs d'exposition	Pathologies principales	Tableau de maladie professionnelle (France)	Délai de prise en charge
Benzène	Pétrochimie, laboratoires, fabrication de plastiques	Leucémies, atteintes hématologiques	Tableau n°4	1 an
Toluène	Peintures, vernis, encres, adhésifs	Troubles neurologiques, toxicité rénale	Tableau n°84	7 jours
Xylène	Industrie automobile, solvants de peinture	Troubles respiratoires, dermatites	Tableau n°84	7 jours
Trichloréthylène	Dégraissage des métaux, nettoyage à sec	Atteintes neurologiques, cancérogène probable	Tableau n°84	7 jours
Acétone	Industrie cosmétique, fabrication de plastiques	Irritations respiratoires et cutanées	Tableau n°84	7 jours

📌 **Surveillance et prévention :**

La prévention des risques liés aux solvants organiques repose sur plusieurs axes :

- **Substitution :** Remplacer les solvants dangereux par des alternatives moins nocives lorsque cela est possible.
- **Ventilation :** Installer des systèmes de ventilation efficaces pour extraire les vapeurs de solvants et limiter l'exposition des travailleurs.
- **Équipements de Protection Individuelle (EPI) :** Utiliser des masques, gants et lunettes de protection adaptés pour réduire le contact direct avec les solvants.
- **Formation et information :** Sensibiliser les travailleurs aux risques liés aux solvants et aux mesures de prévention à adopter.
- **Surveillance médicale :** Mettre en place une surveillance médicale renforcée pour les travailleurs exposés, incluant des examens cliniques réguliers et des dosages biologiques si nécessaire.

📌 **Obligations légales et cadre réglementaire :**

- Surveillance médicale renforcée pour les travailleurs exposés à des solvants toxiques.
- Respect des valeurs limites d'exposition professionnelle (VLEP).
- Formation obligatoire sur les risques liés aux solvants et les mesures de prévention.

Fiche 4 : Intoxication au Benzène et risques professionnels

1. Définition et caractéristiques du Benzène

Le **benzène** (C_6H_6) est un hydrocarbure aromatique volatil, liquide à température ambiante, largement utilisé dans l'industrie chimique et pétrolière. Il est reconnu pour sa toxicité et ses effets cancérogènes avérés, notamment sur le système hématopoïétique.

2. Principales sources d'exposition professionnelle

Secteur d'activité	Sources d'exposition au benzène
Industrie pétrochimique	Raffinage du pétrole, production de carburants
Industrie chimique	Fabrication de solvants, colles, peintures, encres, vernis
Industrie du caoutchouc et du plastique	Utilisation dans la synthèse d'élastomères et de polymères
Laboratoires et parfumerie	Utilisation comme solvant d'extraction
Industrie du nettoyage à sec	Présence dans certains solvants
Industrie automobile	Production et manipulation de carburants, mécanique automobile
Imprimeries et héliogravures	Encres et solvants contenant du benzène

3. Effets toxiques du benzène sur la santé

Pathologies prioritaires à surveiller

Système atteint	Effets et symptômes
Système hématopoïétique	Anémie aplasique, leucopénie, thrombopénie, leucémies
Système nerveux central	Maux de tête, vertiges, confusion, somnolence

Système cardiovasculaire	Troubles du rythme cardiaque, hypotension
Système respiratoire	Irritation des voies respiratoires, toux, dyspnée
Système gastro-intestinal	Nausées, vomissements, douleurs abdominales
Peau et muqueuses	Irritations cutanées, dermatites de contact

4. Cadre réglementaire et reconnaissance des maladies professionnelles

L'intoxication au benzène est reconnue en France dans le **Tableau n°4 du régime général** et **Tableau 4 BIS** pour les affections gastro-intestinales :

Maladie	Délai de prise en charge	Travaux concernés
Hypoplasies et aplasies médullaires	3 ans (exposition min. 6 mois)	Industrie chimique, pétrochimique, imprimerie, fabrication de vernis
Syndromes myélodysplasiques	3 ans	Travaux impliquant la manipulation et la production de benzène
Leucémies aiguës myéloblastiques et lymphoblastiques	20 ans (exposition min. 6 mois)	Industrie pétrolière, manipulation de solvants, laboratoires
Troubles gastro-intestinaux benzoliques (vomissements à répétition)	7 jours	Exposition aux hydrocarbures pétroliers, solvants, industries chimiques

5. Surveillance médicale et biométrologie

L'exposition au benzène nécessite un **suivi médical renforcé**, avec des indicateurs biologiques d'exposition (IBE).

Indicateur biologique	Seuil critique	Commentaires
Acide trans, trans-muconique urinaire	Seuil variable	Excellent indicateur d'exposition au benzène
Acide phénylmercapturique urinaire	Seuil variable	Bon marqueur de métabolisation du benzène
Hémogramme	Détection d'anomalies sanguines	Surveillance des effets hématotoxiques
Numération des lymphocytes et des plaquettes	Surveillance des atteintes médullaires	Dépistage précoce des leucémies

Indicateurs recommandés (INRS BIOTOX 2024) :

- o **SPMA urinaire** (*acide S-phénylmercapturique*) : indicateur sensible d'exposition au benzène, à prélever **en fin de poste**.
- o **Benzène urinaire** : utile en complément du SPMA. Attention à la contamination externe.

- Ces deux indicateurs sont préférés à **l'acide trans,trans-muconique (t,t-MA)**, peu fiable en dessous de 0,3 ppm et influencé par les aliments contenant de l'acide sorbique.
- **Conseil pratique** : ne pas fumer dans les 2h précédant le prélèvement, car le tabac fausse les résultats.

6. Prévention et mesures de protection

✅ **Mesures de prévention collective :**

- **Substitution** du benzène par des alternatives moins toxiques.
- **Captage à la source** et ventilation des postes de travail.
- **Automatisation des procédés** pour limiter l'exposition directe.

Mesures de prévention individuelle :

- Port de **masques à filtration, gants, combinaisons résistantes** aux solvants.
- **Surveillance biologique régulière** pour tous les travailleurs exposés.
- Formation des travailleurs aux **risques liés au benzène**.

⚖️ Réglementation (décret 2024-307 et INRS 2024)

- Le benzène est un **cancérogène avéré pour l'homme** (CIRC groupe 1), classé **CMR 1A** (mutagène et reprotoxique).
- **VLEP réglementaire** (France, applicable depuis avril 2024) :
    - Jusqu'au 4 avril 2026 : **0,5 ppm (1,65 mg/m³)**.
    - À partir du 5 avril 2026 : **0,2 ppm (0,66 mg/m³)**.
    - **Mention "peau"** : l'absorption cutanée est significative.
- **Interdiction d'exposition** :
    - Aux femmes enceintes ou allaitantes (art. D. 4152-10).
    - Aux jeunes travailleurs < 18 ans sauf dérogation (art. D. 4153-17).
- **Suivi individuel renforcé obligatoire**, inscrit au **tableau n°4 et 4bis** des maladies professionnelles (Code de la Sécurité Sociale).

📌 **Conclusion :**

L'exposition professionnelle au benzène constitue un **risque majeur** en raison de sa toxicité hématologique et de son caractère cancérogène. La prévention repose sur une **surveillance médicale renforcée**, la **limitation des expositions** et des **mesures de protection strictes**.

Saviez-vous que…

Le **benzène** fut longtemps utilisé comme **solvant dans l'industrie**, mais aussi… comme **détergent pour nettoyer les vêtements** au XIXe siècle□! Il était courant de l'utiliser dans les teintureries ou les ateliers de retouche, sans aucune protection.

Mais c'est dans l'industrie du **caoutchouc, de la chaussure et de la chimie** que ses effets nocifs ont été les plus largement documentés : à partir des années 1920, des cas d'**aplasies médullaires** (forme grave d'anémie) ont été signalés chez les ouvriers, suivis par une **épidémie silencieuse de leucémies** professionnelles dans les années 1960–1980.

En 1969, à **Turin (Italie)**, un scandale sanitaire éclate dans une usine spécialisée dans les teintures textiles. De nombreux ouvriers, jeunes et en bonne santé, commencent à présenter des troubles inquiétants : fatigue extrême, infections à répétition, saignements inexpliqués. Plusieurs d'entre eux sont diagnostiqués avec une **aplasie médullaire** ou une **leucémie aiguë myéloïde**. En cause ? Une exposition massive et quotidienne… au **benzène** utilisé comme solvant dans les procédés industriels, **sans aucune protection**.

Ces observations ont été cruciales pour reconnaître le benzène comme un **cancérogène hématologique avéré** (CIRC groupe 1). Encore aujourd'hui, son usage est strictement encadré, mais il reste présent dans certains carburants, solvants industriels et environnements de travail insuffisamment contrôlés.

3.1.1.3 Agents chimiques CMR et leurs effets sur la santé

🎯 **Définition :** Les agents chimiques CMR sont des substances qui, à moyen ou long terme, présentent des effets **Cancérogènes** (provoquant des cancers), **Mutagènes** (induisant des mutations génétiques) ou **Toxiques pour la Reproduction** (affectant la fertilité ou le développement embryonnaire).

📌 **Principaux agents CMR, secteurs d'exposition, pathologies principales, tableaux des maladies professionnelles en France et délais de prise en charge :**

Agent CMR	Secteurs d'exposition	Pathologies principales	Tableau de maladie professionnelle (France)	Délai de prise en charge
Amiante	Construction, isolation, industrie navale	Cancers broncho-pulmonaires, mésothéliomes	Tableau n°30	40 ans
Benzène	Industrie pétrochimique, fabrication de plastiques	Leucémies, atteintes hématologiques	Tableau n°4	1 an
Poussières de bois	Menuiserie, ébénisterie, construction	Cancers des fosses nasales et des sinus	Tableau n°47	40 ans
Plomb	Peinture, soudure, fabrication de batteries	Troubles neurologiques, anémie, toxicité reproductive	Tableau n°1	1 an
Formol (formaldéhyde)	Industrie chimique, fabrication de résines, laboratoires	Cancers nasopharyngés, leucémies myéloïdes	Tableau n°43	10 ans

📌 **Surveillance et prévention :**

La prévention des risques liés aux agents CMR repose sur plusieurs axes :

- **Substitution :** Remplacer les agents CMR par des substances moins dangereuses lorsque cela est possible.
- **Enceinte close et ventilation :** Utiliser des systèmes fermés et des dispositifs d'aspiration pour limiter l'exposition aux agents CMR.
- **Équipements de Protection Individuelle (EPI) :** Fournir des équipements adaptés tels que des gants, des masques et des lunettes de protection.
- **Formation et information :** Sensibiliser les travailleurs aux risques liés aux agents CMR et aux mesures de prévention à adopter.
- **Surveillance médicale renforcée :** Assurer un suivi médical spécifique pour les travailleurs exposés, incluant des examens réguliers et adaptés aux risques identifiés.
- **Traçabilité de l'exposition :** Tenir à jour une liste des travailleurs exposés aux agents CMR, précisant la nature, la durée et le degré d'exposition.

📌 **Obligations légales et cadre réglementaire :**

- **Évaluation des risques :** L'employeur doit évaluer les risques liés aux agents CMR et mettre en place des mesures de prévention appropriées.
- **Traçabilité renforcée :** Depuis le 5 juillet 2024, les employeurs sont tenus d'établir une liste des travailleurs exposés ou susceptibles d'être exposés aux agents CMR, incluant des informations sur les substances concernées et les conditions d'exposition.
- **Respect des valeurs limites d'exposition professionnelle (VLEP) :** Les employeurs doivent s'assurer que les concentrations des agents CMR dans l'air ne dépassent pas les limites réglementaires.

Surveillance médicale : Les travailleurs exposés aux agents CMR bénéficient d'un suivi médical renforcé, adapté aux risques spécifiques liés à ces substances.

Organe cible	Cancer professionnel	Agent en cause (exemples)	Tableau MP (RG/RA)
Poumon	Cancer broncho-pulmonaire	Amiante, Arsenic, Chromates	RG 30 BIS / RA 47 TER
Voies nasales	Cancer des fosses nasales	Poussières de bois, chromates	RG 47 / RA 57
Larynx	Cancer du larynx	Amiante	RG 30 TER / RA 47 TER
Ovaire	Cancer de l'ovaire	Amiante	RG 30 TER / RA 47 TER
Rein	Cancer du rein	Trichloréthylène	RG 101
Peau	Épithéliomas cutanés	Huiles minérales, suies	RG 36 BIS / RA 25 BIS
Vessie	Cancer de la vessie	Amines aromatiques	RG 15 BIS
Foie	Angiosarcome hépatique	Arsenic, vinyle	RG 20 BIS / RA 10
Sang	Leucémie	Benzène, radiations ionisantes	RG 4 / RG 6
Os	Sarcome osseux	Radiations ionisantes	RG 6
Œil	Mélanome oculaire	Rayonnements UV	-
Système lymphatique	Lymphome	Pesticides	-
Système nerveux	Tumeurs cérébrales	Solvants organiques	-
Système digestif	Cancer de l'estomac	Amiante	-
Système endocrinien	Cancer de la thyroïde	Rayonnements ionisants	RG 6

Fiche 5 : Amiante

Définition et caractéristiques

L'amiante est une fibre minérale naturelle historiquement utilisée pour ses propriétés **isolantes, ignifuges et résistantes à la corrosion**. Son usage a été interdit en France depuis **1997**, en raison de ses effets **hautement toxiques et cancérogènes**. Ses fibres sont **extrêmement fines**, invisibles à l'œil nu, et **persistent dans les poumons** pendant des décennies.

Professions et secteurs à risque

Secteur d'activité	Sources d'exposition à l'amiante
Bâtiment et travaux publics (BTP)	Démolition, désamiantage, rénovation de bâtiments anciens
Industrie navale	Réparation de navires, isolation des coques
Industrie automobile	Plaquettes de frein, joints, garnitures
Métallurgie	Chaudières industrielles, fonderies
Travaux ferroviaires	Entretien des trains anciens
Secteur hospitalier	Anciens bâtiments avec conduits amiantés

Pathologies liées à l'exposition à l'amiante

Pathologies bénignes	Pathologies malignes
Épaississements pleuraux	Mésothéliome pleural et péritonéal
Plaques pleurales	Cancer bronchopulmonaire
Atélectasie ronde	Cancers des voies digestives
Fibrose pulmonaire (asbestose)	Laryngocancers et cancers de l'ovaire

📌 **Cadre réglementaire et reconnaissance des maladies professionnelles**

L'intoxication à l'amiante est reconnue dans **le Tableau n°30 des maladies professionnelles du régime général**, ainsi que dans les **Tableaux 30 bis et 30 ter** pour les cancers spécifiques liés à l'exposition.

📌 **Valeurs limites d'exposition professionnelle (VLEP)**

Type d'exposition	Valeur limite actuelle	Évolution prévue
Poussières d'amiante (8h)	10 fibres/L d'air	Réduction progressive attendue
Exposition environnementale	0,01 fibres/L d'air	Valeur seuil réglementaire

📌 **Surveillance médicale et suivi post-exposition**:

Pendant l'activité professionnelle :

- **Visite médicale renforcée** tous les 2 ans pour les travailleurs exposés.
- **Bilan initial** : examen clinique respiratoire + questionnaire d'exposition.
- En cas d'exposition prolongée (> 10 ans) ou d'intensité élevée :
    - **Scanner thoracique basse dose (sans injection)** recommandé à la place de la radiographie.

📌 **Indications spécifiques du scanner basse dose** :

- Signes cliniques évocateurs (dyspnée, toux chronique, douleurs thoraciques).
- Surveillance de **fibrose pleurale ou parenchymateuse**.
- Dépistage précoce des **mésothéliomes** ou **cancers bronchopulmonaires**.

- **Exploration Fonctionnelle Respiratoire (EFR)** tous les 2 à 3 ans.

📌 ❌ Pourquoi éviter la radiographie thoracique standard ? La **radiographie thoracique n'est pas assez sensible** pour dépister les pathologies liées à l'amiante à un stade précoce. Le **scanner thoracique basse dose** est désormais recommandé en première intention en cas de suivi post-exposition (HAS, 2010).

📌 Critères de **forte exposition à l'amiante** : Une exposition est considérée comme **forte** si elle remplit au moins l'un des critères suivants :

- Activité dans un secteur fortement exposé (désamiantage, flocage, calorifugeage).
- Exposition de **plus de 25 ans**, ou cumulée ≥ 1 an en **SS3 ou SS4**.
- Activité dans un local classé **zone amiante** sans protection efficace (avant 1997).
- Présence de **fibres d'amiante dans l'air supérieures à la VLEP** (> 10 fibres/L à l'époque).

📌 **Après la fin d'exposition (suivi post-professionnel)** :

- **Scanner thoracique basse dose tous les 5 ans** recommandé :
  - Si exposition prolongée (> 20 ans).
  - Si antécédent d'exposition en désamiantage ou maintenance sur matériaux amiantés.
- Surveillance clinique et fonctionnelle respiratoire possible à vie (prise en charge FIVA).
- Orientation vers un **centre de compétences amiante** en cas d'anomalies.

📰 C'est quoi le FIVA et quels sont les bénéfices ?

Le **FIVA** (Fonds d'Indemnisation des Victimes de l'Amiante) est un organisme public français créé en 2001. Il permet une **indemnisation rapide, amiable et intégrale** des personnes atteintes de maladies liées à l'amiante, **sans avoir à prouver une faute** de l'employeur ou d'un tiers.

🎯 **Qui peut en bénéficier ?**

- Les **salariés exposés professionnellement à l'amiante**.
- Les **travailleurs indépendants**.
- Les **ayants droit** (conjoint, enfants) d'une victime décédée.
- Les personnes exposées **environnementalement ou passivement** (exposition domestique ou résidentielle).

💰 **Quels bénéfices ?**

- **Indemnisation des préjudices personnels** : douleurs, perte de qualité de vie, anxiété, préjudice esthétique…
- **Indemnisation des pertes de revenus et frais médicaux**.
- **Versement aux ayants droit** en cas de décès (préjudice moral, économique).
- Cumul possible avec la reconnaissance en **maladie professionnelle** (régime complémentaire).

Délai :

- La demande doit être faite **dans les 10 ans** à partir de la date de diagnostic ou du décès.

📌 **Prévention et mesures de protection**

✅ **Protection collective** :

- Zones de travail confinées et ventilées.
- Aspiration des poussières d'amiante.
- Procédures strictes de désamiantage.

✅ **Protection individuelle** :

- Port d'un **masque FFP3**, combinaison intégrale jetable.
- Formation obligatoire des travailleurs.
- Surveillance médicale renforcée.

Conclusion L'amiante reste un **problème majeur de santé publique et de santé au travail**, nécessitant des **mesures strictes de prévention, de surveillance médicale et de reconnaissance en maladies professionnelles**.

Saviez-vous que…

Certaines femmes ont développé un **mésothéliome pleural**, un cancer mortel lié à l'amiante, **sans jamais avoir mis les pieds dans une usine ou sur un chantier**.

L'un des cas les plus médiatisés en France est celui de **Jacqueline**, épouse d'un ouvrier désamianteur des années 1970. Chaque soir, elle accueillait son mari couvert de poussières grises, prenait ses vêtements pour les laver… **sans protection, ensemble avec les vêtements des enfants**.

Vingt-cinq ans plus tard, sans antécédent professionnel ni tabagique, elle est diagnostiquée avec un mésothéliome incurable. Elle faisait partie des premières **victimes reconnues d'exposition domestique** à l'amiante. Ce drame a contribué à faire évoluer la législation sur les **expositions para-professionnelles** et à ouvrir l'indemnisation par le **FIVA**.

Aujourd'hui encore, des conjoints, enfants, voire voisins de travailleurs exposés peuvent être atteints **par simple cohabitation ou contact indirect**, preuve que **l'amiante ne tue pas que sur les chantiers.**

Fiche 6 : Poussières de bois

Définition et caractéristiques

Les **poussières de bois** sont des particules fines générées lors du sciage, ponçage, rabotage et usinage du bois. Elles peuvent être **inhalables ou respirables**, avec des effets délétères sur la santé en cas d'exposition prolongée.

📌 Professions et secteurs à risque

Secteur d'activité	Sources d'exposition aux poussières de bois
Menuiserie et ébénisterie	Ponçage, rabotage, assemblage du bois
Charpenterie et construction	Découpe, usinage et installation de structures en bois
Industrie du meuble	Fabrication et finition des meubles en bois
Fabrication de panneaux de bois	Manipulation de particules fines de bois compressé
Fabrication d'instruments de musique	Travail artisanal du bois
Sylviculture et scierie	Abattage, transformation et traitement du bois

📌 Effets toxiques des poussières de bois sur la santé

Système atteint	Effets et symptômes
Système respiratoire	Rhinite, bronchite, asthme professionnel, fibrose pulmonaire
Système ORL	Irritations, sinusites chroniques, cancers naso-sinusiens
Système cutané	Dermatites de contact, eczéma
Système immunitaire	Réactions allergiques, hypersensibilité

Quels types de bois sont les plus dangereux ?

Certains bois émettent plus de poussières toxiques ou irritantes que d'autres :

Type de bois	Risque principal
Bois durs (chêne, hêtre)	**Cancérogènes** : risque accru de cancers des fosses nasales et des sinus (groupe 1 CIRC)
Bois exotiques (iroko, wengé, teck, etc.)	**Allergènes puissants** : asthme, dermatites de contact, hypersensibilité respiratoire
Bois résineux (pin, sapin)	Irritants pour les voies respiratoires
Bois traités (bois vernis, peints ou traités chimiquement)	Risque **chimiotoxique accru** : substances CMR libérées par ponçage ou découpe

▲ **Le chêne et le hêtre** sont les bois **les plus à risque de cancer nasal** selon l'INRS.

📌 Cadre réglementaire et reconnaissance des maladies professionnelles

L'exposition aux poussières de bois est reconnue en France dans **le Tableau n°47 des maladies professionnelles du régime général**.

Maladie	Délai de prise en charge	Travaux concernés
Rhinite chronique	7 jours	Menuiserie, scierie, fabrication de meubles
Sinusite chronique	30 jours	Manipulation de bois exotiques ou résineux
Asthme professionnel	6 mois	Exposition prolongée aux poussières fines
Cancer des fosses nasales	40 ans	Exposition prolongée aux poussières de bois

📌 **Surveillance médicale des travailleurs exposés aux poussières de bois**

📌 **Pendant l'activité professionnelle** :

- Suivi médical **annuel** obligatoire dans le cadre de la **surveillance médicale renforcée** (SMR).
- À chaque visite : recherche systématique de **signes ORL évocateurs** :
    - Obstruction nasale **unilatérale persistante** (> 1 mois),
    - **Épistaxis récidivantes**, écoulement unilatéral, douleurs faciales unilatérales,
    - Perte d'odorat récente.
- Utilisation de la **fiche de repérage symptomatique** (annexe recommandée par la SFMT).
- Information du travailleur sur les risques et le suivi post-exposition dès la visite d'embauche.

📌 **Dépistage ciblé recommandé :**

- **Nasofibroscopie tous les 2 ans** à partir de la **30e année après le début de l'exposition**, pour tout salarié :
    - Ayant cumulé **plus de 12 mois d'exposition** professionnelle aux poussières de bois,
    - Ayant exercé des **tâches d'usinage** (sciage, ponçage, fraisage, rabotage…),
    - Ou ayant été exposé à des concentrations supérieures à **1 mg/m³ sur 8h**.

📌 ❌ Examens à ne pas prescrire en systématique :

- **Radiographie des sinus** : non recommandée (sensibilité très faible).
- **Scanner TDM** : non recommandé en première intention (faux positifs fréquents).
- **IRM** : non recommandée en dépistage initial sauf suspicion clinique.

📌 **Suivi post-professionnel** :

- Assuré par le médecin généraliste et l'ORL, **pris en charge à 100 %** par l'Assurance Maladie si une attestation d'exposition est fournie.
- Même protocole que celui en activité :
    - **Nasofibroscopie tous les 2 ans**,
    - Bilan clinique ORL régulier avec recueil standardisé des symptômes.

📌 🎯 Objectif : détecter précocement les **adénocarcinomes naso-sinusiens**, dont la latence moyenne est de **30 à 40 ans** et le **pronostic gravement engagé** en cas de diagnostic tardif.

Suivi post-professionnel (INRS & HAS)

Même après cessation d'exposition, les effets peuvent apparaître à long terme. Le **suivi post-professionnel est donc recommandé** dans les cas suivants :

- **Exposition cumulée > 10 ans** aux bois durs (menuiserie, ébénisterie, scierie…).
- **Présence de symptômes ORL persistants** (obstruction nasale, épistaxis, douleurs faciales).
- **Travail sur bois exotiques ou combiné bois + colles/solvants**.

📌 **Déclaration possible en maladie professionnelle** :

- Tableau n°47 du RG : cancer des fosses nasales et des sinus.
- Délai de prise en charge : **40 ans après exposition, durée minimale : 5 ans**.

📌 **Prévention et mesures de protection**

✅ **Protection collective** :

- Ventilation et aspiration des poussières sur les postes de travail.
- Humidification des zones de découpe pour limiter la dispersion des particules.
- Confinement des zones de travail très exposées.

✅ **Protection individuelle** :

- Port de **masques FFP3**, lunettes et gants.
- Port de **vêtements de travail dédiés**, lavage régulier des mains et des équipements.
- Formation obligatoire des travailleurs aux risques liés aux poussières de bois.

📌 **Conclusion** L'exposition aux poussières de bois représente un risque **significatif pour la santé des travailleurs**, nécessitant une **prévention stricte**, un **suivi médical rigoureux** et une **surveillance à long terme** pour prévenir les maladies professionnelles graves.

Saviez-vous que…

Le tout **premier cas de cancer professionnel reconnu en France** fut… un **cancer des fosses nasales dû aux poussières de bois**, chez un ouvrier menuisier de la région parisienne en 1968. À l'époque, il travaillait sans masque, dans un atelier mal ventilé, où la sciure s'accumulait sur les machines et les vêtements.

Depuis, des centaines de cas similaires ont été recensés, touchant en majorité des **ébénistes, scieurs, charpentiers**, mais aussi des **enseignants en lycée professionnel** et même des **bricoleurs amateurs** très exposés dans des ateliers fermés.

Ces cancers se développent lentement, souvent **20 à 40 ans après le début de l'exposition**, et sont **diagnostiqués tardivement** faute de symptômes spécifiques. Pourtant, une simple **nasofibroscopie tous les 2 ans** peut permettre un **diagnostic précoce, vital pour le pronostic**.

Fiche 7 : Silicose

Définition

La silice cristalline (SiO_2), notamment sous forme de quartz, cristobalite et tridymite, est un composant naturel des roches. Elle devient dangereuse lorsqu'elle est inhalée sous forme de poussières fines. Classée cancérogène pour l'humain (groupe 1 du CIRC), elle est responsable de nombreuses maladies respiratoires.

Expositions professionnelles courantes

- Travaux de **carrière, sablage, voirie, fonderie**
- Industrie du **verre, céramique, porcelaine, construction**
- Fabrication de **plans de travail en pierre artificielle** (ex. quartz + résines)
- **Prothésistes dentaires, agriculture**

Effets sur la santé

Pathologies	Commentaires
Silicose	Forme chronique, accélérée ou aiguë (selon intensité et durée d'exposition)
BPCO, emphysème	Favorisées par l'inhalation prolongée
Cancers broncho-pulmonaires	Surtout en cas de silicose associée
Tuberculose (BK)	Risque accru chez les silicotiques
Maladies auto-immunes	PR, sclérodermie, lupus, vascularites ANCA+DOC-20240627-WA0002.

Surveillance médicale

Niveau d'exposition cumulée (mg/m³·années)	Modalités de suivi
≥ 1 (forte)	SIR + bilan de référence + suivi tous les 5 ans : RX thorax (lecture BIT), EFR, créatininémieDOC-20240627-WA0002.
< 1 (intermédiaire)	Suivi post-exposition allégé, selon contexte

Examens recommandés :

- **EFR** (évaluation de TVO)
- **RX Thorax** (lecture BIT) ou **TDM** si anomalies ou doute
- **Test IGRA / IDR** si risque de tuberculose
- **Créatininémie / DFG** pour atteinte rénale

Prévention

- Substitution ou travail à l'humide
- Captation à la source
- Port de masques adaptés (FFP3)
- Sensibilisation au **sevrage tabagique**
- Métrologie régulière et traçabilité de l'exposition

Réglementation

- **VLEP contraignantes** :
  - Quartz : 0,1 mg/m³ (8h)
  - Cristobalite & tridymite : 0,05 mg/m³ (8h)29788de0-db8d-4779-bb49…
- **Tableau MP n°25 RG** : Silicose
- Surveillance post-professionnelle obligatoire si exposition forte

Lecture radiologique OIT – Silicose et pneumoconioses

📌 Qu’est-ce que c’est ?

La **classification OIT (Organisation Internationale du Travail)**, aussi appelée **classification BIT**, est une **grille internationale de lecture des radiographies thoraciques** destinée à :

- **détecter et suivre les lésions** liées aux poussières minérales (silice, amiante, charbon…),
- **uniformiser les diagnostics**,
- **quantifier la sévérité des atteintes pulmonaires**.

Elle est indispensable dans le cadre :

- du **suivi médical des travailleurs exposés**,
- des **dossiers de maladie professionnelle (MP n°25 pour la silicose)**.

Comment ça marche ?

La lecture est faite par un **médecin formé à la classification OIT**, qui analyse la **radiographie thoracique face** selon 4 critères :

Élément évalué	Ce qu'on recherche
Opacités parenchymateuses	Petites taches (nodules) dans les zones pulmonaires supérieures
Taille et type des opacités	s, t, p (petites), ou r, q (moyennes)
Proportion (de 0/0 à 3/3)	Plus le chiffre est élevé, plus l’atteinte est importante
Présence d’opacités pleurales	Fibroses, épaississements, calcifications

Exemple :
Un cliché classé **1/1 t** signifie une **atteinte légère, homogène**, avec **nodules de type “t”**.

📈 Évolution typique d'une silicose sur lecture OIT :

Stade	Code OIT typique	Description
Silicose débutante	0/1 ou 1/1	Petites opacités rondes en zone sup
Silicose évoluée	2/2 ou 3/3	Nodules plus nombreux et coalescents
Silicose compliquée (fibrose massive)	Présence de grandes opacités (catégorie A, B ou C)	Lésions > 1 cm, perte de fonction respiratoire possible

⚠️En pratique pour le médecin du travail :

- À faire en cas de **forte exposition cumulée à la silice** ou de symptômes respiratoires.
- La **lecture doit être réalisée sur cliché de qualité, idéalement en inspiration profonde**.
- **Doit être accompagnée d'une EFR** (épreuve fonctionnelle respiratoire).
- Peut être demandée à un **centre de compétence**, un pneumologue, ou dans le cadre du **suivi post-professionnel**.

💡 Saviez-vous ?

Des **épidémies de silicose accélérée** ont été décrites en Espagne, Israël et Australie chez de jeunes ouvriers exposés à des **plans de cuisine en quartz artificiel**. En France, cette problématique émerge dans le secteur du bâtiment et des plans en résine composite. Malgré une exposition de courte durée (4 à 10 ans), des cas sévères ont été recensés nécessitant des **transplantations pulmonaires.**

3.1.1.4 Pesticides et engrais chimiques et leurs effets sur la santé

🎯 **Définition :**

Les **pesticides** sont des substances utilisées pour éliminer ou contrôler les organismes nuisibles aux cultures, tandis que les **engrais chimiques** sont des produits destinés à améliorer la fertilité des sols et la croissance des plantes. Bien que ces produits augmentent le rendement agricole, leur utilisation peut présenter des risques pour la santé des travailleurs agricoles.

📌 **Principaux pesticides et engrais chimiques, secteurs d'exposition, pathologies principales, tableaux des maladies professionnelles en France et délais de prise en charge :**

Substance	Secteurs d'exposition	Pathologies principales	Tableau de maladie professionnelle (France)	Délai de prise en charge
Organophosphorés	Agriculture, viticulture, horticulture	Troubles neurologiques, intoxications aiguës	Tableau n°45	7 jours
Carbamates	Cultures céréalières, maraîchage	Troubles neurologiques, intoxications aiguës	Tableau n°45	7 jours
Dérivés nitrés	Fabrication et utilisation d'engrais azotés	Méthémoglobinémie, troubles respiratoires	Tableau n°16	7 jours
Glyphosate	Agriculture, entretien des espaces verts	Irritations cutanées et oculaires, controverses sur le potentiel cancérogène	Non spécifié	Non applicable

Ammoniac	Production et utilisation d'engrais ammoniacaux	Irritations des voies respiratoires, brûlures chimiques	Tableau n°15	7 jours

📌 **Surveillance et prévention :**La prévention des risques liés aux pesticides et aux engrais chimiques repose sur plusieurs axes :

- **Substitution :** Opter pour des alternatives moins toxiques ou des méthodes de lutte biologique lorsque cela est possible.
- **Formation et information :** Sensibiliser les travailleurs aux risques associés à l'utilisation de ces produits et aux bonnes pratiques à adopter.
- **Équipements de Protection Individuelle (EPI) :** Fournir et utiliser des équipements adaptés tels que des gants, des masques et des combinaisons pour limiter l'exposition.
- **Hygiène personnelle :** Encourager le lavage régulier des mains et des zones exposées, ainsi que le changement de vêtements après manipulation des produits.
- **Surveillance médicale :** Mettre en place un suivi médical régulier pour les travailleurs exposés, incluant des examens cliniques et des tests biologiques adaptés.

📌 **Obligations légales et cadre réglementaire :**

- **Évaluation des risques :** Les employeurs doivent évaluer les risques liés à l'utilisation des pesticides et des engrais chimiques et mettre en œuvre des mesures de prévention appropriées.
- **Formation obligatoire :** Les travailleurs doivent recevoir une formation spécifique sur l'utilisation sécurisée de ces produits.
- **Traçabilité de l'exposition :** Tenir à jour des registres détaillant les produits utilisés, les quantités et les périodes d'application pour assurer une traçabilité efficace.
- **Indemnisation des victimes :** En France, le Fonds d'indemnisation des victimes de pesticides (FIVP) a été mis en place pour indemniser les professionnels atteints de maladies liées à une exposition aux pesticides.

Fiche 8 : Organophosphorés

Définition et caractéristiques

Les **organophosphorés** sont des composés chimiques largement utilisés comme **pesticides, insecticides et fongicides** en agriculture. Ils agissent en inhibant l'enzyme **acétylcholinestérase**, entraînant une accumulation toxique d'acétylcholine dans le système nerveux, provoquant une **hyperstimulation des nerfs**.

Ces substances sont aussi utilisées dans certaines industries chimiques ou pour la fabrication d'agents neurotoxiques (armes chimiques).

📌 Physiopathologie

Les organophosphorés agissent en inhibant l'enzyme **acétylcholinestérase** (AChE), essentielle à la dégradation de l'acétylcholine (ACh) dans les synapses. Cette inhibition provoque une accumulation d'ACh au niveau des synapses nerveuses, entraînant une **stimulation excessive des récepteurs cholinergiques**.

Cela engendre un **syndrome cholinergique** caractérisé par des signes muscariniques (hypersalivation, bradycardie, diarrhée, myosis), nicotiniques (fasciculations, faiblesse musculaire) et centraux (convulsions, coma). L'effet peut être **rapide et sévère**, nécessitant une intervention médicale urgente avec administration d'antidotes spécifiques comme l'atropine et la pralidoxime.

📌 Professions et secteurs à risque

Secteur d'activité	Sources d'exposition aux organophosphorés
Agriculture	Utilisation d'insecticides sur les cultures
Sylviculture	Traitement des bois et forêts contre les parasites
Industrie chimique	Fabrication et manipulation de produits phytosanitaires
Espaces verts / jardiniers	Application de produits phytopharmaceutiques

Santé (milieu militaire)	Exposition à des neurotoxiques de guerre

📌 Effets toxiques sur la santé

Type d'effet	Manifestations cliniques
Aigu	Myosis, hypersalivation, vomissements, diarrhées, bradycardie, convulsions, coma
Chronique	Troubles cognitifs, anxiété, dépression, neuropathies périphériques
Effets retardés	Neuropathie périphérique retardée, troubles moteurs

📌 Surveillance médicale et prévention :

- Suivi individuel renforcé en cas d'utilisation régulière d'OP.
- **Dosages biologiques recommandés (INRS 2024)** :
  - **Cholinestérase plasmatique (pseudocholinestérase)** : diminue rapidement, utile en suivi d'exposition chronique.
  - **Acétylcholinestérase érythrocytaire (AChE)** : reflet de l'inhibition centrale, utile pour détecter une intoxication significative.
  - Interprétation : une baisse > 20 à 30 % par rapport à la valeur initiale individuelle nécessite une **évaluation du poste et éventuellement un retrait temporaire**.

📌 Fréquence des examens :

- En cas d'exposition continue : dosages tous les 3 à 6 mois.
- Avant la prise de poste : établir une valeur de référence individuelle.
- Après incident ou signes évocateurs : dosage immédiat + hospitalisation en urgence si symptômes sévères.

📌 **Cas particulier : femmes enceintes**

- Principe de précaution : éviter toute affectation à un poste utilisant des OP.

📃 **C'est quoi un antidote ?** Un **antidote** est une substance qui neutralise ou atténue les effets toxiques d'un poison. Dans le cas des organophosphorés, l'antidote vise à **restaurer l'activité de l'acétylcholinestérase** inhibée par le toxique.

🎯 **Quels antidotes pour les OP ?**

- **Atropine** : antagoniste des effets muscariniques de l'excès d'acétylcholine. Elle sèche les sécrétions, corrige la bradycardie, diminue les troubles digestifs et respiratoires.
- **Pralidoxime (2-PAM)** : réactive l'acétylcholinestérase si administrée **précocement** (avant « vieillissement » de la liaison OP-enzyme).
- **Diazépam** : utilisé en complément pour contrôler les convulsions.

En cas d'intoxication aiguë :

- **Administration en urgence** en milieu hospitalier.
- Nécessite une **prise en charge médicale spécialisée** avec surveillance respiratoire, parfois ventilation assistée.

📌 **Prévention et mesures de protection**

✅ **Protection collective** :

- Substitution des produits par des alternatives moins toxiques lorsque possible.
- Respect des délais de ré-entrée dans les zones traitées.
- Information et formation des travailleurs exposés.

✅ **Protection individuelle** :

- Port de **gants, lunettes, combinaison étanche et masque à cartouche filtrante** (type A).
- Lavage des mains, douche après traitement, vêtements de travail distincts.
- Stockage sécurisé des produits.

📌 **Réglementation**

- Encadrement par le **Code rural et de la pêche maritime** et le **Code du travail**.
- Substances soumises à **autorisation et réglementation stricte** par l'ANSES.
- Surveillance via la **pharmacovigilance et toxicovigilance**.

📌 **Conclusion** L'exposition aux organophosphorés représente un **risque important pour les travailleurs agricoles et certains professionnels de l'industrie chimique**. Une **prévention rigoureuse**, un **suivi médical adapté** et une **formation spécifique** sont essentiels pour réduire les effets graves de ces substances neurotoxiques.

> 💡 **Saviez-vous que…** En 2006, un **ouvrier agricole breton** de 48 ans est décédé en quelques heures après avoir été exposé à un organophosphoré (dichlorvos) dans un silo mal ventilé. Ce cas dramatique a mis en lumière les dangers extrêmes d'une exposition aiguë sans protection.
>
> Mais les effets les plus insidieux sont ceux des expositions **répétées à faibles doses**. Une **thèse soutenue à Lyon en 2022** (Hugon, HAL 2022) rapporte l'histoire de plusieurs agriculteurs suivis pour des troubles neurologiques chroniques : **pertes de mémoire, dépression, tremblements, troubles de la concentration**, dans un contexte d'exposition prolongée aux insecticides OP.
>
> Chez l'un d'eux, un **glioblastome** a été diagnostiqué à 53 ans, après 30 années de travail sans protection sur des cultures traitées. Bien que le lien de causalité n'ait pas été reconnu officiellement, les auteurs soulignent que **les pesticides organophosphorés agissent sur la barrière hémato-encéphalique** et pourraient participer au développement de tumeurs cérébrales.
>
> Ces histoires montrent que l'intoxication chronique, invisible et sous-déclarée, peut laisser des traces durables, voire fatales. Elles rappellent l'importance d'un **suivi médical rigoureux**, de la **traçabilité des expositions** et d'une meilleure reconnaissance des pathologies liées à ces substances.

Fiche 9 : Carbamates

📌 Définition et caractéristiques

Les **carbamates** sont une famille de **pesticides** dérivés de l'acide carbamique, utilisés comme **insecticides, fongicides et herbicides**. Comme les organophosphorés, ils **inhibent l'acétylcholinestérase**, mais de manière **réversible**, ce qui limite généralement la durée de leur toxicité.

📌 Physiopathologie

Les carbamates, bien qu'agissant par un mécanisme similaire, ont une **liaison réversible à l'AChE**, ce qui leur confère une toxicité généralement **moins prolongée**. La récupération spontanée est possible si l'exposition cesse rapidement.

📌 Professions et secteurs à risque

Secteur d'activité	**Sources d'exposition aux carbamates**
Agriculture	Pulvérisation d'insecticides sur les cultures
Sylviculture	Traitement des forêts et semences
Espaces verts	Entretien avec produits phytosanitaires
Industrie chimique	Production, formulation de produits à base de carbamates

📌 Effets toxiques sur la santé

Type d'effet	**Manifestations cliniques**
Aigu	Maux de tête, vertiges, myosis, hypersalivation, nausées, bradycardie
Chronique	Céphalées persistantes, fatigue, troubles cognitifs, syndrome asthénique
Neurologique	Perturbation transitoire de la conduction nerveuse

📌 **Surveillance médicale**

- Surveillance clinique régulière en cas d'exposition prolongée.
- Dosage de l'activité **acétylcholinestérase (AChE)** si suspicion d'intoxication.
- Suivi renforcé pour les travailleurs exposés de façon répétée.

📌 **Surveillance médicale** :

- Examen médical d'embauche et visites périodiques si exposition fréquente.
- **Dosages biologiques recommandés** (INRS & INSPQ) :
    - **Pseudocholinestérase (plasmique)** : utile pour suivi chronique.
    - **Acétylcholinestérase érythrocytaire** : baisse > 20–30 % → évaluation du poste.

📌 **Fréquence des examens** :

- En cas d'exposition répétée : cholinestérases tous les 6 mois.
- Dosage de référence à l'embauche indispensable.

📌 **Antidote** :

- **Atropine** = antidote principal : corrige les effets muscariniques (bradycardie, sécrétions).
- **Oximes (type pralidoxime)** inutiles : inhibition cholinestérasique réversible.

📌 **Prévention** :

- Port d'EPI (masque, gants, vêtements couvrants).
- Éviter les zones mal ventilées.
- Formation à la lecture des FDS et à la manipulation sécurisée.
- Traçabilité de l'exposition via la fiche individuelle d'exposition.

📌 **Cas particuliers** :

- Femmes enceintes : éviter les postes à risque (principe de précaution).
- Enfants : exposition passive possible par contact avec animaux ou sols traités.

📌 **Réglementation**

- Encadrement dans le **Code rural et de la pêche maritime**.
- Fiches de Données de Sécurité (FDS) obligatoires.
- Classification selon la **directive européenne sur les substances dangereuses**.

📌 **Conclusion** L'exposition professionnelle aux **carbamates** peut entraîner des effets neurotoxiques modérés mais significatifs, en particulier en cas d'exposition répétée.

Saviez-vous que… Malgré leur interdiction en usage agricole depuis les années 2000, certains **carbamates** continuent de circuler dans des produits importés ou des colliers antipuces pour animaux. En 2015, une équipe hospitalière française a rapporté une série de cas d'**intoxication familiale** par inhalation de vapeurs d'un insecticide domestique, utilisé dans un appartement mal ventilé.

Les victimes, dont deux enfants, ont présenté des **nausées, céphalées, salivation et faiblesse musculaire**, symptômes caractéristiques du syndrome cholinergique. Le diagnostic a été confirmé par un effondrement des cholinestérases plasmatiques.

Heureusement, l'évolution a été favorable grâce à une prise en charge rapide par **atropine**. Ce cas rappelle que **les intoxications domestiques par les carbamates n'ont pas disparu**, et que leur surveillance reste d'actualité malgré leur interdiction réglementaire.

Selon l'étude Esteban (2014–2016), les **carbamates ont encore été détectés dans les urines de la population générale**, notamment chez les enfants. Cela soulève la question de la **persistence environnementale** et des **sources secondaires d'exposition** encore méconnues.

3.1.2 Risques biologiques

📌 **Définition**

Les risques biologiques désignent les dangers liés à l'exposition à des **agents biologiques pathogènes** : virus, bactéries, parasites, champignons ou toxines produits par ces micro-organismes. Ces agents peuvent provoquer des **infections, des allergies ou des intoxications**.

📌 **Classification des agents biologiques**

Selon la directive européenne 2000/54/CE et le Code du Travail (article R.4421-3), les agents biologiques sont classés en **4 groupes** selon leur niveau de dangerosité :

Groupe	Définition	Exemple
Groupe 1	Agent peu susceptible de provoquer une maladie chez l'homme	Lactobacillus
Groupe 2	Peut provoquer une maladie chez l'homme, risque limité pour les travailleurs, prévention possible	Staphylococcus aureus, Salmonella
Groupe 3	Peut causer une maladie grave, risque sérieux pour les travailleurs, prévention efficace disponible	Mycobacterium tuberculosis, VIH
Groupe 4	Provoque des maladies graves, souvent mortelles, sans traitement ou prévention efficace	Virus Ebola, Virus de la variole

📌 **Secteurs professionnels à risque**

Secteur	Exemples d'exposition
Santé (hôpitaux, laboratoires)	VIH, hépatites B/C, tuberculose
Industrie agroalimentaire	Listeria, Salmonella
Agriculture / élevage	Brucellose, leptospirose
Éducation / crèches	Infections virales infantiles
Traitement des déchets / assainissement	Leptospirose, gastro-entérites virales

Services funéraires	Risques d'exposition à des pathogènes infectieux

📌 **Voies de transmission**

- **Voie respiratoire** (ex. : tuberculose)
- **Voie cutanée ou muqueuse** (ex. : herpès, mycose)
- **Voie sanguine** (ex. : hépatites, VIH)
- **Voie digestive** (ex. : salmonellose)

📌 **Effets sur la santé**

- Infections aiguës ou chroniques
- Maladies professionnelles infectieuses (hépatite B, tuberculose…)
- Réactions allergiques (aspergillose, dermatite)
- Effets toxiques liés aux toxines microbiennes

📌 **Reconnaissance en maladie professionnelle**

📚 **Tableaux du Régime Général** :

- Tableau 45 : Infections virales (VIH, VHB, VHC)
- Tableau 46 : Infections bactériennes (tuberculose)
- Tableau 76 : Affections causées par les moisissures

📌 **Surveillance médicale**

- Évaluation du risque dans le **Document Unique d'Évaluation des Risques Professionnels (DUERP)**
- **Vaccination obligatoire ou recommandée** (hépatite B, grippe…)
- Suivi renforcé en cas d'exposition avérée ou potentielle
- Fiche d'exposition conservée pendant 10 ans

📌 **Vaccinations obligatoires pour certains professionnels (selon le Code de la Santé Publique et le calendrier vaccinal 2024)** :

La vaccination est un outil essentiel de prévention contre certains agents biologiques à haut risque. En milieu professionnel, certaines vaccinations sont **obligatoires** ou **fortement recommandées**, notamment pour les travailleurs exposés à des agents infectieux (soignants, personnels de laboratoires, etc.).

Vaccin	Obligation	Public concerné
Hépatite B	Obligatoire	Professionnels de santé, soins à la personne, manipulations de sang ou liquides biologiques
Diphtérie - Tétanos - Poliomyélite (DTP)	Obligatoire	Tous les professionnels de santé
COVID-19	Recommandée (non obligatoire depuis 2023)	Professionnels de santé en contact avec personnes à risque
Grippe saisonnière	Recommandée chaque année	Soignants, établissements de soins, EHPAD
Coqueluche	Recommandée	Personnels en contact avec les nourrissons
Varicelle	Recommandée si non immunisé	Soignants en contact avec femmes enceintes ou enfants
ROR (Rougeole-Oreillons-Rubéole)	Recommandée	Personnels non immunisés, en maternité ou pédiatrie
Tuberculose (BCG)	Recommandée si risque élevé	Professionnels exposés en zones à haut risque

Exemple : Voici un cadre juridique applicable :

1. Le vaccin contre la leptospirose n'est pas inscrit dans la liste des vaccins obligatoires prévue par le Code de la santé publique ou le Code du travail (articles R.4426-1 à R.4426-6 pour les risques biologiques).

2. Toutefois, l'employeur a l'obligation de protéger la santé de ses salariés (article L.4121-1 du Code du travail), ce qui inclut :

- L'évaluation des risques (Document Unique)
- La mise en œuvre des mesures de prévention adaptées
- Et si nécessaire, la **proposition de la vaccination** après avis du médecin du travail.

Bon à savoir !

- Le vaccin n'est **pas pris en charge par la Sécurité sociale**, mais peut l'être **par l'employeur ou via certaines mutuelles d'entreprise**.

Schéma vaccinal :

- **Dose 1** : jour 0
- **Dose 2** : à J+15
- **Rappel** : 4 à 6 mois après la 1ère injection
- **Rappels ultérieurs** : tous les 2 ans si exposition persistante

Cas spécifique des ripeurs (agents de collecte des ordures) :

Ces salariés **peuvent être exposés à des ordures contaminées par de l'urine de rongeurs**, en particulier en zones urbaines ou en période chaude/humide. Le risque de leptospirose existe, surtout s'ils manipulent des sacs déchirés, des liquides souillés ou travaillent dans des environnements infestés.

Donc :

- La vaccination n'est pas **légalement obligatoire**
- **Mais elle peut être rendue nécessaire par le médecin du travail** dans une démarche de prévention individualisée, en lien avec l'analyse du poste

En résumé :

- **Obligation légale : non**
- **Responsabilité de prévention de l'employeur : oui**
- **Décision vaccinale : au cas par cas, selon l'avis du médecin du travail**

📌 **Suivi et vérification**

- Le médecin du travail vérifie **l'état vaccinal lors de la visite d'embauche** et des suivis périodiques.
- Un **carnet de vaccination ou une sérologie** peut être exigé selon les risques.
- L'absence de vaccination obligatoire peut constituer une **inaptitude temporaire** à certains postes.

📌 **Prévention**

✅ **Prévention collective**

- Procédures d'hygiène strictes
- Confinement des agents biologiques (laboratoires)
- Formation du personnel

✅ **Prévention individuelle**

- Port de gants, masques, lunettes, surblouses
- Lavage rigoureux des mains
- Vaccination adaptée au poste

Fiche 10 : Hépatite B et risques professionnels

Définition

L'**hépatite B** est une infection **virale** grave du foie causé par le **virus de l'hépatite B (VHB)**. Elle se transmet principalement **par voie sanguine ou sexuelle**. Le virus peut entraîner une **infection aiguë** ou évoluer vers une **hépatite chronique**, avec un risque de **cirrhose** ou de **cancer hépatique**.

📌 Transmission en milieu professionnel

La transmission professionnelle du VHB concerne principalement les personnes exposées à du **sang ou des liquides biologiques** contenant le virus.

◆ Professions à risque :

Secteur	Exemples d'exposition
Santé / hôpital	Soins invasifs, injections, chirurgie
Laboratoires	Manipulation d'échantillons biologiques
Médico-social / EHPAD	Soins d'hygiène, soins infirmiers
Services d'urgence	Réanimation, soins sur accidentés
Nettoyage / blanchisserie hospitalière	Linge souillé, piqûres accidentelles

📌 Accidents exposant au sang (AES)

Un **AES** est un accident par lequel un professionnel est en contact avec du sang ou un liquide biologique à travers :

- Une **piqûre** (aiguille, scalpel…)

- Une **coupure**
- Une **projection** sur une muqueuse ou peau lésée

☞ Ces accidents doivent être **déclarés immédiatement**, avec une **prise en charge urgente** (sérologie, prophylaxie, vaccination…).

📌 **Prise en charge d'un AES (Accident Exposant au Sang)**

Un AES est une urgence médicale. La prise en charge doit être **immédiate** pour limiter le risque de contamination (notamment par le **VHB, le VHC ou le VIH**).

Conduite à tenir immédiate :

1. **Laver la plaie** à l'eau et au savon, puis désinfecter avec un antiseptique (Dakin, Bétadine…)
2. En cas de **projection oculaire** : rincer abondamment au sérum physiologique
3. Informer immédiatement le supérieur hiérarchique et consulter sans délai le **service de santé au travail ou les urgences**

Évaluation du risque biologique :

- Identifier la **source** (statut VIH, VHB, VHC si connu)
- Évaluer le statut vaccinal de la personne exposée (anti-HBs pour VHB)
- Déterminer le type de contact (profond, muqueux, peau lésée…)

💉 **Traitement prophylactique :**

Agent	Prophylaxie post-exposition (PPE)
Hépatite B	Immunoglobulines + vaccination en cas de statut inconnu ou non répondeur
Hépatite C	Pas de prophylaxie : suivi sérologique à 1, 3 et 6 mois
VIH	Traitement antirétroviral urgent < 4 heures (durée 28 jours) selon le protocole GERES

📊 **Suivi sérologique après AES :**

Moment	Examens à réaliser
Immédiat	Sérologies VIH, VHB, VHC (victime + source si possible)
1 mois	VIH, VHC si exposition significative
3 mois	VIH, VHC
6 mois (si nécessaire)	Suivi final VIH, VHC (selon protocole)

📌 **Déclaration à l'employeur et assurance**

- Rédaction d'un **rapport d'AES**
- **Déclaration en accident du travail** par l'employeur
- Suivi médical assuré par le **médecin du travail**

📌 **Prévention**

✅ **Vaccination**

- **Obligatoire** pour tout professionnel de santé
- Contrôle de la **séroconversion** (anti-HBs ≥ 100 UI/L)
- En l'absence de réponse vaccinale : mesures spécifiques et surveillance renforcée.

1. Vérifier le schéma vaccinal et l'immunité :

- Assurez-vous que les **3 doses** ont bien été administrées **selon un schéma valide** (0, 1, 6 mois ou équivalent).
- Un taux **d'anticorps anti-HBs < 10 UI/L** est considéré comme **non protecteur**.
- Dans son cas, **<2 UI/L** indique une **absence de réponse vaccinale**.

2. Conduite à tenir en cas de non-réponse à la 1re série vaccinale

=> Recommander une seconde série vaccinale de 3 doses.

Cela signifie qu'on administre à nouveau **3 doses** de vaccin contre l'hépatite B, puis on contrôle le taux d'anticorps **1 à 2 mois après la 3e dose**.

3. Si absence de réponse après 2 séries vaccinales (non-répondeur) :

- Si le salarié ne développe **toujours pas d'anticorps (>10 UI/L)** après 6 doses :
    - Il est considéré comme **non-répondeur**.
    - Il **n'est pas protégé** contre le VHB.
    - Il **ne peut pas être écarté pour inaptitude**, mais une **information et une protection renforcées** sont nécessaires.

4. Mesures de prévention à renforcer :

- Port systématique de **gants et lunettes de protection**.
- Rappel des **gestes de prévention des AES (accidents d'exposition au sang)**.
- Accès rapide à une **prise en charge post-exposition** (sérologie, immunoglobulines, etc.).
- Éventuellement, déclaration en médecine du travail avec **traçabilité dans le dossier**.

5. En cas d'AES :

- Si le salarié est non-répondeur, en cas d'exposition à un patient VHB positif :
    - Il faudra lui administrer **des immunoglobulines spécifiques anti-VHB** dans les **72 heures**.

📌 Reconnaissance en maladie professionnelle

L'hépatite B est inscrite dans le **Tableau n°45 du Régime Général** :

Tableau	Maladie	Délai de prise en charge	Travaux concernés
RG 45	Hépatite B (aiguë ou chronique)	1 an	Manipulation d'aiguilles, exposition à du sang ou liquides biologiques

📌 Conclusion

L'hépatite B est une infection **hautement transmissible** par voie sanguine, dont la **prévention repose essentiellement sur la vaccination** et la **gestion rigoureuse des AES**. Les professionnels de santé doivent bénéficier d'une **protection maximale** pour éviter cette maladie potentiellement grave.

Saviez-vous que…

En 1991, un **jeune médecin urgentiste parisien** est décédé d'une **hépatite fulminante**, après une **piqûre accidentelle** par une aiguille souillée lors d'un soin en salle de déchocage. Il n'était **ni vacciné**, ni informé de l'obligation vaccinale à son poste. Ce drame, médiatisé à l'époque, a contribué à faire de la **vaccination anti-VHB une obligation légale** pour les soignants en France.

Mais ce n'est pas un cas isolé. Selon Santé Publique France, **environ 500 contaminations professionnelles par le VHB** ont été recensées entre 2000 et 2015. La majorité d'entre elles auraient pu être **évitées par la vaccination** et des mesures de protection adaptées.

Aujourd'hui encore, le **VHB reste l'infection virale professionnelle la plus redoutée**, avec un risque de transmission **100 fois supérieur à celui du VIH** lors d'un accident d'exposition au sang (AES).

3.1.3 Risques physiques

📌 **Définition**

Les risques physiques regroupent l'ensemble des dangers d'origine **non chimique ni biologique**, pouvant impacter la santé des travailleurs. Ils sont liés à des agents comme le **bruit**, les **vibrations**, les **rayonnements**, les **températures extrêmes**, ou encore la **pression atmosphérique**.

📌 **Exemples de risques physiques courants**

Type de risque	Exemples de sources	Effets sur la santé
Bruit	Machines industrielles, chantiers, ateliers mécaniques	Surdité professionnelle, acouphènes, fatigue, stress
Vibrations	Outils portatifs, engins de chantier, machines vibrantes	Troubles musculosquelettiques, syndrome du canal carpien, pathologies vasculaires
Rayonnements ionisants	Radiologie, médecine nucléaire, énergie	Risques cancérogènes, atteintes génétiques
Rayonnements non ionisants	Ondes électromagnétiques, lasers, UV, IR	Brûlures, cataractes, effets neurologiques
Températures extrêmes	Travail en extérieur, chambre froide, fonderie	Hypothermie, gelures, coup de chaleur, déshydratation
Surpression / dépression	Plongée sous-marine, aviation	Barotraumatismes, maladie de décompression

📌 **Secteurs professionnels à risque**

- Industrie métallurgique et du BTP
- Métiers de la santé (radiologues, manipulateurs radio)
- Agroalimentaire (travail au froid)
- Métiers exposés au bruit (musique, aviation, industrie)
- Métiers extérieurs (agriculture, bâtiment)

📌 **Cadre réglementaire**

- **Code du Travail** :
  - Articles R.4431-1 à R.4437-4 : prévention du bruit.
  - Articles R.4451-1 et suivants : rayonnements ionisants.
  - Articles R.4534-1 à R.4534-143 : mesures pour les équipements vibrants.
- **Valeurs limites d'exposition** (VLE) spécifiques à chaque type de risque :
  - Bruit : 87 dB(A) avec protection auditive.
  - Vibrations main-bras : 5 m/s² sur 8h.
  - Vibrations corps entier : 1,15 m/s² sur 8h.
  - Rayonnements : limites réglementées par l'ASN.

📌 **Surveillance médicale**

- **Visite médicale renforcée** pour les travailleurs exposés.
- **Audiométrie** périodique pour les expositions au bruit.
- **Examen clinique et tests neurologiques** pour les vibrations.
- **Suivi dosimétrique** pour les rayonnements ionisants (badge de radioprotection).
- **Contrôle de la température corporelle** pour travail en environnement extrême.

📌 **Prévention**

✅ **Mesures collectives** :

- Isolation des sources de bruit ou vibration.
- Systèmes de refroidissement ou chauffage adaptés.
- Écrans de protection contre les rayonnements.
- Affichage des zones dangereuses.

✓ **Mesures individuelles** :

- Casques anti-bruit, bouchons d'oreilles.
- Gants antivibrations, sièges amortisseurs.
- Vêtements thermiques adaptés.
- Port de dosimètre pour les rayonnements.

📌 **Reconnaissance en maladie professionnelle**

Tableau	Maladie	Risque concerné
Tableau 42	Surdité professionnelle	Bruit
Tableau 69	Troubles vasculaires du membre supérieur	Vibrations main-bras
Tableau 6	Affections dues aux rayonnements ionisants	Rayonnements

📌 **Conclusion**

Les risques physiques sont souvent **invisibles mais omniprésents**. Ils nécessitent une **évaluation rigoureuse**, une **surveillance médicale régulière** et une **prévention technique efficace**. La médecine du travail joue un rôle clé dans la détection précoce des effets et dans l'aménagement des postes de travail pour préserver la santé des salariés.

🎧 Fiche 11 : Exposition au bruit en milieu professionnel

📌 Définition

Le **bruit professionnel** est défini comme tout son indésirable ou nuisible, perçu dans l'environnement de travail, pouvant causer une gêne, une fatigue, voire des lésions auditives. Le bruit devient un **risque professionnel** lorsqu'il dépasse certains seuils d'exposition.

📌 Secteurs et professions à risque

Secteur	Sources de bruit
BTP	Marteaux-piqueurs, engins de chantier
Industrie	Machines-outils, presses, compresseurs
Transport	Aéroports, ferroviaire, entrepôts logistiques
Agriculture	Tracteurs, moissonneuses, équipements motorisés
Spectacle/Événementiel	Concerts, sonorisation

📌 Effets du bruit sur la santé

Effet	Conséquences
Auditive	Surdité, acouphènes, hypoacousie
Extra-auditive	Stress, fatigue, troubles du sommeil, hypertension, troubles digestifs

📌 Seuils réglementaires (Code du travail – Articles R4431-1 à R4437-4)

Seuil	Valeur d'exposition	Conséquence réglementaire
Seuil d'action bas	80 dB(A) / 8h	Information + mise à disposition de protections
Seuil d'action haut	85 dB(A) / 8h ou 137 dB(C)	Évaluation du risque, port obligatoire d'EPI, surveillance médicale
Valeur limite d'exposition	87 dB(A) avec EPI	Ne doit jamais être dépassée

📌 **Surveillance médicale**

- Suivi individuel renforcé (SIR) si exposition ≥ 85 dB(A)
- Audiogramme de référence à l'embauche
- Audiogramme de contrôle tous les 2 ans ou plus selon l'exposition
- Détection précoce des troubles auditifs

📌 **Prévention et mesures de protection**

✅ **Mesures collectives :**

- Enceintes insonorisées
- Matériaux absorbants
- Entretien des machines

✅ **Mesures individuelles :**

- Bouchons d'oreilles
- Casques anti-bruit
- Formation à l'utilisation des EPI

🎧 **Réduction du bruit par les protections auditives**

Les bouchons d'oreilles et les casques anti-bruit ne suppriment pas totalement le bruit, mais réduisent efficacement **le niveau sonore perçu** par le travailleur.

📉 **Capacité de réduction (en dB) des EPI auditifs** :

Type de protection	Réduction moyenne du bruit	Commentaire
Bouchons en mousse	20 à 30 dB	Usage unique, bonne efficacité si bien insérés
Bouchons préformés	10 à 20 dB	Réutilisables, confort variable

Casques anti-bruit	20 à 30 dB	Bonne atténuation, adaptés aux bruits impulsifs
Double protection (bouchons + casque)	Jusqu'à 35 dB	Recommandée si > 105 dB(A)

💡 L'efficacité réelle dépend de :

- La **qualité de pose** (bouchons mal insérés = atténuation nulle),
- L'**état de l'EPI** (bouchons sales, casque endommagé),
- Le **type de bruit** (fréquences basses plus difficiles à atténuer).

📰 À retenir :

- Le **niveau sonore résiduel** (après port de protection) ne doit **jamais dépasser 87 dB(A)**.
- Au-delà de **105 dB(A)**, une **double protection** (bouchons + casque) est recommandée.
- L'**information et la formation** des salariés sont essentielles pour garantir une bonne utilisation des protections auditives.

📌 **Reconnaissance en maladie professionnelle**

- **Tableau n°42 du RG** : Surdité provoquée par les bruits lésionnels d'intensité ≥ 85 dB(A).
- Conditions : exposition ≥ 1 an dans un emploi listé.

📌 **Conclusion**

Le bruit en milieu professionnel est un **facteur de risque sous-estimé**, aux effets irréversibles sur l'audition. La **prévention technique**, la **formation des travailleurs**, le **suivi médical régulier** et l'utilisation correcte des **EPI** permettent de réduire ce risque.

📌 Surdité professionnelle

◆ **Définition**

La **surdité professionnelle** est une perte auditive **progressive ou brutale** résultant d'une exposition prolongée ou intense à des **bruits professionnels**. Elle concerne en particulier les fréquences aiguës (notamment autour de **4000 Hz**, fréquemment touchée dans les atteintes précoces).

La surdité professionnelle est **reconnue comme maladie professionnelle** lorsqu'elle remplit les conditions du **Tableau n°42 du régime général**.

◆ **Conditions de reconnaissance (Tableau n°42 RG)**

- Exposition à un bruit ≥ 85 dB(A) pendant **au moins un an** dans un emploi listé (BTP, métallurgie, imprimerie, etc.).
- Déficit auditif permanent **d'au moins 35 dB** sur certaines fréquences (500, 1000, 2000, 4000 Hz).
- Confirmation du diagnostic par **examen audiométrique tonal**.
- Déclaration par le médecin du travail ou traitant + dossier auprès de la CPAM.

◆ **Interprétation d'un audiogramme**

L'**audiogramme** est une représentation graphique de la capacité auditive d'une personne. Il indique la **perception des sons** à différentes **fréquences** (en Hz) et intensités (en dB).

Élément analysé	**Signification**
Axe horizontal	Fréquences (de 125 Hz à 8000 Hz)
Axe vertical	Intensité du son perçue (en dB)
Symbole rouge	Oreille droite
Symbole bleu	Oreille gauche

Courbe descendante en cloche autour de 4000 Hz	Signe typique de surdité d'origine professionnelle

☞ Une **courbe anormale dès 3000 ou 4000 Hz** peut être le **premier signe d'atteinte cochléaire liée au bruit**.

❢ Une perte bilatérale, symétrique, prédominant entre 3000 et 6000 Hz, est **caractéristique d'une surdité d'origine professionnelle**.

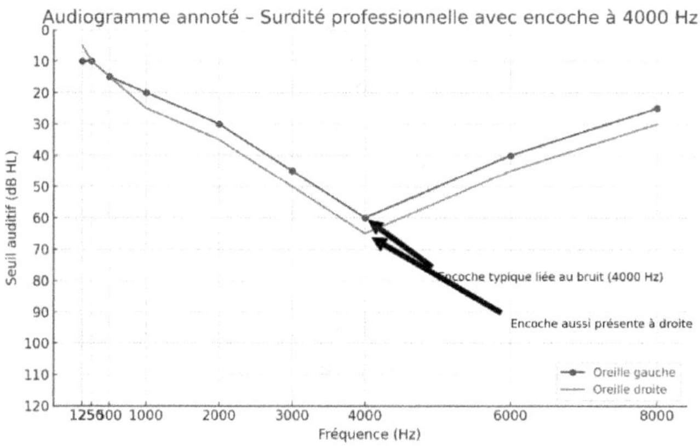

📊 Types d'audiogrammes utilisés en surveillance professionnelle :

Type d'audiogramme	Description	Utilité en santé au travail
Tonale liminaire	Mesure les seuils d'audition en dB pour différentes fréquences (125 Hz à 8000 Hz)	Dépiste les surdités précoces (notamment aux **4000 Hz**) typiques du bruit
Vocale	Évalue la compréhension de mots dans le silence	Complète le bilan si suspicion de gêne sociale
Comparatif (audiométrie professionnelle)	Comparaison avec audiogrammes antérieurs ou normes de l'âge (ISO 1999)	Permet de détecter une dégradation liée au travail

◆ **Cas pratique**

- Un salarié présente une baisse de l'audition à **4000 Hz** bilatérale, après 10 ans dans une imprimerie.
- Audiogramme avec une perte ≥ 35 dB aux fréquences 1000, 2000, 3000, 4000 Hz.
- Ce cas remplit les conditions du **tableau 42** → reconnaissance possible en **maladie professionnelle**.

◆ **Démarches**

- **Consultation médicale** : bilan auditif prescrit.
- **Déclaration** auprès de la CPAM dans les 15 jours.
- Si reconnu : indemnisation, adaptation du poste, suivi renforcé.

📌 **À noter** : l'**employeur ne peut pas consulter directement les audiogrammes** du salarié (secret médical) mais il est informé de l'aptitude ou inaptitude via le médecin du travail.

Saviez-vous que…

L'une des toutes premières maladies professionnelles reconnues en France… fut une surdité liée au **bruit des ateliers de forge** au début du XXe siècle. Les ouvriers surnommaient cette atteinte « l'oreille du marteau », tant elle était fréquente chez ceux exposés aux chocs métalliques répétés.

Mais aujourd'hui encore, malgré les protections disponibles, la surdité professionnelle reste **fréquente** en France (derrière les TMS), avec **plus de 1 000 cas reconnus chaque année**.

Et pourtant, elle **se développe en silence** : pas de douleur, pas d'alerte visible… jusqu'au jour où le salarié se rend compte qu'il ne comprend plus bien une conversation dans le bruit ou qu'il n'entend plus la voix de ses enfants.

Encore plus frappant : une **surdité peut s'aggraver même après arrêt de l'exposition**, si elle n'a pas été dépistée à temps. D'où l'importance cruciale des **audiogrammes réguliers**, de la **formation à l'usage des protections auditives**, et du **suivi post-professionnel** en cas d'exposition prolongée.

Fiche 12 : Vibrations en milieu professionnel

Définition

Les **vibrations mécaniques** sont des oscillations transmises au corps humain par l'intermédiaire d'outils ou d'engins. On distingue deux types de vibrations :

- **Vibrations main-bras (VMB)** : transmises par des outils vibrants (perforateurs, meuleuses, visseuses).
- **Vibrations corps entier (VCE)** : transmises par des sièges ou plateformes (engins de chantier, tracteurs, chariots élévateurs).

Secteurs et professions à risque

Type de vibrations	Exemples d'exposition	Professions concernées
Main-bras	Outils pneumatiques, meuleuses, burineurs	BTP, métallurgie, maintenance
Corps entier	Tracteurs, engins de chantier, chariots	Conducteurs, chauffeurs, machinistes

Effets sur la santé

◆ Vibrations main-bras :

Système atteint	Conséquences
Vasculaire	Syndrome de Raynaud (doigts blancs)
Neurologique	Fourmillements, paresthésies, perte de dextérité
Ostéo-articulaire	Arthroses, tendinopathies, syndrome du canal carpien

◆ **Vibrations corps entier :**

Système atteint	Conséquences
Lombaire	Lombalgies chroniques, hernies discales
Neurologique	Troubles de l'équilibre, fatigue
Viscéral	Troubles digestifs, vibrations internes prolongées

📌 **Réglementation (Code du Travail – Articles R.4441-1 à R.4447-1)**

Type	Valeur limite d'exposition (VLEP)	Valeur d'exposition journalière (A(8))
Main-bras	5 m/s²	Seuil d'action : 2,5 m/s²
Corps entier	1,15 m/s²	Seuil d'action : 0,5 m/s²

⚠️Le dépassement du seuil d'action nécessite une **évaluation du risque**, une **information des travailleurs** et la mise en place de **mesures de prévention**.

📌 **Surveillance médicale**

- Surveillance individuelle renforcée pour les salariés exposés.
- Examen clinique à l'embauche, puis suivi périodique.
- Recherche de signes précoces : troubles vasculaires (test du doigt blanc), sensibilité tactile, douleurs musculosquelettiques.
- Orientation vers un spécialiste si besoin.

📌 **Reconnaissance en maladie professionnelle**

Tableau	Affection reconnue	Conditions
RG n°69	Troubles vasculaires, ostéoarticulaires	Exposition ≥ 1 an, atteinte bilatérale
RG n°98	Lombalgies liées aux VCE	Exposition prolongée, conditions posturales aggravantes

📌 **Prévention et mesures de protection**

✅ **Collectives** :

- Choix d'**outils et engins moins vibrants**
- **Entretien régulier** du matériel
- **Suspensions des sièges**, plateformes amortissantes

✅ **Individuelles** :

- Gants antivibratoires (efficacité limitée)
- Alternance des tâches
- **Formation** à l'utilisation correcte des outils

📌 **Conclusion**

L'exposition aux vibrations est un **facteur de risque musculosquelettique majeur**, souvent **sous-estimé**. Elle peut entraîner des incapacités importantes. Une **prévention technique**, un **suivi médical régulier** et la **sensibilisation des travailleurs** sont indispensables pour limiter les effets à long terme.

Saviez-vous que…

Un ouvrier du BTP peut cumuler, en une seule semaine, **plus de 20 000 impulsions vibratoires** dans ses mains... simplement en utilisant une meuleuse ou un marteau-piqueur. Ce type d'exposition intense, répété jour après jour, est à l'origine du tristement célèbre **syndrome des doigts blancs**, une pathologie **vasculaire et neurologique irréversible**.

Mais les vibrations n'affectent pas que les mains ! Les chauffeurs de poids lourds, de pelleteuses ou de tracteurs peuvent développer, avec les années, de véritables **pathologies de la colonne vertébrale** dues aux **vibrations transmises par le siège**.

Encore aujourd'hui, peu de salariés savent que ces troubles sont **reconnus au tableau n°69 des maladies professionnelles**, ce qui ouvre droit à une prise en charge et à des aménagements du poste.

Et pourtant… **porter des gants anti-vibrations, aménager les sièges ou limiter la durée d'exposition** sont autant de gestes simples qui pourraient éviter des années de douleurs et d'incapacité.

✅ Fiche 13 : Troubles Musculosquelettiques (TMS)

Les **TMS** regroupent un ensemble d'affections touchant les **muscles, tendons, nerfs et articulations**, principalement des **membres supérieurs**, mais aussi du dos et des genoux. Ils représentent la **1ère cause de maladie professionnelle en France** (plus de 85 % des cas reconnus).

📌 Facteurs de risque professionnels

Catégorie	Exemples
Gestes répétitifs	Travail à la chaîne, caissiers, industrie
Postures contraignantes	Travail en hauteur, agenouillé, bras levés
Efforts excessifs	Port de charges lourdes
Vibrations	Travaux avec outils mécaniques
Stress et contraintes organisationnelles	Charge mentale, cadence, manque d'autonomie

📌 Localisations fréquentes des TMS

Zone atteinte	Pathologie associée
Épaule	Tendinite de la coiffe des rotateurs
Coude	Épicondylite (tennis elbow)
Poignet	Syndrome du canal carpien
Dos	Lombalgie, dorsalgie
Genou	Bursite, syndrome fémoro-patellaire

📌 **Reconnaissance en maladie professionnelle**

Tableau	Affections	Exemples
RG n°57	Affections périarticulaires	Tendinopathies, canal carpien
RG n°98	TMS lombaires liés à la manutention	Hernies discales lombaires avec radiculalgie

Étapes de l'évaluation clinique d'un TMS en consultation (exemple) :

1. Entretien clinique

- Identifier la **région anatomique douloureuse** (épaule, coude, poignet…).
- Rechercher les **symptômes typiques** : douleur, paresthésie, raideur, perte de force.
- Déterminer la **durée et la fréquence** :
    - Symptômes présents **actuellement ou ≥ 4 jours sur les 7 derniers jours,**
    - Ou **≥ 4 jours sur au moins une semaine dans les 12 derniers mois.**

2. Classification selon la sévérité SALTSA

- **Latent** : plainte sans critère temporel.
- **Symptomatique** : plainte + critère temporel, sans signe clinique.
- **Avéré** : plainte + critère temporel + **signe clinique objectif**.

TMS MS

Test clinique	**Organe / Région cible**	**Utilité / Résultat attendu**
Test de Phalen	Canal carpien (poignet)	Reproduit des paresthésies dans le territoire médian après flexion prolongée du poignet
Signe de Tinel	Canal carpien (poignet)	Sensation de décharge électrique à la percussion du nerf médian au poignet
Test de Finkelstein	Tendinite de De Quervain (poignet)	Douleur vive au bord radial du poignet à l'inclinaison ulnaire passive
Test de Jobe	Coiffe des rotateurs (épaule)	Détecte une atteinte du supra-épineux par élévation bras en abduction contrariée
Test de Hawkins	Conflit sous-acromial (épaule)	Reproduction de douleur à la rotation passive du bras en flexion
Test de Yergason	Tendon du biceps (épaule)	Douleur à la supination contrariée = tendinopathie du long biceps
Test de Cozen	Épicondylite latérale (coude)	Douleur à l'extension du poignet contre résistance (coudé fléchi)

Test de Mill	Épicondylite latérale (coude)	Douleur à l'extension passive du poignet avec coude tendu
Test de Speed	Tendinite bicipitale (épaule)	Douleur à la flexion contrariée de l'épaule bras tendu (tendon bicipital)

TMS MI

Test clinique	Organe / Région cible	Utilité / Résultat attendu
Test de Lasègue	Racines lombaires / sciatique	Douleur irradiant dans le membre inférieur = signe d'irritation radiculaire (L5-S1)
Test de Patrick (FABER)	Articulation sacro-iliaque / hanche	Douleur à l'aine ou sacro-iliaque = pathologie articulaire ou musculaire
Test de Trendelenburg	Stabilisation pelvienne (moyen fessier)	Affaissement du bassin côté opposé = insuffisance du moyen fessier
Test de Thomas	Fléchisseurs de hanche / psoas	Reproduction de douleur à l'extension passive de la hanche = rétraction du psoas
Test de compression sacro-iliaque	Sacro-iliaque	Douleur localisée sacro-iliaque à la pression = souffrance articulaire
Test de Noble	TFL / bandelette ilio-tibiale	Douleur latérale au genou à 30° de flexion = syndrome de friction de la bandelette
Test de McMurray	Ménisques (genou)	Clic/douleur en rotation du genou = lésion méniscale

Test de Lachman	Ligament croisé antérieur (genou)	Déplacement tibial antérieur excessif = rupture partielle ou totale du LCA
Test de Thessaly	Ménisques (genou)	Douleur ou blocage méniscal lors de flexion/rotation debout

3. Examen clinique ciblé (tests standardisés)

- Réaliser les **manœuvres cliniques validées** en fonction de la localisation :
  - **Test de Finkelstein** pour De Quervain,
  - **Tests de Phalen, Tinel** pour canal carpien,
  - **Arc douloureux, rotation contrariée** pour coiffe des rotateurs…
- Utiliser la **comparaison droite/gauche**.
- Valider les tests **positifs** = douleur reproduite ou déficit moteur.

4. Lien avec le travail

- Évaluer l'imputabilité à l'exposition professionnelle (questionnaire + poste).
- Identifier les gestes répétitifs, les efforts, les postures, les vibrations, etc.

Outils à utiliser :

- **Cahier clinique SALTSA** : permet un repérage structuré avec des arbres décisionnels.
- **Fiches synthétiques INRS par trouble**.
- **Courbe d'évolution** ou schéma de douleurs.
- **Classification CIM-11** pour codage en fiche médicale.

📌 **Prévention des TMS**

✅ **Actions collectives** :

- Ergonomie du poste de travail
- Réduction des gestes répétitifs / automatisation
- Organisation du travail : pauses, alternance des tâches

✅ **Actions individuelles** :

- Formation aux gestes et postures
- Échauffements musculaires
- Utilisation d'aides techniques (exosquelettes, lève-charges…)

✅ **C'est quoi l'ergonomie ?**

L'ergonomie est la science qui vise à **adapter le travail à l'Homme**, et non l'inverse.
Elle prend en compte les **capacités physiques, mentales et organisationnelles** des travailleurs pour :

- prévenir la fatigue, les douleurs ou les blessures,
- améliorer le confort, la sécurité et la performance,
- concevoir des **postes de travail, outils ou rythmes adaptés**.

En prévention des TMS, l'ergonomie permet par exemple :

- de **réduire les gestes répétitifs**,
- d'**ajuster la hauteur des plans de travail**,
- de **limiter les efforts excessifs** ou les postures contraignantes,
- d'**adapter les cadences et les pauses**.

📌 **Rôle du médecin du travail**

- **Évaluation de la pénibilité** dans le DUERP
- Suivi renforcé pour les travailleurs à risque
- Propositions d'aménagement ou reclassement
- Détection précoce des TMS
- Coordination avec la kinésithérapie ou ergothérapie

Saviez-vous que…

Dans les années 1960, **les ouvrières des chaînes de montage automobile** au Japon devaient visser 800 boulons par jour… avec le bras tendu au-dessus de l'épaule. Résultat : au bout de quelques années, **plus de 60 % d'entre elles souffraient de TMS sévères de l'épaule**. Certaines ont dû arrêter de travailler définitivement avant 40 ans.

Ce scandale a déclenché l'un des premiers mouvements ouvriers autour du **droit à la santé au travail**, et a donné naissance à **des normes d'ergonomie industrielle** aujourd'hui encore utilisées dans les usines modernes.

Mais ce phénomène n'a pas disparu : **les caissiers, agents de production, aides-soignants, livreurs, préparateurs de commande**… sont encore aujourd'hui **en première ligne** face aux TMS, parfois dès les premières années de carrière.

✅ FICHE 13 bis – MANUTENTION MANUELLE

Définition : La **manutention manuelle** désigne toute opération de transport ou de soutien d'une charge, par exemple : levage, pose, poussée, traction, port ou déplacement, exigeant l'effort physique d'un ou de plusieurs travailleurs.

⚠️Risques associés :

- Troubles musculosquelettiques (TMS) : lombalgies, tendinites, affections périarticulaires
- Chutes, blessures, contusions, fractures
- Fatigue physique, surcharge fonctionnelle
- Maladies professionnelles (Tableaux n° 57, 79 et 98)

📉 Facteurs de risques :

Selon l'arrêté du 29 janvier 1993 :

- **Charge** : trop lourde, volumineuse, instable ou difficile à saisir
- **Effort physique** : torsion du tronc, mouvement brusque, position instable
- **Environnement** : espace réduit, sol glissant ou inégal, ambiance inadéquate
- **Organisation du travail** : cadence imposée, temps de récupération insuffisant

⚠️Seuils de pénibilité réglementaires (art. D.4161-2)

Action ou situation	Intensité	Durée minimale
Cumul de charges	7,5 tonnes/jour	120 jours/an
Lever/porter	>15 kg	600 heures/an

Pousser/tirer	>250 kg	Variable
Déplacement avec charge >10 kg (au sol ou en hauteur)	>10 kg	Cumulatif

Référence principale : Code du travail – Article R.4541-9

L'employeur doit éviter le port manuel de charges lorsque celui-ci peut être remplacé par une aide mécanique. Si ce n'est pas possible, il doit adapter les postes pour limiter les risques.

*__Aucune limite chiffrée__ n'est imposée par ce texte, car la **capacité dépend du contexte**, de la morphologie et de l'état de santé du salarié.

✏ Recommandations usuelles (non contraignantes mais utilisées en prévention)

Sexe	**Poids conseillé en conditions idéales (norme ISO 11228 / INRS)**
Homme	**25 kg** maximum
Femme	**15 kg** maximum

*Ces poids sont valables **en posture droite, sans torsion**, avec **prise ferme** et **fréquence faible**.

▲ Dans les faits :

- Un salarié **ne devrait pas soulever seul** un objet **> 55 kg** → cela nécessite une **autorisation médicale** ou un **moyen mécanique obligatoire**.
- Dans la fonction publique hospitalière, **la limite tolérée en général est de 45 kg** en port ponctuel, en l'absence de contrindication.

📕 **En résumé :**

- **25 kg** pour un homme et **15 kg** pour une femme sont les seuils **recommandés en sécurité**.
- Au-delà de **55 kg**, le **recours à une aide** (humaine ou technique) est **obligatoire**.

Exemple : Lorsque des salariés portent des **boîtes ou colis toute la journée, le risque ne réside pas seulement dans le poids unitaire**, mais aussi dans **la répétition**, la **durée d'exposition**, et **les postures associées**. On parle alors à la fois de **port de charges** et d'**hyper-sollicitation articulaire (pénibilité)**.

🔍 **Comment évaluer objectivement ce type de situation ?**

Voici les **3 axes principaux** à utiliser :

1. Tonnage journalier soulevé

- C'est la somme de tous les poids manipulés dans la journée.
- **Formule** :
  Poids d'une boîte (kg) × nombre de manipulations/jour

☞ Exemple :
Boîte de 8 kg × 250 mouvements/jour = **2 000 kg/jour**

À partir de **7,5 tonnes/jour pour un homme** (ou 4,5 t pour une femme), on considère que le **seuil de pénibilité est franchi** (article D.4161-2).

2. 🕒 Temps d'exposition (durée cumulative)

En cas de manutention prolongée (>600 h/an à charges >15 kg), on parle de situation à **forte pénibilité**.

- Tu peux mesurer :

- le **temps passé à manipuler** (vs. pauses),
- la **durée continue** sans changement de tâche (>1h),
- la **fréquence** (nombres de levées/minute).

3. Sollicitations articulaires / Analyse posturale

*Tu peux utiliser des **grilles INRS** ou un outil comme **l'Outil TMS Pro / Ergo-TMS**, ou même une **check-list d'observation rapide** :

Facteur	Exemple de seuil critique
Port en torsion	Régulier = à risque
Port en hauteur ou au sol	< mi-cuisse ou > épaules = à risque
Posture penchée prolongée	> 20° du tronc = pénalisant
Pas de variation de tâche	> 1h sans alternance = surcharge

En **santé au travail**, la notion de **"poids lourd"** n'est pas définie par une loi unique, mais plusieurs **références pratiques et normatives** permettent de cadrer la notion.

En pratique, on considère qu'un poids devient lourd lorsqu'il :

- **dépasse les capacités moyennes physiologiques**,
- ou **augmente significativement le risque de lombalgie/TMS**.

Références usuelles (normes INRS / ISO 11228) :

Catégorie	Homme	Femme
Charge légère	< 10 kg	< 7 kg
Charge modérée	10 – 15 kg	7 – 10 kg
Charge lourde	**> 15 kg**	**> 10 kg**
Charge très lourde / critique	> 25 kg (H)	> 15 kg (F)

⚠️□Dès > **25 kg**, la charge est considérée comme **à risque élevé**, nécessitant :

- une **analyse de poste**,
- l'usage d'aides mécaniques ou d'un **port en binôme**,
- et **l'avis médical formel** (notamment pour des pathologies lombaires connues).

📕 **En résumé :**

✅ **À partir de 15 kg**, on peut raisonnablement parler de **poids lourd en contexte professionnel**
● **Au-delà de 25 kg**, une charge est considérée comme **très lourde**, et justifie des mesures spécifiques (formation, aide mécanique, suivi médical).

📈 **Maladies professionnelles reconnues (exemples) :**

Tableau n° 57 – Affections périarticulaires (tendinites, épaule, coude, poignet)
Tableau n° 79 – Lésions chroniques du ménisque
Tableau n° 98 – Affections lombaires (sciatiques, hernies discales)

Mesures de prévention

Techniques :

- Chariots adaptés (prise entre 60-90 cm)
- Lève-personnes, draps glissants, tables réglables
- Sols entretenus et dégagés

Organisationnelles :

- Travail en binôme
- Rotation des tâches
- Adaptation des cadences

Formation :

- Obligatoire (art. R.4541-8 et R.4141-13)
- À la sécurité et aux **gestes/postures**
- **PRAP INRS** recommandé

Rôle du médecin du travail :

- Évaluation de l'aptitude au poste (notamment au-delà de 55 kg)
- Actions de terrain (analyse ergonomique, prévention)
- Participation à la formation et au suivi des salariés
- Étude du poste si grossesse, TMS ou restrictions

Évaluation du poste

- ▪ Utiliser le **DUERP**, les **études de poste**, et la **norme AFNOR X35-109**
- ☐☐ Facteurs de risque à observer :
    - Poids, encombrement, préhension
    - Torsion du tronc, gestes en hauteur
    - Sol glissant, température, répétitivité, posture

Exemple d'outil : Méthode INRS d'analyse de la charge physique de travail (ED 6161 – Mars 2019)

Cette méthode a été conçue pour **repérer, hiérarchiser, analyser et prévenir les risques physiques**, en particulier ceux liés à la **manutention manuelle**. Elle repose sur une approche globale et participative, applicable dans toute entreprise.

Les 4 phases de la méthode :

Phase	Objectif
1. Repérage	Identifier les situations à risque via 4 questions-clés (absentéisme, efforts, rythme, conditions)
2. Analyse	Évaluer chaque situation selon **5 indicateurs ergonomiques**

3. Prévention	Définir les actions correctives à la source, techniques, organisationnelles, humaines
4. Évaluation	Suivre les effets des actions menées à court, moyen et long terme

📊 **Les 5 indicateurs d'analyse :**

1. **Efforts physiques**
   → poids, tonnage, fréquence, distance, qualité de prise
2. **Dimensionnement**
   → espace, postures, accessibilité, réglages
3. **Temps d'exposition**
   → fréquence, pauses, cadence, flux tendu
4. **Environnement**
   → bruit, chaleur, vibrations, poussières, EPI
5. **Organisation**
   → autonomie, horaires, objectifs, ruptures de flux, formation

Chaque item est **côté de vert à rouge** pour prioriser les actions.

🎯 **Objectif final :**

Créer un **tableau de synthèse** qui identifie **les situations les plus contraignantes**, guide la mise en place de solutions, et **alimente le DUERP**.

🔎 **Points forts :**

- Approche **multifactorielle** (pas que le poids !)
- S'intègre dans une démarche DUERP et QVCT
- Recommandée pour les secteurs à **forte charge physique** (logistique, BTP, EHPAD…)

📌 **À retenir :**

La manutention manuelle, même occasionnelle, **doit faire l'objet d'une évaluation des risques** et d'une **organisation adaptée** du poste de travail. La formation des salariés, l'aménagement des espaces et le rôle du médecin du travail sont des **leviers essentiels de prévention**.

💡 **Saviez-vous que…**

Dans certains ateliers de conditionnement ou en logistique, un salarié peut **soulever plus de 10 tonnes de charge en une seule journée**, sans même s'en rendre compte. Ce n'est pas le poids d'un carton qui fatigue… c'est la **répétition invisible**, chaque heure, chaque jour, pendant des années.

Et pourtant, très peu d'entreprises savent **calculer le tonnage journalier réel** ou analyser l'impact des **postures de torsion, d'élévation ou de port au sol**. Résultat : des lombalgies chroniques, des TMS invalidants… et des reconversions évitables.

Grâce à des outils simples comme ceux de l'INRS, **l'évaluation de la charge physique devient concrète et préventive**, au lieu de n'être réactive face à l'arrêt de travail.

✸ Fiche 14 : Rayonnements professionnels

Définition

Les **rayonnements** sont des formes d'énergie transmises sous forme d'ondes ou de particules. Ils peuvent être classés en deux grandes catégories :

- **Rayonnements ionisants (RI)** : capables d'ioniser la matière, donc dangereux même à faibles doses.
- **Rayonnements non ionisants (RNI)** : incluent les UV, IR, micro-ondes, champs électromagnétiques (CEM), etc.

Sources d'exposition en milieu professionnel

Type de rayonnement	Sources fréquentes	Secteurs concernés
Ionisants	Radiologie médicale, médecine nucléaire, scanners industriels	Hôpitaux, nucléaire, recherche, sécurité
UV	Soudure à l'arc, photopolymérisation	Métallurgie, imprimerie, cosmétique
IR	Fours, rayonnements thermiques	Verrerie, fonderie, boulangerie industrielle
CEM	Antennes, transformateurs, IRM	Télécoms, énergie, médecine

Effets sur la santé

Type	Effets biologiques
Rayonnements ionisants	Dommages cellulaires, cancers, leucémies, cataractes, stérilité
UV	Brûlures, photokératite, cancers cutanés, cataractes
IR	Cataractes thermiques, brûlures
CEM	Effets neurovégétatifs, céphalées, troubles du sommeil (débat scientifique en cours)

📌 **Réglementation et Valeurs Limites**

Type	Valeur limite d'exposition	Référence réglementaire
Ionisants	20 mSv/an pour le corps entier (travailleurs classés A/B)	Code du travail, ASN
UV et IR	Limites d'intensité irradiée en W/m² (variable selon longueur d'onde)	INRS, ISO 21348
CEM	Champs limités selon fréquence (directive européenne 2013/35/UE)	Décret 2016-1074

⚠️Le suivi médical est **obligatoire** pour les travailleurs exposés à des RI. Les travailleurs exposés sont classés **A ou B** selon le niveau d'exposition prévisible.

📌 **Surveillance médicale**

- **Rayonnements ionisants** :
  - Examen médical d'embauche et annuel
  - Port de **dosimètre passif et opérationnel** (badge, anneau…)
  - Suivi renforcé par un **médecin agréé** (médecine nucléaire, radiologie…)
- **Rayonnements non ionisants** :
  - Suivi selon les résultats de l'évaluation du risque
  - Surveillance des pathologies ophtalmiques ou cutanées

📌 **Prévention**

✅ **Collectives** :

- Blindage, murs plombés (RI)
- Cabines de radioprotection
- Éloignement des sources
- Ventilation pour les fumées UV

✅ **Individuelles** :

- Lunettes de protection UV ou IR
- Vêtements de protection thermique
- Port du **badge dosimétrique**
- Respect des zones balisées (zones contrôlées, interdites)

📌 **Reconnaissance en maladie professionnelle**

Tableau	Affection reconnue	Conditions
RG n°6	Cancers, leucémies, cataractes liées aux RI	Exposition professionnelle confirmée
RG n°71	Cataractes dues aux rayonnements thermiques	Travail exposé à IR prolongés (fours, verrerie)

📌 **Conclusion**

L'exposition aux rayonnements constitue un **risque majeur et parfois invisible**. Le respect des normes de radioprotection, l'équipement adéquat, le **classement des travailleurs exposés** et un **suivi médical strict** sont indispensables à la prévention des effets délétères.

Fiche 14 bis : Rayonnements ionisants (RI)

📌 Définition et nature physique

Les rayonnements ionisants sont des **rayonnements capables d'arracher un électron à un atome**, provoquant ainsi une ionisation. Ils sont **invisibles, inodores, indolores** et leur dangerosité dépend de la dose, du type de rayonnement et de l'organe cible.

☢️Types de rayonnements ionisants

Type de RI	Nature	Pénétration	Exemple
Alpha (α)	Particules lourdes	Faible (arrêté par la peau)	Radon, plutonium
Bêta (β)	Électrons	Moyenne (traverse peau, arrêt par plastique)	Strontium-90
Gamma (γ)	Onde électromagnétique	Très élevée (pénètre tissus, plomb requis)	Cobalt-60
X	Onde électromagnétique	Très élevée (comme gamma)	Radiologie médicale
Neutrons	Particules neutres	Très élevée	Réacteurs nucléaires

📌 Sources professionnelles

Source	Activité concernée
Appareils de radiographie	Médecine, dentaire, imagerie
Médecine nucléaire	Utilisation de technétium, iode 131
Industrie nucléaire	Centrales, maintenance, recherche
Sécurité aéroportuaire	Scanners de bagages
Laboratoires de recherche	Analyse de matériaux, irradiation

📌 **Effets sur la santé**

Type d'exposition	Effets
Aiguë (forte dose)	Syndrome d'irradiation aiguë, brûlures, troubles digestifs, neurologiques
Chronique (faible dose répétée)	Cancers (thyroïde, poumon, moelle), leucémies, cataractes, infertilité
Effets génétiques	Risque d'anomalies chromosomiques chez la descendance (hypothèse discutée)

🎯 Organes à risque : moelle osseuse, cristallin, thyroïde, gonades, poumons.

⚠️**Effets biologiques**

Type d'effet	Délai	Exemple
Déterministes	Aigu	Brûlures, aplasie médullaire (si dose > seuil)
Stochastiques	Retardé (mois/années)	Cancers, leucémies, anomalies génétiques

📌 **Réglementation stricte (Code du travail + ASN)**

- **Classement des travailleurs exposés :**
  - **Catégorie A** : > 6 mSv/an → suivi renforcé
  - **Catégorie B** : ≤ 6 mSv/an → suivi médical standardisé
- **Valeurs limites d'exposition (VLEP)** :
  - 20 mSv/an pour le corps entier
  - 150 mSv pour le cristallin
  - 500 mSv pour la peau
- **Documents obligatoires :**
  - Fiche individuelle d'exposition
  - Suivi dosimétrique (passif et opérationnel)
  - Évaluation de risque + zonage radiologique

Secteur d'activité / Entreprise type	Exemple de poste / tâche	Classement travailleur
Médecine nucléaire (hôpital, clinique spécialisée)	Préparation et injection de traceurs radioactifs	Catégorie A
Radiologie interventionnelle (bloc opératoire)	Manipulation de générateurs en salle stérile	Catégorie A
Industrie du cycle du combustible nucléaire (Orano, EDF, CEA)	Maintenance en zone nucléaire (réacteur, retraitement)	Catégorie A
Transport de matières radioactives	Chargement de colis irradiants pour expédition	Catégorie A
Laboratoire de recherche avec sources non scellées	Manipulation de sources alpha/bêta non confinées	Catégorie A
Cabinet de radiologie conventionnelle	Opérateur radiologue / manipulateur radio	Catégorie B
Inspection industrielle (contrôle soudure par rayons X)	Technicien en contrôle non destructif	Catégorie B
Entrepôt de stockage de sources radioactives (maintenance nucléaire)	Agent de logistique / manutention de déchets irradiants	Catégorie B

☢️Types de dosimètres utilisés en radioprotection

Type de dosimètre	Fonction	Quand l'utiliser	Remarques
Dosimètre passif (thermoluminescent ou OSL)	Mesure la dose globale cumulée sur 1 mois	Pour tous les travailleurs exposés, quelle	Porté sur le torse, analyse a posteriori (par

		que soit la catégorie	laboratoire agréé)
Dosimètre opérationnel (électronique)	Mesure en temps réel la dose reçue	Obligatoire pour les **catégories A**, recommandé pour les B si exposition variable	Avertissement en cas de dépassement, données immédiates
Dosimètre annulaire	Évalue la dose aux extrémités (mains)	Manipulation de sources scellées ou actes en médecine nucléaire, bloc opératoire	Se porte sur un doigt, très utile en radiologie interventionnelle
Dosimètre de corps entier (plombé ou non)	Recommandé pour évaluer les doses profondes ou spécifiques	Pour les actes de radiologie interventionnelle prolongée	Complément du dosimètre classique selon le contexte
Dosimètre environnemental	Mesure l'ambiance radiologique d'un local	En zone contrôlée, ou en cas d'incident radioactif	

1. Comment lire un dosimètre ?

Un dosimètre (passif ou électronique) mesure la **dose efficace** de rayonnement reçue par le corps, exprimée en :

Sievert (Sv) → unité internationale de dose équivalente, qui prend en compte les **effets biologiques des RI**.

En pratique, la dose est mesurée en **millisieverts (mSv)**, soit :

1 Sv = 1 000 mSv

Un **rapport de dosimétrie** indique :

- la **dose mensuelle ou annuelle** (en mSv),
- le **porteur**,

- la **date**,
- la **nature de l'exposition** (profonde, extrémité, ambiante).

📊 Les 3 grandes catégories de doses en radioprotection :

Type de dose	Abréviation	À quoi elle sert ?	Unité
Dose absorbée	**D**	Quantité d'énergie déposée **par kg de tissu**	Gray (**Gy**)
Dose équivalente	**HT**	Tient compte du **type de rayonnement** (α, β, γ…)	Sievert (**Sv**)
Dose efficace	**E**	Tient compte du **type de rayonnement ET de l'organe exposé**	Sievert (**Sv**)

1. Dose absorbée (D) — en Gray (Gy)

- C'est la **base physique** : combien d'énergie les tissus reçoivent ?
- 1 Gy = 1 joule/kg.
- **Utilisée en radiothérapie** (ex : 50 Gy pour un cancer).

❢ En radioprotection, ce n'est pas suffisant : elle ne dit pas si le rayonnement est dangereux ou non.

☢□2. Dose équivalente (HT)

- On applique un **facteur de pondération selon le type de rayonnement** (WR).
- Exemple :
    - Rayons X / γ / β → **WR = 1**
    - Neutrons → WR = 5 à 20
    - Particules α → **WR= 20**

Résultat : **1 Gy d'alpha = 20 Sv**, car **beaucoup plus dangereux** biologiquement !

3. Dose efficace (E) — la plus utilisée en santé au travail

- Elle intègre :
    - le **type de rayonnement** (facteur WR),
    - **l'organe exposé** (facteur WT).
- Chaque organe a un poids différent :
    - Moelle osseuse : 0,12
    - Poumons : 0,12
    - Peau : 0,01
    - Gonades : 0,08
- C'est celle que tu retrouves sur les **rapports de dosimétrie professionnelle** (en mSv).

❢ **E** est une estimation du **risque global pour la santé**.

🔎 En résumé :

Dose	Sert à...	Exemple d'utilisation
Gy (D)	Mesure brute d'énergie reçue	Radiothérapie, brûlures
Sv (HT)	Impact du rayonnement	Évaluation d'un neutron ou alpha
Sv (E)	Risque global pour la santé	Rapport de dosimètre, réglementation travail

Suivi médical selon la catégorie d'exposition aux RI

1. Catégorisation des travailleurs exposés

Déterminée par l'employeur après évaluation des risques (avec le PCR) :

Catégorie	Dose potentielle annuelle	Exemples
Catégorie A	> 6 mSv/an (dose efficace)	Médecine nucléaire, industrie nucléaire
Catégorie B	≤ 6 mSv/an	Radiologie conventionnelle, contrôle industriel

🔍 2. Suivi individuel renforcé (SIR) obligatoire

Applicable à **tous les travailleurs exposés**, avec un suivi différencié selon la catégorie :

Type de suivi	Catégorie A	Catégorie B
Visite d'aptitude initiale	Obligatoire	Obligatoire
Visite périodique	**Tous les 12 mois**	Tous les **24 mois**
Médecin agréé (radioprotection)	✅ Oui	✅ Oui
Accès à la dosimétrie	✅ Oui	✅ Oui
Suivi post-exposition (si sortie de poste)	✅ Recommandé	Facultatif

3. Examens complémentaires recommandés

Examen	Quand l'envisager ?
Numération formule sanguine (NFS)	Annuel chez les catégorie A (atteinte médullaire)
Bilan thyroïdien (TSH)	Si exposition répétée au cou ou antécédents
Examen ORL / cristallin	Si rayonnement orienté tête ou œil (bloc opératoire, IRM interventionnelle)
Bilan urinaire ou dosimétrique interne	Si sources non scellées ou ingestion/inhalation possible (médecine nucléaire, recherche)

4. Examen clinique en consultation de médecine du travail

Le médecin doit :

- Rechercher :
    - une **asthénie inexpliquée**, des **troubles cutanés**, digestifs, neurologiques
    - des **signes hématologiques** (bleus, infections fréquentes, saignements)
- Inspecter :
    - les **zones exposées** (doigts, œil, thorax)
    - les **EPI et procédures** de radioprotection sur le poste
- Évaluer :

- la compréhension du **risque**, le **respect des protocoles**, l'usage du **dosimètre**

✅ **À retenir**

- **Tous les travailleurs exposés** doivent bénéficier d'un **SIR avec un médecin du travail agréé**.
- Le **rythme du suivi** est plus **rapproché en catégorie A**.
- Le médecin peut **adapter le suivi** selon l'âge, la dose cumulée, la grossesse, ou les antécédents médicaux.

□□ Prévention et radioprotection

✅ **Zonage des locaux** :

- Zone surveillée (balise verte)
- Zone contrôlée (balise orange ou rouge)

✅ **Matériel** :

- **Blindages plombés**, portes plombées, écrans de protection
- **Dosimètres** : passif (badge) + opérationnel (sonore)

✅ **Formation obligatoire** :

- Tous les 3 ans pour les travailleurs exposés
- Sensibilisation aux risques et aux bonnes pratiques

Est-ce que les tabliers au plomb protègent de tous les rayonnements ?

❌ **Non, pas de tous !**

Rayonnement	Efficacité du tablier au plomb	Explication
Rayons X	✅ Très bonne protection	C'est leur fonction principale
Gamma (γ)	✅ Bonne protection si tablier > 0,5 mm Pb	Souvent suffisant en radiologie

Bêta (β)	✕ Faible	Peu absorbé par le plomb, pas adapté
Alpha (α)	✓ Inutile, car arrêté par la peau ou papier	Le risque est lié à l'ingestion/inhalation
Neutrons	✕ Inefficace	Il faut des matériaux spécifiques (polyéthylène, béton)

❗ Le tablier protège surtout le **tronc**, mais pas :

- la **thyroïde** (protège avec un col en plomb),
- les **mains** (d'où l'usage du dosimètre annulaire),
- le **crâne ou le cristallin** (lunettes plombées si nécessaire).

📌 **Tableau de maladie professionnelle**

Tableau	Maladies reconnues
Tableau RG n°6	Cancers radio-induits, leucémies, cataractes, lésions cutanées
Conditions	Exposition professionnelle documentée + délai de latence respecté

📌 **Exemple de cas clinique EVC**

Une manipulatrice radio présente des troubles visuels après 10 ans en salle de radiologie sans port de protection oculaire :

- Cristallin atteint → **Cataracte radio-induite**.
- Suivi dosimétrique > 150 mSv cumulés → déclaration MP possible.
- Surveillance médicale post-exposition indispensable.

⚠️Que faire en cas d'accident d'exposition aux rayonnements ionisants ?

Un **accident d'exposition** peut survenir à la suite :

- d'une **irradiation accidentelle** (fuite, mauvais blindage),
- d'une **contamination interne ou externe** (projection, inhalation, ingestion),
- ou d'un **dépassement des VLEP** (non-respect du zonage, matériel défectueux).

📌 **Procédure immédiate à suivre :**

1. **Évacuer immédiatement la zone contaminée** ou source de rayonnement.
2. **Prévenir le responsable de radioprotection (PCR)** de l'établissement.
3. **Isoler la source/le matériel défectueux**, si possible sans danger.
4. **Réaliser un examen dosimétrique** (lecture du badge, mesure de contamination externe).
5. **Déclarer l'accident comme AT (accident du travail)** à la CPAM et à l'ASN.
6. **Consultation médicale urgente** avec un médecin du travail agréé et si besoin un centre de radiopathologie (CRP).

📌 **Suivi post-accident** :

- Dossier médical d'exposition.
- Surveillance biologique et radiologique (ex. NFS régulière, cytogénétique si forte dose).
- Éventuelle **reconnaissance en maladie professionnelle (Tableau n°6)** si conséquences cliniques.

Cas particulier : femme enceinte exposée aux rayonnements ionisants

La grossesse est **une contre-indication partielle ou totale** à certaines expositions aux rayonnements, en raison des risques pour le **foetus (effets tératogènes, mutagènes ou cancérigènes)**.

📌 **Dispositions légales (Code du travail, article R.4451-43 à 47)**

- Une salariée **doit déclarer sa grossesse** à son employeur pour bénéficier de mesures de protection renforcées.
- **Interdiction de travailler dans une zone classée contrôlée** (exposition potentielle > 6 mSv/an).
- **Dose maximale admissible pour le fœtus** pendant la grossesse : **1 mSv** (sur toute la durée).
- 📌 **Mesures à mettre en œuvre** :

Situation	Action recommandée
Salariée enceinte déjà exposée	Réaffectation temporaire à un poste non exposé
Maintien impossible sans risque	Suspension du contrat avec maintien de la rémunération
Retours d'exposition accidentelle	Suivi par un médecin radiologue + gynécologue obstétricien spécialisé

Saviez-vous que…

En 1984, un technicien de radiologie a été exposé accidentellement à une **dose de 15 sieverts** en manipulant une source mal blindée. Il a survécu, mais avec des brûlures graves, une amputation et une greffe de moelle. Depuis, la France impose **des limites d'exposition strictes** :

- **20 mSv/an** pour les travailleurs exposés
- **1 mSv/an** pour le public

Fiche 15 : Températures extrêmes (chaleur et froid)

Définition

Les **températures extrêmes** en milieu professionnel se réfèrent à des conditions de **chaleur excessive ou de froid intense** pouvant entraîner des **effets délétères sur la santé des travailleurs**, voire des incapacités temporaires ou définitives.

📊 Seuils réglementaires de pénibilité (réf. INRS & MSA)

Température	Seuil	Durée	Conséquences
≥ 30 °C (chaleur)	900 h/an	Cumul sur l'année	Facteur de pénibilité reconnu
≤ 5 °C (froid)	900 h/an	idem	Idem

900 heures/an = environ 128 jours de 7 h
Pas besoin que l'exposition soit continue : cumul des temps passés à ces températures

🏭 Exemples de secteurs concernés

- Agriculture (serres, récoltes d'été)
- BTP (toitures, travaux en extérieur)
- Agroalimentaire (chambres froides, abattoirs)
- Voirie, transport
- Industries métallurgiques, fonderies

Température	Exemples de secteurs concernés
Chaleur	Fonderie, verrerie, boulangerie industrielle, BTP (été), agriculture, travail en extérieur
Froid	Industrie agroalimentaire (zones réfrigérées), entrepôts frigorifiques, transport de produits congelés, métiers en extérieur (hiver)

📌 Effets sur la santé

🔥 Exposition à la chaleur

Type d'effet	Conséquences possibles
Déshydratation	Fatigue, maux de tête, hypotension
Coup de chaleur	Température corporelle > 40°C, troubles neurologiques, urgence vitale
Crampes, malaises	Liés à la perte de sels minéraux
Aggravation pathologies chroniques	Cardiaques, rénales, diabétiques

❄️ Exposition au froid

Type d'effet	Conséquences possibles
Hypothermie	Température corporelle < 35°C, troubles neurologiques, coma
Gelures	Doigts, nez, oreilles — lésions tissulaires
Troubles circulatoires	Vasoconstriction, engelures
Douleurs articulaires	Aggravation de pathologies rhumatismales

📌 Réglementation et obligations de l'employeur

Même si **aucune température minimale ou maximale n'est fixée dans le Code du travail**, l'employeur doit :

- Évaluer le **risque thermique** dans le DUERP,
- Mettre en place des mesures de **prévention collective** et individuelle,
- Adapter les **horaires de travail**, les **postes**, et organiser des **pauses régulières**.

🔎 Références : Articles L.4121-1 à L.4121-5 et R.4225-1 à R.4225-4 du Code du travail.

📌 **Surveillance médicale**

- Identification des postes à risque thermique dans le DUERP.
- **Visite d'information et de prévention (VIP)** avec évaluation des vulnérabilités (pathologies chroniques, grossesse).
- **Suivi individuel renforcé** possible pour les expositions répétées ou extrêmes.
- Conseil sur **hydratation**, alimentation, vêtements adaptés.

🔎 Surveillance médicale

Température	Suivi médical conseillé	Particularité
Froid < 5 °C	SIR (Suivi renforcé)	Pour expositions fréquentes et prolongées
Chaleur > 30 °C	SIR ou visite ciblée	Risque accru de troubles cardiovasculaires

Prévention : actions à mettre en œuvre

Organisationnelles

- Réduction du temps d'exposition
- Pause fréquentes
- Adapter les horaires : matin ou soir en période chaude
- Alterner les tâches

✅ **Mesures collectives** :

- Ventilation des locaux (en cas de chaleur).
- Isolation thermique, chauffage des zones froides.
- Zones de repos climatisées ou chauffées.
- Limitation des activités physiques intenses

✅ **Mesures individuelles** :

- Tenues spécifiques (vêtements thermiques, gilets rafraîchissants).
- Hydratation régulière.
- Éducation aux **signes de malaise** liés au chaud ou au froid.

📌 **Reconnaissance en maladie professionnelle / accident du travail**

- Les effets graves d'une exposition extrême peuvent être reconnus **en accident du travail**.
- En cas de **lésions graves ou séquelles** (gelures profondes, coup de chaleur), la déclaration en **maladie professionnelle possible hors tableau**, après expertise.

📌 **Conclusion**

Les températures extrêmes représentent un risque **réel et sous-estimé** dans certains métiers. Une prévention efficace, un **suivi médical adapté** et des **aménagements de poste** sont essentiels, notamment dans le **contexte de changement climatique**.

□ **“Saviez-vous que…”**

❢ En 2003, une **canicule historique** a causé plus de **15 000 décès en France**, dont plusieurs dizaines chez des travailleurs exposés (agents de voirie, bâtiment, agriculteurs). Cette catastrophe a été l’un des déclencheurs de la mise en place du **Plan National Canicule**.

❢ Le froid n’est pas en reste : certains ouvriers frigoristes ou manutentionnaires en entrepôt peuvent développer des **engourdissements chroniques**, voire des **troubles circulatoires sévères** non détectés à temps.

3.1.4 Risque Routiers

🎯 Définition

Les risques routiers professionnels désignent **tous les risques liés à l'usage d'un véhicule dans le cadre du travail**, qu'il s'agisse de trajets domicile-travail ou de missions (livraison, tournées, rendez-vous professionnels, etc.).

⚠️ **1ère cause de décès au travail** en France, devant les chutes et les accidents machines.

📊 Chiffres clés

- 1 accident mortel sur 2 au travail est un **accident de la route**.
- Plus de **60 000 accidents routiers professionnels** déclarés chaque année.
- Les secteurs les plus touchés : **transport, BTP, aide à domicile, commercial, agriculture**.

🚗 Types de déplacements concernés

Type de trajet	Description	Statut juridique
Trajet domicile-travail	Déplacement entre résidence et lieu de travail	Accident de **trajet** (AT)
Déplacement professionnel	Mission, tournée, livraison, rendez-vous client	Accident **du travail** (AT)

🔎 Principaux facteurs de risque

Catégorie	Exemples
Organisation du travail	Pression sur les délais, fatigue, horaires décalés
Véhicule	Défaut d'entretien, surcharge, équipements inadaptés

Conducteur	Somnolence, stress, pathologie non connue, prise de médicaments
Environnement	Conditions météo, état des routes, circulation

✅ 1. Qui délivre le permis ?

📎 **L'État, via la Préfecture**, accorde et renouvelle les **permis professionnels** (PL, SPL, D, etc.) après :

- Examen pratique et théorique,
- Contrôle de l'**aptitude médicale à la conduite** par un **médecin agréé par la Préfecture**.

☞ Ce médecin n'est **pas le médecin du travail**.

2. Et le médecin du travail dans tout ça ?

Le médecin du travail **ne délivre pas le permis**, mais il donne un **avis d'aptitude au poste de travail**, ce qui est **indispensable** pour que le salarié puisse exercer une activité professionnelle nécessitant la conduite de véhicules lourds.

Rôle	Médecin agréé préfecture	Médecin du travail
Attribue ou renouvelle un permis PL	✅ Oui	❌ Non
Évalue l'aptitude médicale au poste de chauffeur poids lourd	⚠️□ Non	✅ Oui
Décide si la personne peut exercer le métier de conducteur routier	❌ Non	✅ Oui (dans le cadre du poste)
Travaille sous le contrôle du préfet	✅ Oui	❌ Non
Suit le salarié en entreprise	❌ Non	✅ Oui

□ **Quand ces deux avis peuvent interagir ?**

- Si le **médecin du travail estime qu'un salarié n'est plus apte** à la conduite (ex : diabète déséquilibré, trouble du sommeil, médication sédative), il **peut demander une expertise complémentaire auprès du médecin agréé**.
- De même, un salarié peut **être apte au poste**, mais **inapte au permis** (ex : vision correcte de près mais champ visuel insuffisant pour conduire un bus).

À retenir:

- Permis PL / SPL accordé par la **préfecture**, sur **avis médical d'un médecin agréé**.
- Le **médecin du travail** donne un **avis d'aptitude professionnelle**, qui peut restreindre la conduite **dans un cadre professionnel** même si le permis est valable.
- Les deux avis sont **complémentaires mais indépendants**.

Un salarié inapte à la conduite professionnelle… peut-il encore conduire ?

Oui… mais pas forcément professionnellement.

Il faut bien distinguer deux choses :

Point évalué	Décidé par	Effet
Permis de conduire (C, D, CE…)	**Médecin agréé par la préfecture**	Concerne le **droit légal de conduire**
Aptitude au poste de travail (ex : chauffeur PL, ambulancier)	**Médecin du travail**	Concerne le **droit d'exercer une activité professionnelle** impliquant la conduite

Cas concret :

😷 Le médecin du travail juge un salarié **inapte à la conduite professionnelle** (ex : somnolence, troubles visuels, traitement incompatible).

🚘 Mais le salarié **garde son permis PL**, car le médecin agréé ne l'a pas réévalué.

✅ Il peut encore conduire en **privé** (voiture personnelle) …

❌ Mais il **ne peut plus exercer comme chauffeur professionnel**, sauf levée de la restriction.

☐ Peut-on faire le lien entre les deux médecins ?

✅ Oui, mais **sous certaines conditions** :

Situation	**Droit d'échange ?**
Le salarié **donne son accord écrit**	✅ Oui, le médecin du travail peut **contacter le médecin agréé**
Le médecin du travail **souhaite alerter la préfecture**	⚠☐ Il **ne peut pas signaler** directement sans accord explicite
En cas de **danger grave et imminent**	🔔 Peut alerter le salarié et recommander un contrôle médical du permis

📝 Bonnes pratiques en médecine du travail :

- Proposer au salarié de **reprendre contact avec un médecin agréé** s'il veut continuer à exercer,
- **Notifier dans l'avis d'aptitude** : « Conduite de véhicules professionnels contre-indiquée / sous réserve d'un avis spécialisé »,
- En cas de doute, suggérer une **double évaluation** (travail + permis).

👨‍⚕️ Surveillance médicale & rôle du médecin du travail

Situation	Examen médical
Conduite régulière de véhicules légers ou utilitaires	Visite périodique (VIP ou SIR selon l'exposition)
Conduite de poids lourds (PL) ou transport en commun	**Visite d'aptitude obligatoire + test visuel**
Permis à points ou restrictions médicales	Évaluation médicale adaptée (vision, sommeil, traitements…)

🔎 Outils utiles :

- Questionnaire somnolence (Epworth)
- Évaluation du retentissement des traitements (ex : benzodiazépines)
- Coordination avec le médecin traitant si doute

📘 Obligations employeur

- Intégrer le **risque routier au DUERP**
- Vérifier la validité des **permis de conduire**
- Entretenir régulièrement les véhicules
- Mettre en œuvre des actions de **sensibilisation** (vitesse, téléphone, alcool…)
- Planifier les trajets et éviter les horaires à risque (nuit, fin de journée)

Prévention : que peut faire l'entreprise ?

Collectif :

- Plan de prévention routière (voitures, vélos, trottinettes…)
- Formation à l'éco-conduite, conduite hivernale
- Suivi des incidents (quasi-accidents, infractions)

Individuel :

- Aménagement de poste si pathologie incompatible avec la conduite
- Temps de repos suffisant après travail de nuit
- Ne pas combiner prise de médicaments sédatifs + conduite

☐ Fiche 16 : Chauffeurs poids lourds (PL)

🎯 Définition

Un chauffeur poids lourd est un salarié conduisant un véhicule de **catégorie C, C1, CE ou D** (transport de marchandises ou de personnes).

Il est soumis à une **réglementation spécifique du Code du travail et du Code de la route**, notamment en matière d'**aptitude médicale**.

Exigences réglementaires

Obligation	Détail
✅ Permis de conduire valide	C, CE, ou D selon activité
✅ Visite médicale obligatoire	Avant embauche, puis tous les **5 ans** (ou **2 ans à partir de 60 ans**)
✅ Examen par un **médecin agréé préfectoral**	Obligatoire pour **renouvellement du permis PL**
✅ Aptitude médicale au poste	Donnée par le **médecin du travail**, notamment en cas de pathologie

Risques professionnels spécifiques

Type de risque	Exemples
Routier	Fatigue, somnolence, accidents
Postural	Lombalgies, TMS liés aux vibrations
Psychosocial	Isolement, stress, pression logistique
Hygiène de vie	Troubles alimentaires, sédentarité, surpoids
Autres	Vol, violence, port de charge (bâches, hayon)

🔎 Surveillance médicale (médecin du travail)

📋 Éléments à évaluer systématiquement :

Domaine	Ce qu'on évalue	Pourquoi
Vision	Acuité visuelle, vision binoculaire, champ visuel	Primordial pour la conduite sécurisée
Sommeil / vigilance	Questionnaire Epworth, apnées du sommeil suspectées ?	Fatigue = 1ère cause d'accidents graves
💊 Traitements	Médicaments de niveau 2 ou 3, sédatifs, insuline, neuroleptiques	Risques de troubles cognitifs ou de vigilance
💪 Appareil locomoteur	Lombalgies, arthroses, limitations	Port de bâches, vibrations, sièges non ergonomiques
❤️Pathologies chroniques	Diabète, HTA, épilepsie, troubles psychiatriques	Incompatibilité possible avec conduite pro

▶ Quand envisager une orientation spécialisée ? Quand demander un Avis ? Exemples :

Indication	Spécialiste
Doute sur vigilance / apnées du sommeil	Médecin du sommeil ou pneumologue
Trouble visuel limite / champ visuel	Ophtalmologue
Diabète insulinodépendant	Diabétologue
Antécédents psychiatriques / tentative de suicide	Psychiatre
Antécédent neurologique (AVC, épilepsie)	Neurologue
Traitements sédatifs ou addiction	Médecin addictologue ou centre CSAPA

💬 **Objectif** : sécuriser la conduite **et** accompagner le maintien dans l'emploi via aménagement ou réorientation.

Maladies chroniques et aptitude à la conduite professionnelle

Pathologie	Permis groupe 1 (VL)	Permis groupe 2 (PL, transport)	Suivi / avis
Hypertension artérielle (HTA)	✅ Autorisé si contrôlée	⚠️Surveillance renforcée	Mesures régulières + absence de retentissement organique (cœur, rein, rétine)
Diabète de type 2 (non insulino-traité)	✅ Autorisé	✅ Autorisé avec contrôle	HbA1c < 8 %, pas d'hypo sévère
Diabète insulino-dépendant (type 1 ou 2)	✅ Autorisé (avec précautions)	**! Soumis à autorisation du médecin agréé préfectoral**	Nécessite certificat médical tous les 1 à 3 ans + auto-surveillance glycémique
Trouble du rythme cardiaque / insuffisance cardiaque	⚠️Évaluation cardiologique	❌ Contre-indication temporaire possible	Échographie + avis spécialisé obligatoire
Épilepsie active	❌ Interdit sauf cas exceptionnel	❌ Interdit	Possible si rémission ≥ 10 ans sans traitement
Troubles visuels (glaucome, rétinopathie)	⚠️Évaluation ophtalmo	**!** Si atteinte du champ visuel ou acuité < 0,8 → inaptitude pro possible	Test du champ + fond d'œil
Troubles cognitifs / psychiatriques	Évaluation psychiatrique	❌ Incompatibilité si perte de vigilance, traitement sédatif	Avis psychiatre + suivi spécialisé

🖊 Médicaments susceptibles d'interdire la conduite professionnelle

☐ Basée sur la classification des pictogrammes de l'ANSM (niveau 2 et 3) :

Niveau	Signification
⚠☐Niveau 2	Soyez très prudent – Ne pas conduire sans l'avis d'un professionnel de santé
✕Niveau 3	Ne pas conduire – Risque important même à doses usuelles

Liste des classes concernées (niveau 2 ou 3)

Classe thérapeutique	Exemples de médicaments	Conduite professionnelle
Benzodiazépines / Hypnotiques	Loxapac®, Lexomil®, Noctamide®, Stilnox®	✕ Contre-indiquée
Antidépresseurs tricycliques	Laroxyl®, Anafranil®, Tofranil®	✕ Contre-indiquée
Antipsychotiques / Neuroleptiques	Haldol®, Tercian®, Largactil®	✕ Inaptitude fréquente
Antiépileptiques	Dépakote®, Tégrétol®, Lyrica®	⚠☐Suivi neurologique obligatoire
Antihistaminiques sédatifs (1re génération)	Polaramine®, Atarax®	⚠☐Prudence ++
Antalgiques morphiniques	Ixprim®, Topalgic®, Morphine LP	✕ Inaptitude temporaire ou définitive
Antidiabétiques (insuline)	Novorapid®, Lantus®	✓Possible, mais **suivi spécialisé + auto-surveillance obligatoire**

Antihypertenseurs hypotenseurs puissants	Methyldopa, Clonidine	⚠️Évaluer la tolérance initiale
Anxiolytiques (y compris à demi-vie longue)	Valium®, Tranxène®, Xanax®	✕ Incompatibles avec conduite régulière PL
Médicaments ophtalmiques	Atropine collyre (mydriase)	✕ Inaptitude temporaire (48 h)

🔍 **À savoir :**

- Le **pictogramme de niveau 3** sur la boîte = **interdiction de conduire**.
- La **conduite professionnelle** (PL, transport, urgence, missions…) est **plus exigeante** que la conduite privée.
- Certains médicaments peuvent être **réévalués** selon la tolérance, la durée, ou en cas de traitement chronique bien équilibré.

En consultation médecine du travail :

- Toujours **questionner les traitements** (même ceux prescrits à long terme).
- Évaluer les **effets secondaires déclarés par le salarié** (somnolence, vertiges…).
- En cas de doute :
    - Contacter le prescripteur (avec accord du salarié),
    - Proposer une restriction temporaire de conduite,
    - Demander un avis spécialisé (psychiatre, neurologue, diabétologue…).

Aptitude visuelle à la conduite – Critères réglementaires

🚘 Permis de conduire groupe 1

(VL, moto – catégories A, B, BE)

Condition	Acuité visuelle exigée
Vision binoculaire	**≥ 0,5 (5/10)** avec correction possible
Si un œil est < 0,2	L'autre œil doit être ≥ 0,5 et il faut un **temps d'adaptation**
Œil unique fonctionnel (monoculaire)	Acuité ≥ 0,5 + **2 rétroviseurs latéraux obligatoires**

Permis de conduire groupe 2

(PL, SPL, transport de voyageurs – catégories C, D, CE, DE, etc.)

Condition	Acuité visuelle exigée
Vision binoculaire	**≥ 0,8 (8/10) pour l'œil le meilleur** ET **≥ 0,1 (1/10) pour l'œil le plus faible** (avec ou sans correction)
Champ visuel	Horizontal ≥ **160°**, extension ≥ 70° vers la gauche et la droite, et 30° en haut/bas
Pas de diplopie (vision double)	✅ Interdite pour conduire
Si port de lunettes/lentilles	Doit être noté sur le permis (code 01.xx)

Et en médecine du travail ?

- 👉 Tu **ne délivres pas ou ne retires pas le permis**, mais tu peux :
  - **Recommander une évaluation ophtalmologique spécialisée**,
  - **Restreindre la conduite professionnelle** si vision < 0,8 ou champ rétréci,

- Demander un **avis du médecin agréé par la préfecture**, surtout si trouble visuel évolutif ou doute sur la sécurité.

! Exemples de Quand évoquer une inaptitude au poste de chauffeur PL ?

Tu entres sur le chemin d'une inaptitude si :

- Troubles visuels **non corrigibles** incompatibles avec les seuils réglementaires (vision < 0,8 binoculaire),
- Somnolence sévère non contrôlée (épworth > 11 + endormissement au volant),
- Traitements sédatifs chroniques sans alternative thérapeutique,
- Troubles cognitifs ou psychiatriques avérés impactant la capacité à conduire,
- Absence de solutions d'aménagement ou refus du salarié,
- Déséquilibre de pathologies à risque (épilepsie non stabilisée, diabète mal contrôlé, HTA sévère),
- Douleurs chroniques et mobilité incompatible avec les tâches (montée/descente, bâchage…).

🔔 Dans ce cas :

1. Tu peux proposer une **visite de pré-reprise** (si en arrêt),
2. Lancer une **évaluation pluridisciplinaire** (cellule PDP, médecin conseil, employeur),
3. Préparer une **démarche d'inaptitude justifiée, traçable et concertée**, si aucun maintien possible. Demander l'avis spécialisé.

Saviez-vous que…

Un conducteur routier professionnel effectue en moyenne **70 000 à 100 000 km par an**, soit **2 fois le tour de la Terre**.

La majorité des **accidents graves** ne surviennent pas dans les premières heures de conduite… mais entre la **6e et la 9e heure**, à cause de la **baisse de vigilance** et de la **fatigue accumulée**.

C'est pourquoi la **pause toutes les 2 heures**, l'**aménagement des horaires**, et le **suivi médical régulier** sont essentiels à la **prévention des accidents mortels**.

3.1.5 Risques psychosociaux (RPS)

📌 **Définition**

Les **risques psychosociaux** regroupent les situations de travail pouvant générer du stress, de la souffrance mentale ou physique chez les salariés. Ils peuvent résulter de l'organisation du travail, du contenu de l'activité, des relations professionnelles ou du management.

📌 **Catégories principales de RPS**

Catégorie	Exemples
Stress chronique	Pression excessive, manque de moyens, objectifs irréalistes
Harcèlement moral ou sexuel	Dévalorisation, isolement, comportements déplacés
Violences internes	Conflits entre collègues ou avec la hiérarchie
Violences externes	Agressions verbales ou physiques de la part du public
Épuisement professionnel (burn-out)	Fatigue émotionnelle, perte de motivation, détachement

📌 **Conséquences sur la santé**

- Troubles anxieux, dépression
- Troubles du sommeil, fatigue chronique
- Troubles musculo-squelettiques (liés au stress)
- Addictions (alcool, médicaments, drogues)
- Maladies cardiovasculaires

📌 **Facteurs de risque organisationnels**

- Manque d'autonomie
- Communication insuffisante
- Objectifs flous ou changeants
- Absence de reconnaissance

- Charge de travail excessive ou mal répartie

📌 **Cadre réglementaire**

- Code du travail : obligation de sécurité de l'employeur (article **L.4121-1**)
- Intégration des RPS dans le **Document Unique d'Évaluation des Risques (DUERP)**
- Obligation de prévention, formation, et suivi psychologique en cas de risques identifiés

Évaluation des risques psychosociaux en entreprise

📌 1. Qui est responsable ?

📎 **L'employeur est légalement responsable de l'évaluation des RPS**, au même titre que les risques chimiques ou physiques (art. L.4121-1 du Code du travail).

Mais **l'évaluation est collective**, coordonnée avec :

- Le **CSE / CSSCT** (instances représentatives du personnel),
- Le **service de santé au travail (SPSTI)**,
- Le **référent QVCT ou RH**,
- Parfois des **consultants externes spécialisés** en psychologie du travail, ergonomie ou sociologie.

📋 2. Comment évaluer les RPS ?

Il s'agit de les intégrer au **Document Unique d'Évaluation des Risques Professionnels (DUERP)**. L'approche doit être **structurée et participative**.

✅ **3 étapes clés :**

Étape 1 : Repérage des signaux d'alerte

- Turn-over, arrêts de travail, conflits, fatigue chronique, plaintes, tensions hiérarchiques…
- Recueillis via entretiens, observations de terrain, données RH

Étape 2 : Analyse des facteurs de RPS

Utilisation d'un **outil structuré**, par exemple :

Outil	Description	Porté par
INRS RPS-DU	Grille d'analyse selon 6 familles de facteurs (Karasek / Gollac)	SPSTI, QHSE
Questionnaire GOLLAC	Outil collectif par service (anonyme)	RH ou cabinet externe
Evrest / SATIN / RPS-MT	Outils de médecine du travail	Médecin du travail

Les **6 familles de risques selon GOLLAC** :

1. Exigences du travail
2. Exigences émotionnelles
3. Autonomie et marges de manœuvre
4. Rapports sociaux au travail
5. Conflits de valeurs
6. Insécurité de la situation de travail

🎯 **Étape 3 : Plan d'action / prévention**

- Formation des managers à la prévention des RPS
- Réajustement des charges et priorités
- Espaces de discussion, dispositifs d'alerte, cellule d'écoute
- Amélioration du management, reconnaissance du travail

Et le rôle du médecin du travail ?

- Participer à **l'analyse de la situation de travail**,
- Alerter si **signaux faibles collectifs** ou **troubles liés au travail**,
- Proposer des mesures d'aménagement ou d'action collective,

- Contribuer à **l'intégration des RPS dans le DUERP**,
- Intervenir lors d'**évènements graves** (suicide, harcèlement, alerte collective…).
- Orientation du salarié vers des dispositifs d'aide (psychologue, soutien social…)
- Collaboration avec le CSE, l'employeur, et les services RH
- Signalement du mal être au travail

Les acteurs spécialisés dans la prise en charge des risques psychosociaux (RPS)

1. Le psychologue du travail

Salarié du SPSTI, consultant ou partenaire d'un centre.

Il peut :

- Évaluer une **souffrance liée au travail** (burn-out, stress chronique, harcèlement…),
- Mener des **entretiens de soutien** (individuels ou collectifs),
- Proposer des **diagnostics organisationnels** (cadre managérial, ambiance, charge mentale),
- Participer à des **groupes d'expression ou de médiation**.

📎 Il travaille **en lien avec le médecin du travail** ou la cellule PDP, **sans se substituer à un suivi psychothérapeutique classique**.

2. La cellule PDP (Prévention de la Désinsertion Professionnelle)

→ Présente dans tous les **SPSTI**, avec un référent désigné.

Elle accompagne les salariés fragiles pour **éviter l'inaptitude** ou la rupture de parcours pro :

- Propose des **aménagements de poste**, bilans de compétences, VAE, reconversion,
- Coordonne avec la **CAF, Cap emploi, CPAM, assistante sociale, employeur…**,
- Oriente vers les **dispositifs de maintien en emploi** : C2P, invalidité, mi-temps thérapeutique, RQTH…

📌 Elle est très utile en cas de **souffrance psychique persistante**, notamment après arrêt de travail ou réintégration difficile.

🛡 3. Les Maisons des souffrances au travail (MST ou MCES)

→ Présentes dans certaines régions (ex : Paris, Lyon, Bordeaux), souvent rattachées à un CHU ou ARS.

Ce sont des **lieux d'accueil et de prise en charge pluridisciplinaire** des **troubles psychiques liés au travail**.

- Consultations assurées par : **psychiatre, psychologue du travail, médecin du travail expertisé**,
- Visées : **diagnostic, orientation, bilan global**, parfois expertise médicale,
- Travail possible sur **reconstruction du parcours pro**.

📌 Les personnes peuvent y être orientées :

- par un médecin du travail, médecin traitant ou psychologue,
- après échec d'un retour en emploi,

- en cas de **situation de crise complexe** (burn-out sévère, harcèlement).

Les maladies psychiatriques pouvant être reconnues en maladie professionnelle

→□ Il n'existe **aucun tableau officiel** pour les troubles mentaux en France.
Mais depuis 2002, la **voie complémentaire (hors tableau)** permet la reconnaissance **via le CRRMP** (Comité Régional de Reconnaissance des Maladies Professionnelles).

📌 **Conditions** :

- Maladie grave,
- Lien direct et essentiel avec le travail,
- Avis du CRRMP sur dossier (demande faite via la CPAM).

💡 **Maladies psychiatriques reconnues par le CRRMP dans des cas précédents :**

Trouble	Exemples reconnus
Épisode dépressif majeur	Surcharge extrême, perte de sens, pression hiérarchique
Trouble de l'adaptation (avec humeur dépressive ou anxieuse)	Réorganisation brutale, harcèlement moral
Syndrome de stress post-traumatique (SSPT)	Agents exposés à des suicides, agressions, catastrophes
Burn-out (CIM 11 – QD85, classé en trouble d'adaptation)	Charge chronique, absence de reconnaissance, isolement
Anxiété généralisée ou phobie sociale	Détérioration du climat social, exposition prolongée au conflit

⚠□Les **troubles légers ou réactionnels** (fatigue, stress ponctuel) ne sont **pas reconnus**.

À retenir :

- Le psychiatre joue un **rôle de clé de voûte** entre soin, expertise et maintien en emploi.
- Le médecin du travail peut s'appuyer sur **le rapport psychiatrique pour saisir la cellule PDP ou accompagner un dossier CRRMP ou pour la voie de l'inaptitude**.
- La reconnaissance de maladie professionnelle reste **au cas par cas**, via **avis motivé, éléments objectifs et concordance chronologique**.

📕 Fiche 17 : Burn-out (syndrome d'épuisement professionnel)

Définition :

Le **burn-out** est un état d'épuisement physique, émotionnel et mental résultant d'un **stress professionnel chronique non géré**. Il n'est **pas une maladie psychiatrique** en soi, mais un syndrome reconnu par l'OMS (CIM-11), et considéré comme lié au travail.

Caractéristiques cliniques :

Dimension	Manifestations
Épuisement émotionnel	Fatigue constante, perte d'énergie, irritabilité
Dépersonnalisation / Cynisme	Attitude distante vis-à-vis du travail ou des collègues
Perte d'accomplissement personnel	Doute de soi, sentiment d'inefficacité ou d'inutilité

⚠️Facteurs de risque professionnels :

- Surcharge de travail, exigences irréalistes
- Manque d'autonomie ou de reconnaissance
- Relations conflictuelles ou manque de soutien
- Perte de sens au travail
- Manque d'équilibre vie pro / perso

Rôle du médecin du travail : Exemple d'évaluation du burn-out en consultation

1 Commencer par écouter

🔍 L'évaluation du burn-out repose d'abord sur l'**entretien clinique approfondi**. Il ne s'agit pas d'un diagnostic "tout fait".

Points à explorer :

- Sentiment de fatigue **inhabituelle, persistante, non soulagée par le repos**,
- **Baisse d'intérêt ou de motivation** pour un travail pourtant aimé,
- **Difficultés de concentration**, troubles du sommeil,
- Réactions émotionnelles inhabituelles : **colère, irritabilité, pleurs faciles**,
- Isolement, **dévalorisation de soi**, culpabilité,
- Troubles somatiques : maux de dos, migraines, eczéma, troubles digestifs…

2 Utiliser une échelle standardisée

Outil	Description	Usage en consultation
Échelle de Maslach (MBI)	Référence internationale, 3 dimensions (épuisement émotionnel, dépersonnalisation, accomplissement personnel)	Longue, mais utilisable en surveillance renforcée ou demande approfondie
Questionnaire de Copenhagen (CBI)	Alternative libre de droit, version courte disponible	Plus accessible, utile en médecine du travail
EVREST / questionnaire maison	Observatoire des conditions de travail (DGT)	Pour repérage collectif ou semi-quantitatif

✅ Une **évaluation qualitative suffit souvent**, surtout en entretien individuel. Tu peux poser des questions types :

"Est-ce que vous avez encore du plaisir à travailler ?"
"À quoi ressemble une journée de travail type pour vous ?"

3️⃣ Rechercher les facteurs déclenchants

Le burn-out est **lié au travail**, ce qui le distingue de la dépression.
Questions à poser :

- Charge de travail excessive ou floue ?
- Conflits de valeurs ou absence de reconnaissance ?
- Isolement ou perte de sens ?
- Évènements récents ? Réorganisations ?

4️⃣ Examens cliniques ?

Aucun examen biologique ne permet de diagnostiquer un burn-out.
Mais tu peux :

- Rechercher des **signes somatiques associés** (perte de poids, tension élevée, douleurs),
- Exclure une **cause organique associée** (anémie, pathologie thyroïdienne…),
- Orienter si besoin vers un **médecin traitant ou psychiatre**.

5️⃣ Et après l'évaluation ?

- Réfléchir à un **aménagement du poste**, une pause, un soutien psychologique.
- **Pas de précipitation** vers un arrêt long sans réflexion avec le salarié.
- **Inscrire l'évaluation dans le dossier médical**, sans forcément utiliser le mot "burn-out" si le diagnostic est encore incertain.

Reconnaissance et prise en charge :

- Le burn-out **n'est pas inscrit dans un tableau de maladie professionnelle**.
- Peut être reconnu par le **CRRMP** sous conditions :
    - Lien direct entre l'activité professionnelle et la pathologie
    - Taux d'IPP ≥ 25 %
- Possibilité de **CLM ou CLD** dans la fonction publique
- Arrêt de travail possible avec prise en charge par la sécurité sociale

Prévention :

Individuelle :

- Gestion du temps, équilibre de vie
- Soutien psychologique / psychothérapie
- Repos et coupure professionnelle

Collective (en entreprise) :

- Amélioration de l'organisation du travail
- Reconnaissance du travail réalisé
- Formation des managers à la prévention du stress
- Sensibilisation aux RPS et au bien-être au travail

Saviez-vous que…

Le terme **"burn-out"** a été utilisé pour la première fois en 1974 par le **psychiatre américain Herbert Freudenberger**. Il observait alors une **fatigue extrême, une perte d'engagement et un effondrement psychique** chez les soignants et bénévoles de cliniques communautaires à New York, pourtant très investis dans leur travail.

Il a appelé cela le **"syndrome d'épuisement professionnel"**, comparant ces personnes à des **bougies qui se consument de l'intérieur**, sans que cela ne soit visible de l'extérieur.

Des années plus tard, en 2019, **l'Organisation mondiale de la santé (OMS)** a officiellement reconnu le burn-out comme un **phénomène lié au travail**, défini par :

- une **fatigue émotionnelle intense**,
- une **dépersonnalisation** (perte d'empathie ou détachement),
- une **diminution de l'accomplissement personnel**.

Mais le burn-out **n'est toujours pas une maladie à part entière** : il est classé comme **"phénomène lié au travail"** dans la CIM-11. Cela montre à quel point la reconnaissance médicale et juridique de cette souffrance est encore en retard… malgré sa réalité massive. En France, plus de **2,5 millions de salariés** déclarent vivre un **épuisement professionnel sévère ou modéré** (Baromètre Empreinte Humaine 2023). Pourtant, le burn-out **n'est toujours pas inscrit dans les tableaux officiels** de maladies professionnelles, ce qui rend sa reconnaissance difficile et souvent injuste.

Fiche 17 bis : Déclaration des RPS comme maladie professionnelle

Définition et reconnaissance :

Les risques psychosociaux (RPS) peuvent être reconnus comme maladie professionnelle dans certains cas, même s'ils ne figurent pas dans les tableaux de maladies professionnelles du régime général.

Le stress, le burn-out, les états anxiodépressifs ou les troubles de l'adaptation peuvent faire l'objet d'une reconnaissance au titre de l'article L.461-1 du Code de la Sécurité sociale, via le **Comité Régional de Reconnaissance des Maladies Professionnelles (CRRMP)**.

📌 **Procédure** :

1. Déclaration par le salarié : Auprès de la CPAM (Caisse Primaire d'Assurance Maladie) dans un délai de 2 ans à compter du diagnostic.
2. Examen par le médecin conseil : Si la pathologie n'est pas listée dans un tableau, le dossier est transmis au CRRMP.
3. Conditions requises :
   - L'exposition à un risque professionnel est bien identifiée et prolongée.
   - L'état de santé est directement lié à cette exposition.
   - Le taux d'incapacité permanente doit être d'au moins 25 % pour que la maladie soit reconnue hors tableau.

📌 **Rôle du médecin du travail :**

- Identifier les situations de RPS.
- Aider à documenter l'exposition et les conséquences sur la santé.
- Participer à la rédaction du certificat médical initial détaillant les conditions de travail.

📌 **Importance du DUERP** :

La traçabilité de l'exposition via le Document Unique d'Évaluation des Risques Professionnels (DUERP) est cruciale pour prouver l'origine professionnelle.

Cas pratique – Situation de RPS en entreprise

Contexte : Un salarié consulte le médecin du travail pour insomnie, fatigue intense, sentiment de mal-être, difficultés de concentration. Il évoque une surcharge de travail importante, des conflits avec son supérieur, et un manque de reconnaissance.

🔎 **Analyse de la situation :**

- Éléments évocateurs de RPS : surcharge, conflits, isolement, pression hiérarchique.
- Impact sur la santé : troubles du sommeil, anxiété, fatigue, désengagement.
- Risque de désinsertion professionnelle à moyen terme.

Actions du médecin du travail :

- Entretien approfondi avec le salarié.
- Évaluation de la situation avec l'équipe pluridisciplinaire (IPRP, psychologue, assistante sociale).
- Proposition d'un aménagement de poste, voire d'un arrêt de travail.
- Échange avec l'employeur (avec l'accord du salarié) pour améliorer les conditions de travail.
- Suivi médical régulier pour surveiller l'évolution de l'état de santé.

-Rédaction d'un signalement dans le cadre du DUERP.

Fiche 18 : Harcèlement au travail – Rôle du médecin du travail

◆ Définition juridique

📌 Selon le **Code du travail (article L.1152-1)**, le harcèlement moral se définit comme :

« Des agissements répétés ayant pour objet ou pour effet une dégradation des conditions de travail susceptible de porter atteinte aux droits, à la dignité, à la santé physique ou mentale du salarié ou de compromettre son avenir professionnel. »

📌 Le **harcèlement sexuel (L.1153-1)** implique :

« Des propos ou comportements à connotation sexuelle répétés qui portent atteinte à la dignité du salarié en raison de leur caractère dégradant ou humiliant. »

◆ Formes de harcèlement

Type	Manifestations
Moral	Isolement, dévalorisation, surcharge ou sous-charge de travail, humiliation, pressions injustifiées
Sexuel	Propos déplacés, gestes ou regards insistants, chantage sexuel
Institutionnel	Organisation du travail pathogène, absence de reconnaissance, pratiques managériales abusives

◆ **Conséquences sur la santé**

Plan	Conséquences
Psychologique	Stress chronique, anxiété, dépression, burn-out
Physique	Troubles du sommeil, troubles musculosquelettiques, affections psychosomatiques
Professionnel	Arrêts de travail, absentéisme, désinsertion professionnelle

◆ **Le rôle du médecin du travail**

Mission	Contenu
Détection précoce	Signes cliniques (troubles anxieux, asthénie, troubles du sommeil), changements dans le comportement du salarié
Écoute et évaluation	Consultation centrée sur les conditions de travail, sans poser de diagnostic de harcèlement
Orientation	Vers un psychologue du travail, médecin traitant, inspection du travail, référent RPS ou référent harcèlement
Lien avec l'employeur	Informer anonymement sur une situation à risque (si le salarié l'autorise), signaler des facteurs organisationnels
Alerte éthique et déontologique	Le médecin peut alerter l'employeur en cas de danger grave et imminent, tout en respectant le secret médical

◆ **Outils à disposition**

- **Document unique (DUERP)** : l'évaluation des RPS doit être intégrée.
- **Fiche entreprise** : permet d'objectiver des risques psychosociaux.
- **Procédure de signalement** : interne à l'entreprise (référent harcèlement / CSE / RH).
- **Soutiens externes** : inspection du travail, Médecin Inspecteur Régional du Travail, défenseur des droits, associations spécialisées.

📓 Cadre légal renforcé

Depuis la **loi du 2 août 2021**, l'entreprise doit mettre en œuvre :

- Des **actions de prévention** des RPS
- Un **référent harcèlement sexuel** dans les entreprises de plus de 250 salariés
- La **formation des encadrants** sur la prévention des violences internes

✅ Bonnes pratiques pour le médecin du travail

- Ne pas porter d'accusation → **n'est pas juge** du harcèlement
- Distinguer **souffrance au travail** et **infraction pénale**
- Travailler avec l'équipe pluridisciplinaire : psychologue du travail, IPRP, assistante sociale, etc.
- Encourager la **traçabilité des faits par le salarié**
- Préconiser des mesures d'aménagement ou de protection, si nécessaire

🎓 Cas pratique – Harcèlement moral : que peut faire le médecin du travail ?

Contexte professionnel

Mme D., 42 ans, est **secrétaire médicale** dans une clinique privée depuis 6 ans. Elle consulte spontanément le médecin du travail, lors d'une **visite à la demande**, se disant **épuisée psychologiquement**, en **pleurs**, et déclarant :

« Mon responsable me critique devant les patients, me change mes horaires sans prévenir et me refuse mes congés depuis des mois. Je fais des crises d'angoisse tous les matins. »

Elle est en arrêt maladie depuis 2 semaines, prescrit par son médecin traitant pour **syndrome anxiodépressif réactionnel**. Elle rapporte des **agissements répétés**, humiliants, mais n'a pas encore fait de **démarche formelle** dans l'entreprise.

Conduite du médecin du travail

Étape	Action
Écoute active et soutien	Accueillir la souffrance sans juger, laisser la salariée verbaliser, reformuler, valider son ressenti.
Évaluation de l'état de santé	Examen clinique compatible avec un stress intense (tachycardie, tension élevée, tremblements).
Analyse du contexte de travail	Noter les changements récents, la hiérarchie, les collègues, le climat professionnel.
Orientation	Proposition de contacter un **psychologue du travail**, **médecin traitant** ou psychiatre.
Conseils juridiques	Explication de la procédure interne : alerter un référent harcèlement, RH ou CSE, ou saisir l'inspection du travail.
Préconisations	Le médecin rédige un **courrier à l'employeur** (sans mentionner le harcèlement), proposant un aménagement ou changement de poste temporaire à la reprise.
Suivi	Prévoir une **visite de pré-reprise** avant la fin de l'arrêt maladie.

⚖️Éléments clés rappelés au salarié

- **Le médecin du travail n'est pas juge** : il n'établit pas une qualification de harcèlement, mais évalue les effets sur la santé.
- Le salarié peut :
    - **Demander une médiation** interne.
    - **Consigner les faits par écrit** avec dates, lieux, témoins.
    - Saisir les **représentants du personnel**, **inspection du travail**, ou **défenseur des droits**.
    - Déposer une **plainte pénale** en cas de harcèlement avéré.

✅ **Conclusion**

Ce cas illustre la **souffrance au travail liée à une situation potentiellement harcelante**. Le médecin du travail joue un rôle pivot en assurant **l'écoute, la protection et l'orientation**, tout en respectant sa **neutralité déontologique**. Son action permet d'enclencher un **processus de prévention et de réparation**, sans s'immiscer dans une enquête disciplinaire.

CHAPITRE 4 : Visites Médicales et Surveillance des Travailleurs

4.1 Visites Médicales et Surveillance des Travailleurs

Type de visite	Cadre réglementaire	Quand ?	Par qui ?	Remarques clés
Visite d'information et de prévention (VIP)	Art. R.4624-10 à R.4624-17 CT	Avant la prise de poste ou dans les 3 mois	Infirmier ou médecin du travail	Non obligatoire pour les CDD < 3 mois sans risque
Suivi individuel renforcé (SIR)	Art. R.4624-23 à R.4624-28 CT	Postes à risques particuliers (CMR, chute, isolement ...)	Obligatoirement par le médecin du travail	Examen médical d'aptitude obligatoire
Visite de reprise	Art. R.4624-31	Dans les 8 jours après arrêt ≥ 30 jours ou maternité	Médecin du travail	Nécessaire pour envisager reprise/aménagement
Visite de pré-reprise	Art. R.4624-29	Pendant un arrêt ≥ 30 jours	Médecin du travail	À la demande du salarié, du médecin traitant ou CPAM
Visite de mi-carrière	Art. L.4624-2-1 CT	Vers 45 ans	Médecin du travail	Évaluation anticipée des risques d'usure pro
Visite de fin de carrière	Loi Santé-Travail 2021	Dans les 6 mois avant le départ	Médecin du travail	Pour les postes à risques : anticipation du suivi post-professionnel

✅ **Mise à jour des seuils réglementaires (en vigueur depuis le 31 mars 2022)**

Type de visite	Seuil déclencheur	Référence réglementaire
Visite de pré reprise	Facultative, à l'initiative du salarié, du médecin traitant, du médecin conseil ou du médecin du travail, pour les arrêts de travail de plus de 30 jours.	Article R.4624-29 du Code du travail. Légifrance
Visite de reprise	Obligatoire : - Après un congé maternité. - Après une absence pour maladie professionnelle. - Après une absence d'au moins 30 jours pour accident du travail. - Après une absence d'au moins 60 jours pour maladie ou accident non professionnel.	Article R.4624-31 du Code du travail.

Visite de fin de carrière

Le **suivi post-professionnel** est une mesure de **surveillance médicale spécifique** mise en place **après la cessation d'exposition à certains risques professionnels**, en particulier ceux classés **à effet différé ou cumulatif**. Il concerne des expositions ayant des **effets tardifs sur la santé**, même plusieurs années après la fin de l'activité professionnelle.

✅ 1. Dans quels cas ce suivi est-il obligatoire ?

Le suivi post-professionnel est **obligatoire** pour les travailleurs **ayant été exposés à certains risques** listés dans l'article **R. 4624-28 du Code du travail**, notamment :

Type de risque	Exemples de postes ou secteurs
Agents CMR (cancérogènes, mutagènes, reprotoxiques)	Amiante, benzène, poussières de bois, solvants, silice cristalline, chrome VI, etc.
Rayonnements ionisants	Radiologie médicale, nucléaire, recherche, industrie aéronautique ou militaire

Plomb (saturnisme professionnel)	Peintres en bâtiment, ouvriers de fonderie, travailleurs du recyclage
Agents biologiques à effet retardé	Travail en laboratoire de microbiologie, soins médicaux avec risque VIH/VHB/VHC
Autres agents reconnus dangereux à effet différé	Bruit (surdité professionnelle), poussières de bois (cancer naso-sinusien), etc.

✅ 2. Qu'est-ce que la visite post-professionnelle ?

Elle est réalisée par le **médecin du travail lors du départ du salarié d'un poste à risque**, qu'il s'agisse d'une démission, d'un départ à la retraite, d'une inaptitude, ou d'un reclassement vers un poste sans exposition.

Objectifs de la visite :

- Informer le salarié des **risques tardifs** liés à ses expositions passées.
- Définir les modalités de **suivi médical après le travail**, parfois pour plusieurs années.
- Remettre une **attestation d'exposition** (notamment pour l'amiante).
- Proposer l'inscription dans un **programme de surveillance post-professionnelle** (ex. : suivi par les consultations de pathologie professionnelle, ou par l'Assurance Maladie pour les expositions à l'amiante, benzène, etc.).

✅ 3. Documents clés remis au salarié

- **Fiche d'exposition professionnelle** (obligatoire pour les agents CMR)
- **Recommandations de suivi médical**
- **Lien avec un centre de pathologies professionnelles** ou l'INRS, le cas échéant
- Orientation vers une déclaration en **maladie professionnelle** si symptômes ou pathologie suspectée

Suivi post-professionnel : tableaux d'examens recommandés pour un suivi post-pro (exemples)

Agent ou exposition professionnelle	Maladies liées / Risques principaux	Examens recommandés en post-professionnel	Types de postes exposés
Amiante	Mésothéliome, cancer broncho-pulmonaire, plaques pleurales	Scanner thoracique basse dose, consultation spécialisée, suivi ORL	Chantiers BTP, désamianteurs, maintenance industrielle
Benzène	Leucémie aiguë myéloïde	NFS régulière, consultation d'hématologie, dosage phénylmercapturique urinaire	Industrie pétrochimique, laboratoires, raffineries
Poussières de bois	Cancer des sinus et de la cavité nasale	Examen ORL, endoscopie nasale, scanner des sinus	Menuisiers, charpentiers, ouvriers en scierie
Formaldéhyde	Cancer naso-sinusien, leucémies myéloïdes	Examen ORL, scanner des sinus, NFS annuelle	Industrie du bois, laboratoires, thanatopracteurs
Plomb	Atteinte neurologique, rénale, hématologique	Plombémie, créatininémie, bilan neuropsychologique	Métallurgie, peinture industrielle, recyclage de batteries
Rayonnements ionisants	Cancers, cataractes,	Suivi par médecine nucléaire,	Radiologues, personnels de blocs

	aplasie médullaire	dosimétrie, bilan sanguin	opératoires, nucléaire
Solvants chlorés (ex : trichloréthylène)	Atteintes hépatiques, rénales, troubles neuropsychiques	Bilan hépatique et rénal, questionnaire neuropsychologique	Dégraissage industriel, imprimerie, mécanique
Silice cristalline	Silicose, cancer du poumon, BPCO	EFR, scanner thoracique, suivi pneumologique, tuberculose latente	Carrières, mines, BTP, fabrication de plans de travail en quartz

✅ **Exemple de suivi post-professionnel après exposition au formaldéhyde pendant 20 ans :**

1. Risques reconnus liés au formaldéhyde :

- Cancérigène avéré (groupe 1 CIRC) : **cancers naso-sinusiens**, leucémies myéloïdes.
- Irritations chroniques des muqueuses respiratoires et conjonctivales.

2. Examens recommandés dans ce cas :

Examen	Objectif
Examen ORL spécialisé (rhinoscopie, endoscopie nasale)	Dépistage des **lésions précancéreuses** ou **polypes nasaux**, notamment en cas de symptômes
Scanner des sinus (TDM facial)	Recommandé en cas de **suspicion de cancer des sinus** ou sur conseil ORL
Bilan hématologique annuel (NFS complète)	Détection précoce d'anomalies évocatrices de **leucémie myéloïde**
Questionnaire de symptômes (épistaxis, obstruction nasale, maux de tête, etc.)	Orientation vers examens plus poussés si symptômes présents
Consultation de pathologie professionnelle	Suivi global, orientation vers spécialistes, inclusion dans un

	programme de surveillance (ex. INRS)

✅ **Exemple de suivi post-professionnel après exposition** pour un salarié ayant travaillé pendant **30 ans dans une entreprise d'incinération de déchets non dangereux**, notamment des déchets contenant des **métaux lourds**.

✅ **Profil du salarié**

- **Poste** : Opérateur en incinération de déchets
- **Durée d'exposition** : 30 ans
- **Secteur** : Traitement et élimination de déchets non dangereux
- **Expositions probables** :
    - **Métaux lourds** : plomb, cadmium, mercure, chrome VI
    - **Composés organiques volatils (COV)** : dioxines, furannes
    - **Poussières fines et fumées métalliques**
    - **Chaleur, bruit, rayonnements non ionisants**
    - **CMR potentiels** (agents cancérogènes, mutagènes, reprotoxiques)

Suivi post-professionnel proposé

Exposition	Risque principal	Examens recommandés
Plomb	Saturnisme, atteinte rénale, neurologique	Plombémie, créatininémie, bilan neuropsychologique
Cadmium	Cancers pulmonaires, insuffisance rénale	Cadmium urinaire, dosage β2-microglobuline urinaire, créatinine
Mercure	Neuropathies, insuffisance rénale	Mercure urinaire, bilan rénal, évaluation neurologique
Dioxines / furannes (CMR)	Cancer, perturbateurs endocriniens	Pas de dosage de routine, mais orientation vers consultation de pathologies professionnelles si symptômes

Poussières fines	BPCO, cancer pulmonaire	EFR (exploration fonctionnelle respiratoire), scanner thoracique basse dose
Chaleur, bruit	Hypoacousie, troubles cardiovasculaires	Audiogramme, bilan cardiovasculaire si facteurs de risque

📋 Démarche pratique à suivre

1. **Visite de fin de carrière** (avec le médecin du travail) :
    - Remise d'une **fiche d'exposition professionnelle**.
    - Évaluation des expositions cumulées.
    - Orientation vers un **centre de pathologie professionnelle**.
2. **Inscription au suivi post-professionnel (via CPAM ou INRS)** :
    - Surveillance médicale gratuite sur le long terme possible (ex. : programme amiante, métaux lourds).
3. **Prévention et accompagnement** :
    - Information sur les signes à surveiller.
    - Lien avec médecin traitant et spécialistes.
    - Possibilité de déclaration de **maladie professionnelle** si symptômes apparaissent.

4.2 Surveillance des populations particulières

Catégorie de travailleurs	Adaptation du suivi médical
Jeunes travailleurs (<18 ans)	Visite obligatoire avant embauche + suivi tous les 3 ans
Femmes enceintes	Surveillance renforcée, possibilité de visite à la demande, protection contre les risques chimiques et physiques
Travailleurs de nuit	Suivi plus rapproché (VIP tous les 3 ans), vérification du rythme veille/sommeil
Travailleurs handicapés	Suivi renforcé tous les 3 ans, avec recommandations d'aménagement de poste
Travailleurs intérimaires	Suivi effectué par l'agence d'intérim, coordination nécessaire avec l'entreprise utilisatrice (SIR si poste à risque)

Fiche 19 : Femmes enceintes, venant d'accoucher ou allaitantes – Suivi en santé au travail

Cadre juridique et protection spécifique

Le **Code du travail** (articles L.1225-1 et suivants) prévoit une protection renforcée pour les femmes enceintes, venant d'accoucher ou allaitantes.

Principales dispositions légales

Droit / Obligation	Détail
Protection contre le licenciement	Interdiction sauf faute grave non liée à la grossesse ou impossibilité de maintenir le contrat
Autorisation d'absence	Pour examens médicaux obligatoires pendant la grossesse (Code du travail, art. L.1225-16)
Adaptation du poste	Obligatoire si exposition à un risque incompatible avec la grossesse (agents chimiques, charges lourdes, horaires…)
Changement temporaire de poste	Si nécessaire, sans perte de rémunération (art. L.1225-7)
Interdiction de certains travaux	Interdiction de travail en hauteur, exposition aux agents CMR, port de charges lourdes…

Suivi médical en santé au travail

Situation	Visite ou accompagnement
Déclaration de grossesse au médecin du travail	Permet d'activer la protection légale spécifique
Visite à la demande de la salariée ou de l'employeur	Possible à tout moment
Évaluation des risques sur le poste de travail	À faire en lien avec le DUERP et les IPRP
Adaptation ou reclassement temporaire	Préconisé par le médecin du travail en cas de risques inadaptés
Information sur les droits	Le médecin du travail peut accompagner la salariée dans ses démarches

◈ Cas particulier : parcours de PMA

Droit spécifique	Bénéfice accordé
Autorisations d'absence	Pour consultations, examens et actes nécessaires au parcours PMA
Justificatifs médicaux	Aucun détail médical exigé par l'employeur, sauf justificatif de rendez-vous
Protection contre les discriminations	Interdiction de toute sanction ou discrimination liée à la PMA
Confidentialité médicale	Respect strict du secret médical vis-à-vis de l'employeur
Information du médecin du travail	Permet d'anticiper des besoins d'adaptation du poste si besoin

Après la grossesse

- Visite de reprise obligatoire dans les **8 jours suivant le retour** de congé maternité.
- Possibilité de demander un aménagement d'horaires pour l'allaitement.
- Autorisations d'absence dans le cadre d'une PMA également prévues.

✓ Rôle du médecin du travail

- Informer et conseiller la salariée sur ses droits et les mesures de protection.
- Évaluer les risques liés au poste (physiques, chimiques, organisationnels).
- Proposer, si besoin, un **aménagement ou un reclassement temporaire**.
- Participer à la prévention des risques psychosociaux liés à la grossesse.

À retenir pour l'EVC :

- La grossesse est un motif de suivi **renforcé mais non obligatoire** si aucun risque spécifique n'est identifié. Toutefois, toute salariée enceinte peut demander une visite à tout moment.
- Il s'agit d'un **public à risque spécifique** au sens de la santé au travail, notamment en cas d'exposition à des CMR.

Cas pratique – Femme de 40 ans en parcours PMA exposée à des CMR

◆ Contexte

Mme L., 40 ans, technicienne de laboratoire, signale à la médecine du travail qu'elle entame un **parcours de PMA**. Elle travaille quotidiennement avec des **agents chimiques classés CMR** (cancérogènes, mutagènes, reprotoxiques) dans un laboratoire d'analyses.

Analyse de la situation

Élément à considérer	Évaluation / Conséquence
Âge > 40 ans	Risque accru de complications pendant une grossesse
PMA en cours	Besoin de réduire tout facteur de risque environnemental
Exposition aux CMR	Incompatibilité avec le maintien au poste sans mesure de protection renforcée
Travail en laboratoire	Possibilité d'aménagement du poste ou d'affectation temporaire

✅ **Actions à mener par le médecin du travail**

◆ **1. Évaluation du poste de travail**

- Analyse du **Document Unique** et de la **FDS** des produits manipulés
- Identification des substances CMR (CMR 1A/1B)
- Analyse de la fréquence, voie d'exposition, durée, type de contact

◆ **2. Mesures à proposer**

Objectif	Mesures recommandées
Éliminer ou réduire l'exposition	Substitution des produits CMR si possible
Prévention individuelle	Port d'EPI adaptés (gants, hottes, blouse, protection respiratoire)
Prévention collective	Ventilation, hottes aspirantes, dispositifs de confinement
Adaptation temporaire du poste	Affectation à un autre poste non exposé pendant le parcours PMA
Possibilité d'un arrêt de travail temporaire	Si aucune mesure d'aménagement compatible n'est possible

Protection des femmes en parcours de PMA : ce que dit le droit du travail

◆ **1. Droit à des absences autorisées et protégées**

- 📌 **Article L1225-16 du Code du travail** :

  > « La salariée enceinte bénéficie d'autorisations d'absence pour se rendre aux examens médicaux obligatoires liés à la grossesse. »

- ⚠️ **Extension implicite à la PMA** : La jurisprudence et les textes interprétatifs (comme ceux du ministère du travail) reconnaissent que les **actes médicaux nécessaires à la PMA** (examens, ponctions, inséminations, FIV...) ouvrent droit à **des absences rémunérées, sans perte de salaire ni sanction**.

◆ **2. Confidentialité & discrimination**

- Le **motif médical (PMA)** ne peut être exigé ou utilisé par l'employeur.
- Toute sanction ou traitement défavorable en lien avec la PMA peut être considéré comme **discriminatoire** (article L1132-1).

⊘ **Mais attention : la protection contre le licenciement et l'obligation d'aménagement de poste...**

✅ S'applique **pleinement à partir du moment où la grossesse est médicalement confirmée**, pas dès le début du parcours PMA.
✕ Avant la déclaration de grossesse, **l'employeur n'a pas d'obligation légale stricte d'aménagement du poste**, sauf si :

- Il existe **un danger grave et imminent** lié à une exposition (ex. : agents CMR).
- Le **médecin du travail** le justifie dans une **fiche d'aptitude médicale**.

Le rôle clé du médecin du travail

→☐ Le médecin du travail **peut et doit anticiper**, même si la salariée n'est pas encore enceinte, **s'il y a un risque pour la fertilité ou le bon déroulement d'une grossesse future**, notamment en cas de :

- **Exposition à des agents CMR (classe 1A ou 1B)** ;
- Travail de nuit ou pénibilité ;
- Stress ou surcharge mentale (RPS).

Le médecin peut alors recommander **un aménagement ou une affectation temporaire, sans obliger la salariée à justifier sa situation médicale** (respect du secret médical).

✅ Conclusion : Ce qu'il faut retenir

Situation	Droit applicable	Aménagement du poste ?	Protection contre licenciement ?
PMA en cours	Absences autorisées pour soins médicaux	✗ Pas automatique — possible via médecin du travail	✗ Non (sauf discrimination)
Grossesse déclarée	Pleine protection du Code du travail	✅ Oui (obligatoire si poste à risque)	✅ Oui (sauf faute grave)
Exposition à CMR	Règles spécifiques à tout salarié exposé	✅ Oui (suivi individuel renforcé)	✗ Pas spécifique à la PMA

◐ FICHE 20 : Travail de nuit

🔍 Définition réglementaire

Selon l’article L.3122-5 du Code du travail, est considéré comme **travailleur de nuit** tout salarié :

- Qui travaille **au moins 3 heures entre 21h et 6h**, **au moins deux fois par semaine** ;
- Ou qui accomplit **au moins 270 heures de nuit** sur 12 mois consécutifs.

⚠️Risques pour la santé

Le travail de nuit est classé comme facteur de **pénibilité** et est associé à des risques :

- **Troubles du sommeil**, fatigue chronique
- **Troubles métaboliques** (diabète, obésité)
- **Maladies cardiovasculaires**
- **Cancers (sein, prostate)** : reconnu possible cancérogène (CIRC groupe 2A)
- **Risques psychosociaux** : isolement, stress
- **Perturbation des rythmes biologiques** (chronobiologie)
- **Troubles digestifs**, baisse de vigilance

Suivi médical en santé au travail

📅 Fréquence :

- **Visite d’information et de prévention (VIP)** à l’embauche
- **Suivi périodique** tous les **3 ans** (au lieu de 5 ans en suivi classique)
- Possibilité de **visite à la demande** du salarié ou du médecin du travail

📌 **Objectifs du suivi :**

- Dépister les effets du travail de nuit sur la santé
- Évaluer l'aptitude au poste
- Proposer des mesures d'aménagement (horaires, éclairage, rotation)
- Informer le salarié de ses droits

Droits et protections spécifiques

- **Refus du travail de nuit** pour raison médicale → possible reclassement (art. L.3122-43)
- Droit à un **changement d'affectation** sans perte de rémunération si inaptitude reconnue
- **Interdiction du travail de nuit pour les femmes enceintes**, sauf dérogation
- **Déclaration obligatoire à l'Inspection du travail** pour toute mise en place du travail de nuit.

Exemple de cas de santé – Travail de nuit et parcours de PMA

Profil

- **Profession** : Aide-soignante en établissement de santé
- **Âge** : 36 ans
- **Ancienneté dans le travail de nuit** : 5 ans
- **Projet en cours** : Démarrage d'un parcours de PMA

⚠️Risques du travail de nuit dans ce contexte

Effets reconnus scientifiquement :

- Perturbation du **rythme circadien** → altération hormonale
- Baisse de la **mélatonine** → rôle dans la fertilité et le système immunitaire
- Risque accru de :
    - **Troubles de la fertilité**
    - **Fausses couches** (en cas de grossesse)

- **Retards de conception**
- **Complications obstétricales** (prééclampsie, hypotrophie fœtale)

- Reconnu par l'ANSES et l'INRS comme facteur **défavorisant la fertilité** (notamment en horaires décalés ou tournants)

Recommandations en santé au travail

Thème	Mesures conseillées
Information	Expliquer les effets potentiels du travail de nuit sur la fertilité et les risques associés en cas de grossesse
Adaptation du poste	Recommander un **changement temporaire de poste** de jour pendant la PMA, selon l'article L.1225-12 du Code du travail
Aménagement d'horaires	Si maintien en poste de nuit impossible, proposer des horaires aménagés : début/fin de nuit allégés, rotations limitées
Visite à la demande	Proposer une **visite médicale** dédiée avec le médecin du travail pour formaliser une recommandation écrite à l'employeur
Protection légale	**Aucune discrimination** ne peut être exercée en lien avec le parcours de PMA (Code du travail, art. L.1132-1 et suivants)
Droit à l'absence	Autorisations d'absence rémunérées pour les actes médicaux de PMA (cf. Code du travail, L.1225-16, jurisprudence constante)

📌 Conseils pratiques pour le médecin du travail

- Contacter le service RH de l'établissement pour **proposer un poste de jour temporaire**
- Si refus de l'employeur → documenter et informer la salariée de ses recours (médecin conseil, inspection du travail)
- Mettre à jour la **fiche d'entreprise** si plusieurs salariés concernés par la PMA ou travail de nuit
- Revoir l'évaluation des risques du DUERP pour mieux intégrer les **expositions féminines spécifiques**

À retenir pour l'EVC :

- **Travail de nuit = facteur aggravant reconnu pour la fertilité et la grossesse**
- **PMA = parcours protégé juridiquement**, donnant droit à des absences, à la confidentialité, et à des adaptations de poste
- Le rôle du médecin du travail est **préventif, protecteur, et confidentiel**

4.3 Suivi médical dans la Fonction Publique

🔍 Cadres concernés

Le suivi médical dans la fonction publique concerne les agents des trois versants :

- **Fonction publique d'État (FPE)**
- **Fonction publique territoriale (FPT)**
- **Fonction publique hospitalière (FPH)**

Il est encadré par des textes spécifiques distincts du Code du travail, mais le principe de prévention des risques professionnels reste central.

⚖️Textes de référence

- **Décret n° 2022-95 du 31 janvier 2022** relatif à la médecine de prévention dans la FPE
- **Décret n° 85-603 du 10 juin 1985** pour la FPT
- **Décret n° 86-442 du 14 mars 1986** (statut général) pour les visites médicales obligatoires
- **Circulaires DGAFP et FHF (hôpital)**

Types de visites médicales

Type de visite	Cadre	Fréquence / Conditions	Effectuée par
Visite d'embauche (ou de titularisation)	FPE, FPT, FPH	À l'entrée dans la fonction publique	Médecin agréé ou médecin de prévention
Visite périodique	FPE : tous les 5 ans (minimum) FPT/FPH : selon l'exposition aux risques	Agents exposés à des risques ou à leur demande	Médecin de prévention
Visite de surveillance médicale renforcée	Agents exposés à des risques particuliers (bruit, produits chimiques, etc.)	Tous les 2 ou 3 ans	Médecin de prévention
Visite de reprise	Après congé longue maladie, longue durée, accident de service	Avant reprise effective	Médecin agréé ou médecin de prévention
Visite de préreprise	Sur demande de l'agent ou du médecin conseil	Pendant l'arrêt	Médecin de prévention

Populations particulières

- **Travailleurs de nuit**
- **Femmes enceintes ou allaitantes**
- **Agents en situation de handicap ou bénéficiant de la RQTH**
- **Agents en inaptitude ou en restriction médicale**
- **Agents en reclassement ou reconversion professionnelle**

Actions du médecin de prévention

- Évalue l'aptitude au poste (mais **ne rend pas un avis d'aptitude** au sens du Code du travail)
- Propose des **aménagements de poste**

- Informe sur les droits en matière de santé au travail
- Contribue à l'analyse des risques professionnels (DUERP, FSE)
- Participe aux commissions de reclassement et de maintien dans l'emploi

Spécificités

- Il n'existe **pas de notion d'inaptitude professionnelle** dans la fonction publique comme dans le secteur privé. On parle de :
    - **Inaptitude à l'emploi**
    - **Inaptitude à toutes fonctions** → peut déclencher une mise en disponibilité ou retraite pour invalidité
- Le médecin de prévention ne peut pas prononcer un arrêt de travail ou une décision administrative.
- **Les décisions médicales sont prises par un médecin agréé** pour certaines situations (congé longue maladie, reclassement, invalidité).

! Que faire en cas d'inaptitude ?

1. Détection de l'inaptitude

- **Médecin de prévention** : évalue la compatibilité de l'état de santé avec le poste.
- Ne peut **pas déclarer une inaptitude statutaire**, mais **formule un avis d'incompatibilité**.

2. Rôle du conseil médical

- L'**inaptitude statutaire** est **déclarée par le Conseil Médical**, saisi par l'employeur.
- Deux cas :
    - **Inaptitude au poste** : possibilité de **reclassement** dans le même grade.
    - **Inaptitude à toutes fonctions** : possible **retraite pour invalidité** si aucun reclassement n'est possible.

3. Reclassement ou aménagement

- Si l'agent est inapte à son poste mais **apte à d'autres fonctions**, l'administration **doit proposer** :
  - Un reclassement
  - Une adaptation de poste
  - Des immersions professionnelles (PPR)
  - Des formations ou des congés de transition professionnelle

4. Retraite pour invalidité

- Si l'agent est **inapte à toutes fonctions** et **après épuisement des droits à congé**, il peut être **placé en retraite pour invalidité**, avec évaluation :
  - Du **taux d'invalidité**
  - Du **taux d'incapacité permanente partielle (IPP)**

Ce processus doit être encadré par un avis motivé du Conseil Médical (formation restreinte ou plénière).

📌 **À savoir :**

- Les **recommandations** doivent rester **non contraignantes juridiquement** (ne pas imposer, mais suggérer).
- Tu n'as **pas à proposer de reclassement** toi-même : tu constates une situation et tu **formules des préconisations**.
- Le **service RH décide** en fonction de la faisabilité, et peut saisir le **conseil médical** si besoin.

📌 **À retenir pour l'EVC :**

- La médecine de prévention n'a **pas les mêmes prérogatives que la médecine du travail en entreprise**.
- Elle joue un rôle **conseil et préventif**, mais **ne délivre pas d'avis d'aptitude réglementaire**.

CHAPITRE 5 : Pratique Clinique en Médecine du Travail

5.1 Démarche d'évaluation médicale

La démarche d'évaluation médicale en médecine du travail vise à apprécier l'aptitude du salarié à son poste, à identifier d'éventuelles expositions professionnelles à risque et à orienter vers un suivi ou une prise en charge adaptée si nécessaire. Elle s'inscrit dans une **mission de prévention et de protection de la santé**, et non de soins curatifs ou de sélection.

Examen clinique du salarié

L'examen médical réalisé par le médecin du travail :

- Est **centré sur les risques professionnels** et leur impact potentiel sur la santé du salarié.
- Évalue la **compatibilité entre l'état de santé du salarié et les exigences du poste**.
- Permet de repérer des **signes précoces de pathologies professionnelles**.

Il comprend :

- Un **entretien clinique** sur les antécédents médicaux, les symptômes en lien avec l'activité.
- Un **examen clinique orienté** (ostéo-articulaire, ORL, respiratoire, neurologique, etc.) selon les expositions.
- Des évaluations fonctionnelles si nécessaire (audiométrie, visiotest, spirométrie…).

📌 **Cadre légal :**

- Code du travail, **articles R.4624-10 à R.4624-19**.

- Le médecin du travail ne pose pas de diagnostic pathologique, mais peut **orienter** vers le médecin traitant ou vers une **reconnaissance en maladie professionnelle**.

Interprétation des résultats biologiques

Le médecin du travail peut demander des examens complémentaires **à visée préventive, avec le consentement du salarié**, dans le cadre de la surveillance de certains risques professionnels.

Exposition	Examens biologiques possibles
Plomb	Plombémie
Solvants (ex. toluène)	Dosages urinaires
Organophosphorés	Cholinestérase, pseudo-cholinestérase
Benzène	Dosage du phénol urinaire
Mercure	Mercure sanguine ou urinaire

📌 **Cadre légal :**

- Article **R.4624-25** du Code du travail : les examens complémentaires peuvent être réalisés dans l'intérêt de la santé du salarié.
- Obligation d'information claire et **consentement préalable** du salarié.

Orientation vers un service hospitalier de pathologies professionnelles

Lorsque le médecin du travail identifie une situation clinique **complexe ou douteuse**, ou un **possible lien entre une pathologie et le travail**, il peut orienter le salarié vers un **Centre hospitalier de pathologies professionnelles (CHPP)**.

Quand orienter vers un centre de pathologies professionnelles ?

- Symptômes atypiques ou évolutifs sans diagnostic clair.

- Doute sur le lien entre l'état de santé et les expositions professionnelles.
- Nécessité d'une **expertise médicale, toxicologique ou épidémiologique**.
- Aide à la reconnaissance en **maladie professionnelle hors tableau**.

📋 Procédure d'orientation : étapes à suivre

1. **Accord du salarié** :

   ➤ L'orientation vers un CHPP repose sur une **demande volontaire** du salarié.

   ➤ Le médecin du travail l'informe du rôle du centre et de la confidentialité du dossier.
2. **Rédaction d'un courrier d'orientation** par le médecin du travail :

   ➤ Présentation du cas, symptômes, expositions connues, postes occupés, durée, etc.

   ➤ Joindre le **CV professionnel**, les résultats d'examens cliniques ou biologiques, et les fiches de poste si disponibles.
3. **Choix du service hospitalier adapté** :

   ➤ Exemple : Centre de pathologies professionnelles du CHU Henri-Mondor (Créteil)
   D'autres centres existent à Paris, Lyon, Marseille, Lille, etc., en lien avec les centres antipoison ou de toxicovigilance.
4. **Prise de rendez-vous par le salarié (souvent nécessaire)**

   ➤ Dans certains hôpitaux, c'est au **médecin orienteur** de contacter directement le service.

   ➤ Le médecin peut accompagner le salarié dans cette démarche.
5. **Suivi après consultation hospitalière**

   ➤ Le médecin du travail reçoit un **compte rendu médical**, avec ou sans préconisations.

   ➤ Il adapte ensuite le suivi ou propose des démarches complémentaires (reconnaissance MP, inaptitude, reclassement...).

📌 **Documents à joindre à l'orientation :**

- **Courrier médical d'orientation**
- **Fiche d'exposition professionnelle** (agents, durée, EPI)
- Résultats d'examens réalisés (audios, spirométries, bilans sanguins...)
- CV professionnel détaillé (emplois précédents et expositions)

5.2 Accident du travail et comment agir ⚠️

📌 **Définition de l'accident du travail**

Un **accident du travail** est un événement soudain, survenu **par le fait ou à l'occasion du travail**, entraînant une **lésion corporelle ou psychologique**, quelle qu'en soit la gravité.

📜 **Référence : Code de la sécurité sociale, article L.411-1**

🔎 **Présomption d'imputabilité**

Selon le Code de la sécurité sociale :

« Est présumé d'origine professionnelle tout accident survenu à un salarié pendant l'exécution de son contrat de travail, sur le lieu et dans le temps de travail. »

Cela signifie que la **CPAM considère automatiquement l'accident comme professionnel**, sauf preuve du contraire.

🔹 **L'employeur** peut formuler des **réserves motivées** s'il estime que l'accident n'est pas lié au travail.
🔹 La **CPAM** statue ensuite sur le caractère professionnel, après instruction.

📋 Critères de reconnaissance

Critère	Explication
🔎 Fait accidentel	Événement soudain (chute, coup, brûlure...)
🕒 Temps de travail	Survenu pendant les horaires de travail ou déplacement pro
🏢 Lieu de travail	Sur site ou en mission
Lésion	Corporelle ou psychologique, visible ou non

Que faire en tant que médecin du travail ?

Le **rôle du médecin du travail** est **préventif**. Il **n'intervient pas dans la reconnaissance administrative**, mais contribue à la **prévention secondaire**.

Pour les médecins du travail autonomes :

- Peuvent **intervenir immédiatement sur site**, assister à l'analyse d'accident, faire un **rapport circonstancié**, voire participer à une **cellule de crise** interne.
- Peuvent **collaborer directement avec l'employeur et les représentants du personnel** dans l'analyse d'événements graves (accident grave, AT répétés, etc.).

Pour les médecins du travail en service interentreprises :

- Ont une **intervention différée**, généralement lors de la **visite de reprise** ou d'une demande de l'employeur.
- Peuvent **formuler des recommandations médicales** ou **demander une étude de poste**, mais **n'interviennent pas dans le constat initial de l'accident**.

🔎 Étapes pratiques

1. Recueillir les faits

- Interroger le salarié : **circonstances, symptômes, contexte du poste**.

- Noter la présence d'une **lésion immédiate ou différée**.

2. Vérifier la déclaration

- L'employeur a **48h** pour déclarer l'accident à la CPAM.
- Le salarié doit fournir un **certificat médical initial**.

3. Analyser les liens pro possibles

- Même si le médecin du travail **n'atteste pas du caractère professionnel**, il peut :
    - Rechercher des facteurs de risque liés au poste,
    - Initier une **étude de poste** ou proposer des aménagements.

4. Accompagner la reprise

- Organiser une **visite de reprise** (obligatoire après >60 jours d'arrêt maladie ou cause non professionnel ou 30 jours en cas d'AT avec risque de séquelles).
- Réaliser une **évaluation d'aptitude**, en lien avec les séquelles possibles.
- Proposer un **reclassement, un aménagement ou un suivi renforcé** si besoin.

📎 Documents clés

Document	Utilité
Déclaration d'AT (Cerfa 14463*03)	Remplie par l'employeur
Certificat médical initial (CMI)	Remis par le médecin traitant ou urgentiste
Compte-rendu d'accident interne	Utile pour l'analyse des causes
Fiche de poste	Base pour l'étude d'adaptation ou de reclassement

✅ **Rôle du médecin du travail : récapitulatif**

Étape	Intervention possible
Avant déclaration	Observation éventuelle si salarié se plaint à chaud
Pendant l'arrêt	Suivi indirect si besoin, préparation de la reprise
Visite de reprise	Évaluation de l'aptitude, aménagements possibles
Après reprise	Suivi post-accident, actions en milieu de travail

🚘 **Définition : Accident de trajet**

Un **accident de trajet** est un accident survenu pendant le **trajet aller ou retour** entre :

1. **Le domicile et le lieu de travail**,
2. **Le lieu de travail et le lieu habituel de prise de repas** (ex. restaurant, cantine).

📌 **Conditions pour être reconnu comme accident de trajet** :

- Le trajet doit être **direct et habituel** (pas de détour personnel important).
- L'accident doit avoir lieu **pendant un temps normal de déplacement**.
- Le salarié ne doit pas avoir interrompu le trajet pour des raisons personnelles sans lien avec le travail.

📜 Référence : **Article L.411-2 du Code de la sécurité sociale**

📌 Un accident de trajet est **pris en charge comme un accident du travail** (arrêt, soins, indemnisation), **mais ne bénéficie pas de la présomption d'imputabilité automatique** comme pour l'AT « pur ».

5.3 Déclaration et gestion des maladies professionnelles 📕

Les **maladies professionnelles (MP)** résultent d'une exposition prolongée à un risque dans le cadre du travail, provoquant une atteinte à la santé physique ou mentale.

🔎 **Base légale** : Articles **L.461-1** à **L.461-8** du Code de la Sécurité sociale

📓 Qu'est-ce qu'un tableau de maladie professionnelle ?

Un **tableau de maladie professionnelle** est un document officiel **annexé au Code de la Sécurité sociale**, qui établit les conditions de reconnaissance automatique d'une maladie professionnelle.

Chaque tableau comporte :

Élément du tableau	Contenu
Nom de la maladie	Diagnostic médical reconnu
Délai de prise en charge	Temps maximal entre la cessation d'exposition et la manifestation de la maladie
Liste limitative des travaux	Activités professionnelles à risque reconnu
Exemples	RG30 (amiante), RG42 (surdité), RG57 (affections périarticulaires)

Exemple : **Tableau n°42 – Atteinte auditive provoquée par le bruit** :

- **Délai de prise en charge** : 1 an.
- **Travaux reconnus** : Exposition à un bruit ≥ 85 dB(A) pendant 1 an.

◆ **1. Reconnaissance par les tableaux (procédure « automatique »)**

📌 Conformément à **l'article L.461-1 alinéa 2**, une maladie est reconnue professionnelle **de plein droit** si :

1. Elle figure dans un **tableau officiel**,
2. Le **délai de prise en charge** est respecté,
3. Le salarié a bien été exposé dans les **conditions listées**.

◆ **2. Procédure hors tableau (alinéa 3 – CRRMP)**

📌 Selon **l'article L.461-1 alinéa 3**, une maladie **non listée dans un tableau**, ou **ne remplissant pas toutes les conditions**, peut être reconnue si :

- Elle est **essentiellement et directement causée par le travail**,
- Elle entraîne une **incapacité permanente ≥ 25 %**,
- Le **CRRMP** (Comité Régional de Reconnaissance des Maladies Professionnelles) rend un **avis motivé**.

⚠ Cette voie est plus complexe et demande un **dossier solide**.

Démarche administrative complète

Étape	**Acteur**	**Délai / Détail**
📝 Déclaration de MP	Salarié (ou ayant droit)	Dans les **15 jours** suivant le diagnostic
📄 Certificat médical initial	Médecin traitant	Doit préciser la pathologie et suspecter l'origine professionnelle
💼 Dossier à la CPAM	Salarié + pièces justificatives	Historique professionnel, fiches de poste, examens
🔍 Enquête de la CPAM	CPAM + employeur	Délai réglementaire de **120 jours** (prolongé si besoin)

✅ Décision finale	CPAM ou CRRMP	Notification officielle au salarié et à l'employeur

Taux d'incapacité permanente partielle (IPP)

L'**IPP** correspond à la **perte fonctionnelle ou professionnelle** subie par le salarié à la suite de la maladie reconnue. Elle est fixée par un **médecin conseil de la CPAM**.

Taux IPP	**Indemnisation**
< 10 %	Versement d'un **capital unique**
≥ 10 %	Attribution d'une **rente viagère mensuelle**
≥ 25 %	Nécessaire pour reconnaissance **hors tableau**

📌 Le taux tient compte de :

- L'état de santé du salarié,
- L'impact sur ses capacités professionnelles,
- Son âge, sa qualification, et sa reconversion possible.

Rôle du médecin du travail

Phase	**Actions du médecin du travail**
Avant	Surveillance clinique, repérage des expositions
Pendant	Aide à la reconstitution du parcours professionnel
Après	Suivi post-déclaration, aménagements ou reclassement éventuel

Il peut **proposer une orientation vers un centre hospitalier de pathologies professionnelles** pour expertise (cf. fiche précédente, CHU Créteil, etc.).

La présomption d'origine : les alinéas de l'article L.461-1 du Code de la Sécurité sociale

L'article **L.461-1** définit **trois modalités de reconnaissance** des maladies professionnelles :

✅ **Alinéa 2 : Présomption d'origine professionnelle (cas « simple »)**

Lorsqu'une **maladie figure dans un tableau**, que **toutes les conditions du tableau sont remplies** (délai, type de travaux, exposition), alors elle **est présumée d'origine professionnelle**.
La CPAM **reconnaît automatiquement** la maladie sans instruction supplémentaire.

📌 **Avantage :**

- Le salarié **n'a pas à prouver** le lien de causalité entre sa maladie et son activité professionnelle.
- **Présomption irréfragable** (sauf preuve de fraude ou erreur manifeste).

Alinéa 3 : Procédure complémentaire (CRRMP)

Si **l'une des conditions du tableau n'est pas remplie** (exposition non reconnue, délai dépassé, ou maladie proche mais différente), la reconnaissance peut **être demandée au CRRMP**.

📌 Conditions :

- La **maladie doit être inscrite dans un tableau**,
- Il faut qu'elle soit **directement causée par le travail habituel**,
- La reconnaissance repose sur l'**avis motivé du CRRMP**, qui étudie le dossier médical et professionnel.

Alinéa 4 : Maladies hors tableau

Pour les **maladies non listées dans les tableaux**, il est toujours possible d'engager une **procédure de reconnaissance hors tableau** via le CRRMP si deux conditions sont réunies :

1. La **maladie est essentiellement et directement liée au travail**,
2. Elle entraîne une **incapacité permanente ≥ 25 %**.

📌 Cette procédure est souvent utilisée pour :

- Des pathologies nouvelles,
- Des cancers liés à des expositions non encore réglementées,
- Des cas complexes avec comorbidités.

📌 **Récapitulatif visuel des 3 cas de reconnaissance**

Cas	Type de reconnaissance	Conditions	Procédure
Alinéa 2	Automatique, présomption d'origine	Maladie inscrite au tableau, délais et expositions respectés	Reconnaissance directe par CPAM
Alinéa 3	Tableau **mais** conditions **non remplies**	Lien direct avec le travail	Passage devant le **CRRMP**
Alinéa 4	Maladie **hors tableau**	Lien direct + **IPP ≥ 25 %**	Dossier complet + **CRRMP obligatoire**

Focus : Que faire en cas de suspicion ?

1. Informer le salarié de la **possibilité de reconnaissance**.
2. Rédiger un **courrier médical circonstancié** pour appuyer la démarche.
3. Proposer un **suivi spécialisé** si nécessaire (ORL, pneumo, rhumato, etc.).
4. Envisager des **aménagements temporaires ou définitifs** en attendant la reconnaissance officielle.

5.4 Rédaction des avis d'aptitude

Le médecin du travail est le seule habilité à émettre des **avis d'aptitude ou d'inaptitude** au poste de travail, conformément à l'**article L.4624-4 du Code du travail**. Ces avis font suite à une visite médicale, une étude de poste ou une situation de retour au travail.

✅ Aptitude médicale

Avis possible	Signification	Conséquences
Aptitude sans réserve	Le salarié peut occuper son poste	Aucune restriction
Aptitude avec recommandations	Des aménagements sont nécessaires (temps de pause, gestes à éviter…)	L'employeur doit en tenir compte
Inaptitude médicale	Le salarié ne peut plus occuper son poste pour raisons de santé	Démarche de reclassement obligatoire

📌 L'avis est rédigé **par écrit**, après un **échange avec le salarié**, et prend en compte les éléments suivants :

- L'état de santé,
- Les caractéristiques du poste,
- Les conditions de travail,
- Le rapport entre le poste et les troubles constatés.

🔎 Étude de poste – comment la réaliser ?

L'**étude de poste** est un outil fondamental dans la rédaction des avis. Elle vise à **évaluer la compatibilité entre la santé du salarié et les exigences du poste**.

📋 Contenu de l'étude de poste :

- Description des **tâches** et **gestes professionnels**,
- Environnement physique (bruit, chaleur, hauteur…),

- Contraintes horaires et charge mentale,
- Exposition à des risques (chimiques, biologiques…).

👣 **Étapes pratiques :**

1. Observation directe sur le lieu de travail,
2. Entretien avec le salarié,
3. Échange avec l'employeur ou le référent sécurité,
4. Rédaction d'un compte-rendu et **recommandations médicales**.

📌 L'étude peut être **complétée par une fiche de poste**, un document unique, ou des retours d'un ergonome, d'un préventeur ou d'un service de pathologie professionnelle.

Inaptitude et reclassement

📌 **Procédure d'inaptitude (Article L.4624-4 à L.4624-6 du Code du travail) :**

Étapes	Obligations
1. Deux examens médicaux (ou un seul si évidence)	À au moins 15 jours d'intervalle, sauf exceptions
2. Étude de poste + étude des conditions de travail	Réalisée par le médecin du travail
3. Échange tripartite avec employeur et salarié	Dialogue sur les possibilités d'aménagement ou reclassement
4. Rédaction de l'avis d'inaptitude	Avec mention de l'impossibilité de reclassement si applicable

📌 En cas d'inaptitude :

- L'employeur doit **proposer un reclassement** dans un poste compatible (même entreprise ou groupe).
- Le **contrat peut être rompu** uniquement si le reclassement est **impossible** ou refusé par le salarié.

Recours en cas de contestation

📌 En application de **l'article L.4624-7 du Code du travail** :

- Le salarié ou l'employeur peut **contester l'avis d'aptitude ou d'inaptitude** dans un délai de **15 jours**.
- La contestation est déposée auprès du **Conseil des prud'hommes (CPH)**, en référé.
- Le juge désigne un **médecin-expert indépendant** pour réévaluer la situation.

Le médecin du travail peut être auditionné, mais son avis reste central dans le processus.

Et si l'employeur gagne la contestation ?

- Si le Conseil de prud'hommes annule l'avis d'inaptitude, **l'avis est censé n'avoir jamais existé**.
- Le licenciement peut être jugé **sans cause réelle et sérieuse**, et l'employeur devra **réintégrer le salarié** ou verser des indemnités.
- Le **salarié peut être tenu de restituer** certaines indemnités perçues à tort (notamment indemnisation pour licenciement abusif).
- Il peut aussi y avoir **interruption du versement des indemnités Pôle emploi**.

Implications légales du médecin du travail en cas d'inaptitude

Le médecin du travail engage sa **responsabilité professionnelle** lorsqu'il émet un **avis d'inaptitude**, notamment en cas de litige ou de licenciement lié à cet avis.

Conformément à **l'article L.4624-4 du Code du travail**, l'inaptitude **doit impérativement être justifiée** par :

- Une **étude de poste**,
- Une **étude des conditions de travail**,

- Un **échange tripartite** (employeur-salarié-médecin).

Si le médecin **omet ces étapes**, l'avis peut être **contesté** et sa responsabilité **civile voire pénale** peut être engagée en cas de préjudice.

Inaptitude sans reclassement : quand est-ce possible ?

Le médecin peut préciser **dans l'avis d'inaptitude** qu'**aucun reclassement n'est possible**, ce qui **exonère l'employeur** de son obligation de recherche de reclassement.

📌 Cette mention est possible uniquement si (par exemple, mais ça dépends du médecin du travail):

- Toute tentative de reclassement serait **manifestement inutile**,
- Le salarié est **dans l'impossibilité totale d'exercer une activité professionnelle** dans l'entreprise (ou dans le groupe), par exemple car Invalidité.
- La pathologie est **évolutive ou incompatible** avec tout poste.

<u>Encadré juridique – Inaptitude, responsabilités et protection du médecin du travail</u>

📌 **Le médecin du travail peut-il être poursuivi ?**

Oui, **le médecin du travail peut engager sa responsabilité civile, déontologique ou pénale** dans les cas suivants :

1. **Erreur manifeste d'appréciation médicale** :
    - Exemple : avis d'inaptitude délivré sans examen clinique, sans étude de poste ni échange avec l'employeur (non-respect des articles L.4624-4 et R.4624-42 du Code du travail).

- Risque : plainte auprès du Conseil de l'Ordre des médecins ou recours en justice par le salarié ou l'employeur.

2. **Absence de traçabilité ou d'objectivation de la décision** :
   - Obligation de motiver l'avis et de conserver les justificatifs dans le **Dossier Médical Santé Travail (DMST)**.
   - Depuis juillet 2025 : nouveau modèle d'avis d'aptitude/inaptitude (arrêté du 3 mars 2025) e2c117ed-b257-4424-a15e….
3. **Violation du secret médical** :
   - L'avis doit rester limité à la seule mention d'aptitude/inaptitude, sans révélation du diagnostic ou des causes médicales.

Jurisprudences récentes utiles au médecin du travail 2025

- **Formule équivalente = valable** : Le médecin peut utiliser une formule différente de celles prévues par le Code du travail tant qu'elle indique clairement l'impossibilité de reclassement (Cass. Soc. 12 fév. 2025, n°23-22.612) e2c117ed-b257-4424-a15e….
- **Lien harcèlement → inaptitude = nullité du licenciement** : Le médecin peut alerter si une situation de souffrance au travail impacte la santé du salarié. Si l'inaptitude est liée à un harcèlement prouvé, le licenciement peut être annulé (Cass. Soc. 22 janv. 2025, n°23-20.459)e2c117ed-b257-4424-a15e….
- **Suspension de contrat : pas prolongée par un nouvel arrêt après inaptitude** : L'avis d'inaptitude met fin à la suspension. Les IJSS prennent le relais, mais l'employeur doit agir sous 1 mois (Cass. Soc. 29 janv. 2025, n°23-18.585) e2c117ed-b257-4424-a15e….

5.5 Maintien à l'emploi et dispositifs

Le maintien à l'emploi consiste à **prévenir la désinsertion professionnelle** des salariés rencontrant un problème de santé, en mettant en œuvre des solutions permettant de **concilier leur état de santé avec une activité professionnelle**.

🎯 Objectifs :

- Agir précocement dès la détection de difficultés de santé
- Proposer des adaptations ou requalifications
- Accompagner l'évolution ou le retour en emploi

📌 Principaux dispositifs mobilisables

Dispositif	Description	Acteurs impliqués
Visite de pré reprise	Anticiper le retour à l'emploi pendant l'arrêt de travail	Médecin traitant, Médecin du travail
Visite de reprise	Évaluer l'aptitude après un arrêt de 60j	Médecin du travail
Étude de poste / ergonomique	Analyse des contraintes du poste et proposition d'adaptation	SPST, ergonome
Aménagement de poste	Modification des conditions de travail (rythme, outils, temps)	Employeur, SPST
Temps partiel thérapeutique (TPT)	Reprise partielle avec maintien des IJSS	Médecin traitant, CPAM, employeur
Reconnaissance de la qualité de travailleur handicapé (RQTH)	Facilite les aides à l'adaptation de poste	MDPH
Essai encadré / PMSMP	Immersion pour tester une reprise dans un cadre sécurisé	CPAM, Cap Emploi, employeur
CRPE (convention de rééducation	Maintien en emploi avec adaptation des missions et de la formation	CPAM, médecin conseil

professionnelle en entreprise)		
Invalidité / pension	En cas de perte de capacité à exercer une activité rémunérée	CPAM
RQTH / AAH / PCH	Dispositifs d'accompagnement pour travailleurs handicapés	MDPH, Agefiph, FIPHFP
Emploi accompagné / Inclu'Pro / CEP / CRPE / Formation	Rebond professionnel en interne ou en externe	Cap Emploi, Pôle emploi, organismes spécialisés

En cas de demande d'aménagement, d'essai encadré, ou d'accès à un dispositif spécifique, le médecin peut compléter le formulaire **CERFA n°15695*01**.

Schéma simplifié : Parcours de maintien dans l'emploi

1. **Détection du risque** : Médecin traitant / SPST / employeur
2. **Mobilisation des outils** : Visite de préreprise / étude de poste / TPT
3. **Orientation vers partenaires** : Cap Emploi, MDPH, ESSR…
4. **Suivi et adaptation** : SPST, CPAM, Service social
5. **Reconversion si besoin** : Formation, CRPE, bilan de compétences
6. **Si échec → licenciement pour inaptitude, accompagné si possible**

5.5.1 Détail des dispositifs de maintien dans l'emploi

◆ Invalidité

📌 **Définition** :
L'invalidité est une reconnaissance par la Sécurité sociale d'une **incapacité à exercer une activité professionnelle normale** en raison d'une altération durable de l'état de santé.

📌 Catégories d'invalidité :

Catégorie	Critère	Conséquences
1	Capacité partielle de travail	Peut exercer une activité réduite, pension faible
2	Incapacité totale d'exercer une activité professionnelle	Peut encore exercer une activité **compatible** avec son état, dans certains cas adaptés. Il ne s'agit **pas** d'une interdiction absolue de travailler.
3	Besoin d'une assistance pour les actes de la vie courante	Pension + majoration pour tierce personne

📌 Encadré juridique – Procédure et droit au travail en invalidité

Demande d'invalidité :

- Elle peut être initiée :
  - par le **médecin traitant**,
  - par le **médecin-conseil de la CPAM** (souvent après arrêt longue durée ou incapacité consolidée),
  - ou à la demande du salarié lui-même via le formulaire CERFA n°11174*05.
- Elle nécessite un **avis médical**, un **dossier complet** (arrêts de travail, certificats), et une **évaluation par le service médical** de la CPAM.

Conditions :

- Être affilié à la Sécurité sociale depuis ≥12 mois.

- Avoir cotisé 600 h ou 2 030 × SMIC horaire brut sur les 12 derniers mois.
- Être âgé de moins de 62 ans.
- Justifier d'une perte de capacité ≥ 2/3.

Passage à la retraite :

- À 62 ans, la pension d'invalidité est remplacée **automatiquement** par la retraite au **taux plein**.
- Une demande de retraite doit être faite auprès de la CNAV.
- Si le salarié souhaite continuer à travailler, la pension peut être maintenue jusqu'à 67 ans maximum.

Effets de l'invalidité catégorie 2 :

- Le salarié perçoit une **pension mensuelle** versée par la CPAM.
- Il **peut travailler**, mais :
    - L'activité doit être **compatible** avec l'état de santé,
    - La rémunération **ne doit pas dépasser un certain seuil** (ex. : moyenne des revenus antérieurs à l'invalidité sur une période de référence).
- En cas de reprise, il doit **informer la CPAM** pour ajustement du versement.

Protection de l'emploi :

- L'invalidité ne vaut **pas automatiquement inaptitude au travail**. L'**avis d'inaptitude** doit être émis par le médecin du travail.
- Le salarié peut demander un **aménagement de poste** ou bénéficier d'un **essai encadré**.
- Il peut cumuler pension et **temps partiel thérapeutique**, sous conditions.

📌 **Rôle du médecin du travail :**

- Participer à la **prévention de la désinsertion professionnelle** dès les premières alertes
- Accompagner la **constitution du dossier médical** de demande
- Assurer un **suivi régulier** du salarié invalide (aptitude, aménagements, recours)

- Travailler en lien avec le **médecin-conseil**, l'assistante sociale et le référent handicap

◆ Essai encadré

📌 **Définition** :

Dispositif de **reprise progressive de l'activité** dans l'entreprise actuelle ou dans une autre, permettant de tester la compatibilité du poste avec l'état de santé.

L'essai encadré (EE) est un dispositif de **prévention de la désinsertion professionnelle** (PDP), permettant à un salarié en arrêt de travail d'évaluer sa capacité à reprendre une activité professionnelle, tester un poste ou vérifier l'adéquation d'un aménagement.

📌 **Objectifs** :

- Vérifier les capacités du salarié après une période d'arrêt
- Tester les capacités du salarié à exercer une activité adaptée.
- Identifier les aménagements nécessaires.
- Évaluer un poste de reclassement interne ou externe.
- Accompagner une reconversion professionnelle.

📌 **Pour qui ?**

- Salariés en arrêt indemnisé (AM, AT, MP, TPT).
- Quel que soit le contrat (CDI, CDD, intérim, apprentissage).
- Sur prescription du **médecin du travail**, du **médecin traitant**, de la **CPAM**, de **Cap Emploi** ou à l'initiative du salarié.

📌 **Modalités** :

- **Durée** : en général 15 jours à 1 mois (renouvelable)
- Pas de rupture de contrat, ni perte de droits
- Accord tripartite : salarié, employeur, CPAM
- Durée : 14 jours ouvrables (renouvelable jusqu'à 28 jours maximum).
- Lieu : entreprise d'origine ou structure d'accueil externe.
- Rémunération : maintien des IJSS, éventuellement complétées par la prévoyance.

- ⚖️ Encadrement légal : Loi du 2 août 2021 sur la santé au travail, instruction CNAM.

📌 **Acteurs impliqués :**

Acteur	Rôle
Médecin du travail	Prescription, supervision de l'EE, suivi terrain
Médecin traitant	Accord médical préalable
Médecin-conseil	Validation du dossier et des IJSS
Assistante sociale (CRAMIF ou SPSTI)	Montage du dossier, coordination, suivi
Entreprise	Accueil, tutorat, retour d'expérience

📌 **Rôle du médecin du travail** :

- Évaluer les capacités résiduelles
- Encadrant et évaluateur médical pendant l'EE.
- Assurer le suivi pendant l'essai
- Déclencheur du dispositif dès les signaux d'alerte.
- Coordinateur avec les autres professionnels (ergo, AS, Cap Emploi).
- Bilan final avec recommandations.

◆ Reconversion professionnelle

📌 **Définition** :

Processus permettant à un salarié **d'acquérir une nouvelle qualification** compatible avec son état de santé et son avenir professionnel.

📌 **Objectifs :**

- Éviter la désinsertion professionnelle en anticipant l'inaptitude.
- Maintenir le salarié dans l'emploi via un projet professionnel adapté.
- Accompagner la transition vers un nouveau métier ou secteur d'activité.

📌 **Modalités de déclenchement :**

- Pour donner suite à une **étude de poste incompatible** avec l'état de santé.
- À la suite d'un **essai encadré concluant** mais non pérenne.
- Demande initiée par le salarié, l'employeur, ou le SPSTI.

📌 **Outils mobilisables :**

- **Projet de Transition Professionnelle (PTP)** : ex-CIF, pour se former sur le temps de travail avec maintien partiel de la rémunération.
- **CRPE** : Convention de Rééducation Professionnelle en Entreprise (via CPAM), dispositif permettant de tester un nouveau poste avec formation intégrée.
- **ESRP** : orientation vers un Établissement ou Service de Réadaptation Professionnelle (IME, CRP, établissements agréés MDPH).
- **CPF & CEP** : mobilisation du Compte Personnel de Formation avec Conseil en Évolution Professionnelle, notamment via Cap Emploi.

Comment choisir le bon outil de reconversion ?

Critère	Outil recommandé	Pourquoi ?
✅ Le salarié veut suivre une **formation qualifiante** tout en étant rémunéré	**PTP (Projet de Transition Professionnelle)**	Permet de se former tout en maintenant partiellement son salaire
✅ Le salarié peut tester un **nouveau métier en entreprise** avec un accompagnement	**CRPE (Rééducation professionnelle en entreprise)**	Dispositif souple, sur poste réel, avec suivi CPAM et formation intégrée
✅ Le salarié a besoin d'un **parcours plus long, structuré** et accompagné	**ESRP (CRP ou IME)**	Parcours complet avec formation, évaluation, bilans, social et psychologique
✅ Le salarié a **déjà une idée de métier** et veut mobiliser ses droits à la formation	**CPF + CEP (Cap Emploi ou France Travail)**	Autonomie de choix, formations certifiantes,

		compatible temps partiel
✅ Le projet implique un **retour progressif** en milieu professionnel	**Essai encadré**	Permet de tester un poste pendant l'arrêt de travail avec encadrement
✅ Le salarié a une **reconnaissance RQTH** ou une pathologie chronique	⚙️☐ Combinaison possible : PTP + Cap Emploi + AGEFIPH	

📌 **Étapes clés :**

1. **Identification des limitations** (via visite médicale, entretien, bilan de compétences).
2. **Échange tripartite** salarié - médecin du travail - employeur.
3. **Contact avec Cap Emploi** pour un accompagnement renforcé. L'**assistante sociale** et **Cap Emploi** sont les mieux placés pour proposer une **combinaison personnalisée** des dispositifs.
4. **Montage d'un plan de formation** ou d'une immersion professionnelle.
5. **Validation administrative** (CPAM, MDPH, OPCO, Conseil régional selon les cas).

📌 **Accompagnement :**

- Par **le SPSTI** (via MDT, IDEST, AS, psychologue du travail…).
- Par **Cap Emploi** (référent maintien ou reconversion).
- Par **l'assistante sociale** du service de santé au travail ou de la CPAM.
- En lien avec **la CARSAT**, **la MDPH**, et éventuellement **France Travail**.

📌 **Exemples de projets :**

- Sage-femme devenue conseillère en santé sexuelle après formation DU.
- Cariste reconverti en gestionnaire de stocks après passage en ESRP.
- Agent administratif en reconversion vers le métier d'assistante médico-sociale.

📌 **Rôle du médecin du travail :**

- Détecter et documenter les restrictions médicales.
- Aider à la formulation du projet réaliste et compatible.
- Rédiger les **courriers d'orientation** ou **avis circonstanciés**.
- Participer au plan d'accompagnement et au suivi post-formation.

📌 **Bon à savoir :**

- La reconversion **peut précéder ou éviter une inaptitude**.
- Le salarié **garde ses droits** durant la période (rémunération, IJSS, ancienneté).
- Les démarches sont souvent longues → anticipation indispensable.

📌 **Questions fréquentes des salariés :**

◆ **Vais-je conserver mon salaire pendant la reconversion ?**
Cela dépend du dispositif mobilisé :

- En **PTP**, le salarié perçoit un pourcentage de son salaire (jusqu'à 100 % selon conditions et plafonds).
- En **CRPE** ou **ESRP**, les IJSS peuvent être maintenues si le salarié est toujours en arrêt maladie.
- En formation hors arrêt de travail, la rémunération dépend des financements mobilisés (employeur, OPCO, CPF).

◆ **Dois-je être licencié ou démissionner pour me reconvertir ?**
Non. Une reconversion peut s'effectuer **en cours de contrat** avec l'accord de l'employeur, dans le cadre :

- d'un **maintien dans l'entreprise** (reclassement, PTP, CRPE),
- ou d'un **accompagnement externe** avec Cap Emploi. Le licenciement n'est envisagé qu'en **cas d'échec du reclassement ou inaptitude définitive**.

◆ **Qui verse les indemnités journalières (IJSS) ?**
Si le salarié est en arrêt maladie ou invalidité : **la CPAM** continue à verser les IJSS.

Si le salarié est en activité partielle (TPT ou formation) : **les IJSS peuvent être maintenues partiellement**, ou remplacées par un salaire/revenu de remplacement selon le dispositif.

◆ RQTH – Reconnaissance de la Qualité de Travailleur Handicapé

📌 **Définition** :

Statut administratif attribué par la MDPH, permettant **d'accéder à des aménagements et aides spécifiques pour le maintien ou le retour à l'emploi**.

📌 **Objectifs / Avantages :**

- Faciliter l'accès ou le maintien en emploi.
- Permettre l'accès à des dispositifs d'aide et d'aménagement de poste.
- Sécuriser les parcours professionnels fragilisés par un handicap ou une maladie chronique.
- Priorité à certaines formations, contrats, aides à l'aménagement de poste
- Accès facilité à l'accompagnement Cap Emploi / Agefiph
- Possibilité de **mobiliser des financements spécifiques** pour la reconversion

📌 **Bénéficiaires :**

- Toute personne de plus de 16 ans.
- Toute personne dont l'état de santé a un impact durable sur l'accès ou le maintien à l'emploi.
- Valable aussi pour les salariés atteints de pathologies invalidantes même sans handicap visible.

📌 **Procédure** :

- Demande via dossier à la MDPH (dossier classique ou **procédure accélérée** en cas d'urgence)
- Fiche médicale obligatoire, complétée par le médecin du travail
- Pas de taux d'incapacité requis pour les aides emploi

📌 **Durée de la RQTH :**

- Attribuée généralement pour 1 à 5 ans.
- Depuis 2020, possible **à vie** si handicap définitif ou pathologie évolutive.

📌 **Avantages de la RQTH :**

- Accès prioritaire aux dispositifs de maintien et de reconversion professionnelle.
- Aménagement de poste facilité (horaires, tâches, équipements spécifiques).
- Mobilisation des aides financières AGEFIPH ou FIPHFP.
- Priorité d'accès à certaines formations, emplois et concours publics.
- Prise en compte pour l'Obligation d'Emploi des Travailleurs Handicapés (OETH).

📌 Important :

- **La demande est confidentielle** : seul le salarié décide d'informer ou non son employeur.
- **Pas d'obligation d'information** : mais la RQTH est utile pour activer certains dispositifs (ex : aménagement de poste, aides AGEFIPH).

<u>Aides financières après obtention de la RQTH</u>

📌 **Qui peut bénéficier des aides ?**

- **Les salariés** reconnus RQTH
- **Les employeurs** qui aménagent les postes de travail
- **Les personnes en reconversion ou en création d'entreprise**

📌 **Quels types d'aides existent ?**

Type d'aide	Bénéficiaire	Montant indicatif	Objectif
Aide à l'aménagement du poste de travail (AGEFIPH)	Employeur	Jusqu'à **10 000 €**	Financer les équipements ou aménagements nécessaires

Aide à la formation (AGEFIPH)	Salarié / demandeur d'emploi	Variable selon le projet	Financer une formation pour reconversion professionnelle
Aide à la compensation du handicap	Employeur / Salarié	Jusqu'à **4 000 €** selon dossier	Aider à financer les adaptations (matériel, humain, organisationnel)
Reconnaissance de la Lourdeur du Handicap (RLH)	Employeur	Allocation annuelle : **5 000 € à 10 000 €**	Compenser une baisse de productivité ou les coûts d'assistance
Aide à la création d'entreprise (AGEFIPH)	Salarié reconverti	Jusqu'à **7 500 €**	Soutenir un projet d'auto-entreprise ou d'entreprise individuelle
Appuis Spécifiques Handicap (Île-de-France)	Salarié	Gratuit (prestations financées)	Expertise spécifique : audit, ergonomie, accompagnement cognitif, moteur, sensoriel

📌 **Attention** :

- Le montant est **attribué sur dossier** après étude du besoin réel.
- Le salarié **ne reçoit pas directement de l'argent**, sauf dans le cas de la création d'entreprise.
- C'est souvent **l'employeur** qui reçoit l'aide pour l'aménagement du poste.
- Les aides sont **cumulables** sous certaines conditions.

📌 Comment aménager le poste de travail après obtention de la RQTH ?

Étapes à suivre :

1. **Le salarié doit informer le médecin du travail** ou l'assistante sociale du SPSTI de la décision de la MDPH.
2. Réaliser une **étude de poste** pour identifier les adaptations nécessaires (par le SPSTI, un ergonome, ou Cap Emploi).

3. Le médecin du travail rédige un **avis circonstancié** ou des **recommandations d'aménagement** (ex : horaires aménagés, poste assis, limitation de port de charges, etc.).
4. L'employeur peut demander un **cofinancement** à l'AGEFIPH (secteur privé) ou au FIPHFP (secteur public).
5. Mise en œuvre concrète des aménagements avec suivi par l'équipe pluridisciplinaire.

- **Exemples d'aménagements possibles :**
- Techniques : poste informatique adapté, mobilier ergonomique, logiciels spécifiques, éclairage.
- Organisationnels : télétravail, horaires allégés, temps partiel thérapeutique.
- Humains : recours à un tuteur, soutien d'un collègue, aide humaine pour certaines tâches.
- Sensibilisation de l'équipe : information sur le handicap invisible, répartition des tâches.

📌 **<u>Questions fréquentes des salariés :</u>**

◆ **Vais-je perdre mon emploi si je demande la RQTH ?**
Non. La RQTH est une **protection** supplémentaire, pas un motif de licenciement.

◆ **Dois-je informer mon employeur ?**
Pas obligatoire. Mais en cas de besoin d'aménagement ou d'aides financières, il est conseillé d'en informer le service RH ou le médecin du travail.

◆ **Puis-je demander la RQTH même sans être déclaré inapte ?**
Oui. La RQTH peut être demandée **en prévention** d'une aggravation ou pour sécuriser un emploi existant.

📌 **Rôle du médecin du travail :**

- Informer le salarié sur l'intérêt de la RQTH.
- Fournir si besoin une **fiche médicale** pour appuyer la demande.
- Orienter vers Cap Emploi ou l'assistante sociale pour accompagner le s

◆ Retraite anticipée

La retraite anticipée permet à certains salariés de **partir avant l'âge légal de 64 ans**, sous conditions médicales ou administratives. Trois principaux dispositifs existent :

Type de retraite anticipée	Public concerné	Conditions principales	Avantages
Retraite anticipée pour handicap	Travailleurs reconnus handicapés (RQTH ou taux ≥50 %)	Justifier d'une durée de cotisation en situation de handicap + taux d'incapacité ≥50 %	Départ possible dès 55 ans, sans décote si conditions remplies
Retraite anticipée pour incapacité permanente	Salariés reconnus IP ≥20 % (suite à AT ou maladie pro)	Travailleur exposé à des risques professionnels graves (tableaux MP ou reconnaissance AT)	Départ à 60 ans avec majoration de pension
Retraite anticipée pour inaptitude	Salariés déclarés inaptes par le médecin du travail	Inaptitude définitive au poste de travail validée médicalement	Départ à 62 ans **sans décote** même si durée de cotisation incomplète

Tableau révisé des types de retraite anticipée

Type de retraite	Public concerné	Âge minimum	Conditions principales
Retraite pour handicap	Salariés ayant un taux d'incapacité permanente ≥ 50 %	Dès 55 ans	• Justifier d'une durée d'assurance et de cotisations suffisante en situation de handicap. • - Obtenir une attestation de l'Assurance retraite confirmant le respect des conditions

Retraite pour incapacité permanente	Salariés victimes d'un accident du travail ou d'une maladie professionnelle	Dès 60 ans	• Taux d'incapacité permanente ≥ 10 % • - L'incapacité doit être reconnue comme d'origine professionnelle
Retraite pour inaptitude au travail	Salariés reconnus inaptes au travail	Dès 62 ans	• Reconnaissance d'inaptitude au travail par le médecin-conseil de la caisse de retraite • - L'inaptitude doit être définitive et empêcher toute activité professionnelle.

📌 Avantages de la retraite anticipée :

- Calcul de la pension **au taux plein**, même en cas de carrière incomplète.
- Aucune décote appliquée.
- Sécurisation d'un départ précoce pour les salariés ayant des limitations durables.

📌 **Focus sur la retraite pour inaptitude :**

- Elle s'applique aux salariés **déclarés inaptes** à tout emploi, par un **médecin du travail** ou **médecin-conseil** de la Sécurité sociale.
- **Aucune décote** n'est appliquée, même si le salarié n'a pas tous ses trimestres.
- La demande se fait **auprès de la caisse de retraite (CARSAT ou CNAV)**, avec un **justificatif médical** (avis d'inaptitude ou certificat).

📌 **Rôle du médecin du travail :**

- Peut initier la réflexion sur la fin de carrière en cas de santé altérée.
- Identifier les situations de santé compatibles avec une retraite anticipée.
- Participe à la **constitution du dossier** (inaptitude, RQTH, bilan de situation…).

- Rédiger un **avis circonstancié** ou orienter vers le médecin conseil.
- Oriente le salarié vers la **CPAM, CARSAT, ou un assistant social**.
- Travailler en lien avec l'assistante sociale ou Cap Emploi.

📌 **Bon à savoir :**

- Les dispositifs **ne se cumulent pas**, mais certains peuvent **servir de passerelle** (ex : invalidité → inaptitude → retraite sans décote).
- La retraite pour inaptitude n'est **pas une obligation** : le salarié peut choisir de poursuivre une activité si possible.
- Le salarié **n'a pas besoin de démissionner** : la retraite met fin automatiquement au contrat de travail.
- Il peut bénéficier d'un **accompagnement par l'assistante sociale**, France Travail ou son SPSTI pour sécuriser sa transition.

◆ Cas pratique – Retraite anticipée pour inaptitude après reconnaissance de maladie professionnelle

Situation clinique : Monsieur X, salarié de 62 ans, a récemment obtenu la reconnaissance de sa maladie professionnelle (TMS sévère reconnu au tableau 57). Il est en arrêt de travail depuis 6 mois.

📌 La CPAM a validé une **retraite anticipée pour inaptitude**, qui prendra effet dans 2 mois.
Il sollicite le médecin du travail pour une **déclaration d'inaptitude** à son poste.

Conduite à tenir en tant que médecin du travail :

1. **Évaluer la pertinence d'un avis d'inaptitude à ce stade :**
   - Si le salarié est sur le point de partir en retraite **sans projet de reclassement**, un avis d'inaptitude **n'est pas nécessaire**, car cela déclencherait une procédure de reclassement et potentiellement un licenciement injustifié.
2. **Vérifier que la retraite a bien été acceptée par la caisse (CNAV ou CARSAT)** :

- Si oui, il est préférable d'attendre que le départ soit effectif sans émettre d'avis d'inaptitude.

3. **Informer le salarié :**
   - Expliquer que l'inaptitude est une mesure ayant des conséquences contractuelles (reclassement/licenciement), or ici, elle est **inutile** car la retraite a déjà été actée.
   - Lui conseiller d'attendre tranquillement son départ et de maintenir le lien avec l'assistante sociale ou l'employeur pour clôturer son contrat au moment voulu.

📌 **Exception** :

- Si le salarié est **soumis à une forte pression pour reprendre ou se justifier auprès de l'employeur**, un **avis d'inaptitude peut exceptionnellement être émis**, à condition qu'il soit justifié cliniquement et administrativement.

📎 **Conseil final :**

- Préparer une **note de situation** dans le DMST, expliquant la chronologie (reconnaissance MP, retraite anticipée acceptée, arrêt en cours), pour assurer la traçabilité de la décision médicale.

📌 **Le même travailleur s'adresse au médecin du travail pour demander une incapacité de travail en raison de sa maladie professionnelle. Dois-je émettre une inaptitude si le salarié est en arrêt maladie pro et part à la retraite dans 2 mois ?**
En théorie, NON.

Le salarié est **déjà protégé** par son arrêt maladie professionnelle, et **il n'y a aucune urgence médicale ni obligation juridique** de prononcer une inaptitude, surtout si aucune reprise n'est envisagée.

📌 **Pourquoi alors cette demande d'inaptitude ?**

- **L'objectif est financier** : bénéficier d'une indemnité de départ **légale doublée** (L.1226-14 CT), ce qui est légitime du point de vue du salarié, mais **ne relève pas de la mission médicale** du médecin du travail.

- Le médecin du travail **ne doit pas transformer un arrêt maladie en inaptitude “de convenance”**, car l’inaptitude **est un outil de prévention**, pas un levier contractuel.

◆ Visite de liaison

📌 Définition : La **visite de liaison** est une rencontre facultative entre un salarié en arrêt de travail et son employeur, en présence (ou non) du Service de Prévention et de Santé au Travail (SPST). Elle permet d’aborder les solutions de **prévention de la désinsertion professionnelle (PDP)** et d’organiser un retour à l’emploi dans de bonnes conditions.

📌 **Cadre légal** :

- Article **L.1226-1-3 du Code du travail**
- Décret n° 2022-372 du 16 mars 2022 relatif à la santé au travail

📌 **Objectifs** :

- Maintenir le lien entre le salarié et l’employeur pendant l’arrêt.
- Informer le salarié sur les dispositifs d’accompagnement (VPR, RQTH, TPT, essai encadré, Cap Emploi, etc.).
- Préparer une reprise ou une réorientation professionnelle.

📌 **Quand la proposer ?**

- À partir de **30 jours d’arrêt** (continu ou fractionné).
- À l’**initiative du salarié ou de l’employeur**.
- **Sans obligation** pour le salarié ni conséquence en cas de refus.

📌 **Comment la mettre en œuvre ?**

1. L’employeur informe le salarié de la possibilité de ce rendez-vous.
2. Le SPST est **prévenu au moins 8 jours avant**.
3. Le rendez-vous peut se tenir dans :
    - les locaux de l’entreprise,
    - les locaux du SPST,

- ou à distance (visioconférence).

4. Le médecin du travail ou un membre de l'équipe pluridisciplinaire peut y participer.
5. Une **trace écrite** de l'échange est recommandée (fiche de liaison).

📌 À quoi ça ne sert **pas** ?

- Ce n'est **pas une visite médicale** : aucun avis d'aptitude n'est rendu.
- Ce n'est **pas obligatoire**.
- Ce n'est **pas un entretien d'évaluation**.

📌 Bon à savoir :

- Peut-être **complémentaire à une visite de pré-reprise**.
- Favorise la coordination avec Cap Emploi, l'assistante sociale, ou le médecin conseil.

📌 Rôle du médecin du travail :

- Conseiller les parties.
- Expliquer les dispositifs possibles de maintien dans l'emploi.
- Rassurer le salarié et orienter vers une VPR, un essai encadré, ou une RQTH.

CHAPITRE 6 : RESOLUTION DES EXAMENS PASSES

Dans le chapitre suivant, nous passerons en revue les questions les plus courantes à l'examen. L'examen de médecine du travail EVC est divisé en deux parties : les épreuves de base et l'examen pratique.

Voici quelques questions et réponses. (Source : cng)

N'oubliez pas que la santé au travail évolue chaque année, donc certains concepts qui par exemple, étaient interrogés les années précédentes, n'existent plus ou ont changé.

Bon révision !

? Sujets importants qui pourraient tomber :

Thématique	Pourquoi c'est utile
Prévention des risques chimiques spécifiques	Ex. solvants, plomb, benzène, CMR : les examens contiennent souvent des cas détaillés
Valeurs limites biologiques et indicateurs biologiques d'exposition (IBE)	Sujet classique, souvent interrogé (tu abordes les VLEP mais peu les IBE)
Utilisation de SEIRICH / méthode d'analyse de risque	Souvent citée dans les évaluations des risques chimiques
Évaluation ergonomique des postes	En lien avec TMS et MP, mais peu détaillée pour l'instant
Suivi post-professionnel	Obligatoire dans certains cas (amiante, plomb, rayonnements ionisants…)
Burn-out / épuisement professionnel	Sujet fréquent dans les questions RPS – tu peux créer une fiche dédiée si ce n'est pas déjà fait
Droits des salariés et obligations de l'employeur (Code du travail)	Parfois interrogé directement (articles L.4121-1, L.4622-2…)

📌 **1. CRRMP – Comité Régional de Reconnaissance des Maladies Professionnelles**

Question EVC 2014 – Q6

« Quel est le rôle du CRRMP ? Dans quel contexte intervient-il ? »

✅ **Réponse structurée :**

📌 **CRRMP – Définition et rôle**

Le **CRRMP** intervient lorsqu'une maladie ne remplit **pas tous les critères d'un tableau** de maladie professionnelle, ou lorsque la **maladie n'est pas listée dans un tableau**.

📌 **Cas de recours au CRRMP :**

1. La maladie figure dans un **tableau**, mais :
   - Le délai de prise en charge n'est pas respecté.
   - La liste des travaux n'est pas respectée.
2. La maladie **ne figure dans aucun tableau**, mais elle est présumée liée au travail.

📌 **Composition du CRRMP :**

- Un médecin-conseil de la Sécurité sociale (président).
- Un médecin inspecteur du travail.
- Un professeur ou praticien hospitalier en pathologie professionnelle.

📌 **Rôle :**

- Se prononce sur l'**origine professionnelle** du dommage.
- Sa décision est **contraignante** pour l'assurance maladie.
- Peut confirmer ou refuser la reconnaissance du caractère professionnel de la pathologie.

> **📌 Question EVC 2016 – Q3 (référence indirecte)**
>
> « Citez 3 acteurs internes de prévention des risques professionnels. »

1.CHSCT et CSE – Instances représentatives du personnel

📌 **Remplacé par le CSE depuis 2020**

Le **CHSCT** (Comité d'Hygiène, de Sécurité et des Conditions de Travail) a été **supprimé en 2020** et ses attributions ont été transférées au **CSE (Comité Social et Économique)**.

✅ **CSE – Comité Social et Économique**

- Instance représentative du personnel dans les entreprises de ≥11 salariés.
- Dans les entreprises de ≥50 salariés, le CSE assume les missions de l'ancien CHSCT.

📌 **Rôle du CSE en santé au travail :**

- Contribue à la prévention des risques professionnels.
- Est consulté sur :
    - Le DUERP.
    - L'organisation du travail.
    - Les projets importants ayant un impact sur la santé.
- Peut **alerter l'employeur** en cas de danger grave et imminent.

- Coopère avec le **service de santé au travail (SST)**.

2.SST – Service de Santé au Travail

📌 **Composition :**

- Médecins du travail.
- Infirmiers santé-travail.
- Intervenants en prévention des risques (IPRP).
- Assistants techniques, secrétaires médicales.

📌 **Missions principales :**

- Éviter toute altération de la santé des travailleurs.
- Suivre médicalement les salariés.
- Conseiller l'employeur, les salariés et le CSE.
- Participer aux actions en milieu de travail (AMT).
- Contribuer à la traçabilité des expositions.

3. L'Employeur (ou la direction sécurité/HSE)

- **Responsabilité légale** : Selon l'article L.4121-1 du Code du travail, l'employeur doit assurer la sécurité et protéger la santé physique et mentale des salariés.
- **Missions** :
    - Évaluer les risques (DUERP).
    - Mettre en œuvre les 9 principes généraux de prévention.
    - Mettre à disposition les EPI, organiser les formations sécurité, signaler les AT/MP.

❗ **Autres acteurs internes possibles** (selon le contexte) :

- Référent sécurité (obligatoire dans toute entreprise).
- Référent handicap (≥ 250 salariés).
- Salarié désigné compétent (SDS), formé pour appuyer l'employeur.
- Assistant de prévention ou ergonome (en entreprise ou en appui via SPSTI).

✅ EVC 2011 – Question 6

Définissez un accident du travail. Quels sont les éléments permettant de le reconnaître ? Quelles conséquences pour le salarié ?

◆ **Définition d'un accident du travail (Code de la Sécurité Sociale - article L.411-1)**

Un **accident du travail** est un **événement soudain**, survenu par le fait ou à l'occasion du travail, **ayant causé une lésion corporelle ou psychologique** au salarié, quelle qu'en soit la gravité.

◆ **Conditions de reconnaissance**

- L'accident doit survenir **pendant l'activité professionnelle**.
- Il doit être relié à une **action déterminée** à un moment précis (rupture de la normalité).
- Une **lésion doit être constatée médicalement**.

◆ **Exemples classiques**

Type	Exemples
Chute	Sur le lieu de travail, dans l'escalier, à la cantine…
Coupure, brûlure	Lors de l'utilisation de machines
Accident psychique	Harcèlement, agression sur le lieu de travail
Accident sur site distant	Lors d'un déplacement professionnel

◆ **Définition : Accident de trajet (article L.411-2)**

C'est un accident survenu **pendant le trajet aller ou retour** :

- Entre le **domicile et le lieu de travail** ;

- Ou entre le **lieu de travail et le lieu habituel de prise de repas** ;
- Sans interruption ou détour **non justifié** par les nécessités de la vie courante.

Éléments permettant la reconnaissance par la CPAM

Critères	**Accident du travail**	**Accident de trajet**
Moment	Pendant le temps de travail	Pendant un trajet habituel
Lieu	Sur le lieu de travail ou mission	Entre domicile et lieu de travail / repas
Lien avec le travail	Direct	Indirect mais nécessaire
Preuve	Déclaration + certificat médical initial	Déclaration + témoignages / enquête possible

◆ **Conséquences pour le salarié (si AT ou trajet reconnu)**

- Prise en charge **à 100 %** par la sécurité sociale.
- **Indemnités journalières** plus avantageuses qu'en maladie classique.
- Droit à une **indemnisation complémentaire** si IPP.
- Droit au **reclassement** ou à une **visite de reprise** obligatoire si arrêt >30 jours.
- Protection spécifique contre **le licenciement pendant l'arrêt**.

◆ **Rôle du médecin du travail**

- Réalisation des **visites de reprise**.
- Appréciation de l'**aptitude au poste**.
- Proposition de **mesures d'aménagement, reclassement ou inaptitude** si séquelles.
- Participation à la **prévention des risques professionnels** (retour d'expérience).

✅ EVC 2020 – Question 1

Citez 3 étiologies professionnelles du cancer broncho-pulmonaire qui font l'objet d'un tableau de maladie professionnelle du Régime Général.

✅ EVC 2020 – Question 8 (partiellement liée)

Quels sont les critères médicaux permettant l'indemnisation de pathologies rachidiennes en MP ?

✅ EVC 2011 – Question 3

Donnez la définition d'une maladie professionnelle. Quels éléments permettent de la reconnaître ?

✅ EVC 2016 – Question 6

Expliquez la notion de maladie professionnelle. Donnez les grandes étapes de la procédure de déclaration.

◆ **Définition (Code de la Sécurité Sociale, L.461-1)**

Une **maladie professionnelle** est la conséquence directe de l'exposition d'un salarié à un risque **physique, chimique, biologique ou organisationnel** dans le cadre de son activité professionnelle.

◆ **Reconnaissance automatique si :**

- Elle **figure dans un tableau** (ex : Tableau n°30 pour l'amiante).
- Elle est **diagnostiquée dans le délai de prise en charge**.
- Le salarié a effectué les **travaux listés dans le tableau**.

◆ **Hors tableau / conditions non remplies :**

- Passage par le **CRRMP** (Comité Régional de Reconnaissance des Maladies Professionnelles).
- Nécessité de prouver un **lien direct et essentiel** entre l'exposition professionnelle et la pathologie.

◆ **Procédure administrative de déclaration :**

1. Le salarié ou le médecin remplit un **certificat médical initial**.
2. Déclaration faite à la **CPAM** (Caisse Primaire d'Assurance Maladie).
3. Instruction du dossier (2 à 3 mois).
4. Décision de reconnaissance (ou non) et **notification**.
5. Possibilité de contestation (CRA, Tribunal judiciaire).

◆ **Critères médicaux pour reconnaissance (exemple : rachis lombaire – TMS) :**

- **Tableau 97** : affections chroniques du rachis lombaire.
- Exposition prolongée à la manutention manuelle de charges lourdes.
- Délais et durées d'exposition précisés.
- Confirmation radiologique (hernie discale, arthrose lombaire…).

◆ **Exemples fréquents de MP (avec tableau) :**

Pathologie	**Exposition professionnelle**	**Tableau**
Cancer broncho-pulmonaire	Amiante, Silice, Arsenic, Nickel	30, 25, 45
Saturnisme	Plomb	1
Mésothéliome	Amiante	30 bis
Surdité professionnelle	Bruit > 85 dB sur 8h	42
TMS membres supérieurs	Gestes répétés, vibrations	57, 69
Affections du rachis lombaire	Manutention charges	97

◆ **Indemnisation en cas de reconnaissance :**

- Prise en charge à **100 %** des soins liés à la pathologie.
- Rente ou capital selon le **taux d'incapacité permanente partielle (IPP)**.
- Droit à un **reclassement**, une formation ou un aménagement de poste.
- Indemnisation complémentaire possible si **faute inexcusable de l'employeur**.

📌 Question EVC 2009

Quels sont les critères d'imputabilité d'une maladie professionnelle ?

Selon l'article **L.461-1 du Code de la Sécurité Sociale**, une maladie est présumée d'origine professionnelle si :

1. Elle figure dans un **tableau de maladie professionnelle**.
2. Elle est **diagnostiquée médicalement**.
3. Elle est **contractée dans les conditions prévues** par le tableau (délai de prise en charge, liste limitative de travaux).
4. Le salarié a **été exposé** au risque dans son emploi.

❗ Si un des critères n'est pas rempli, la maladie peut faire l'objet d'une **reconnaissance individuelle** par un **Comité Régional de Reconnaissance des Maladies Professionnelles (CRRMP)**.

📌 Question EVC 2011

Quels éléments retrouvez-vous dans un tableau de maladie professionnelle ? Citez 3 exemples de tableaux.

📌 **Éléments d'un tableau de maladie professionnelle**

Chaque tableau de maladie professionnelle (MP), annexé au Code de la Sécurité sociale (article L.461-1 et suivants), comporte **trois colonnes essentielles** :

Colonne	Contenu
1. **Désignation de la maladie**	Nom précis de la pathologie reconnue (ex. : cancer broncho-pulmonaire, saturnisme, tendinite...)
2. **Délai de prise en charge**	Délai maximal entre la fin de l'exposition au risque et l'apparition des premiers symptômes pour que la MP soit reconnue automatiquement
3. **Liste limitative des travaux**	Activités professionnelles susceptibles d'avoir causé la maladie (types de tâches, expositions)

📌 Trois exemples de tableaux avec leurs éléments

1. Tableau n°30 : Affections provoquées par l'amiante

- **Désignation de la maladie** :
    - Mésothéliome, plaques pleurales, fibrose interstitielle (asbestose), cancer broncho-pulmonaire.
- **Délai de prise en charge** :
    - 35 ans pour les plaques pleurales.
    - 10 à 30 ans pour les cancers selon la pathologie.
- **Travaux concernés** :
    - Déflocage, calorifugeage, maintenance ou dépose de matériaux contenant de l'amiante.

2. Tableau n°1 : Intoxication par le plomb et ses composés (Saturnisme)

- **Désignation de la maladie** :
    - Anémie, atteintes neurologiques, troubles digestifs, atteintes rénales.
- **Délai de prise en charge** :
    - 1 an.
- **Travaux concernés** :
    - Travaux de fonderie, soudure de batteries, décapage de peinture au plomb.

3. Tableau n°42 : Surdité provoquée par les bruits professionnels

- **Désignation de la maladie** :
  - Surdité bilatérale, neurosensorielle, irréversible.
- **Délai de prise en charge** :
  - 1 an à compter de la cessation de l'exposition.
  - **Travaux concernés** :Travaux exposant à un bruit > 85 dB(A) pendant au moins 1 an cumulé (industrie, BTP, scieries...).

> 📌 **Question EVC 2014**
>
> **Qu'est-ce que l'incapacité permanente partielle (IPP) ? À quoi sert-elle ?**

L'**IPP** est un **taux d'incapacité** attribué par un médecin-conseil de la CPAM en cas de séquelle après une maladie professionnelle ou un accident du travail.

Elle sert à :

- Évaluer les **séquelles définitives** sur la capacité de travail.
- Déterminer **le montant de l'indemnisation** (rente ou capital selon le taux).
- Ouvrir des droits au **maintien dans l'emploi** ou à une **reconversion professionnelle**.

📌 Seuils :

- <10 % → indemnisation en **capital**
- ≥ 10 % → indemnisation en **rente viagère**

> 📌 **Question EVC 2017**
>
> **Citez les 3 types de présomption d'origine pour une maladie professionnelle.**

Les 3 alinéas de l'article **L.461-1 du Code de la sécurité sociale** :

1. **Alinéa 2** : Présomption d'origine **automatique** si toutes les conditions du tableau sont remplies.
2. **Alinéa 3** : En cas de **travaux non listés**, passage en **CRRMP**.
3. **Alinéa 4** : Si la **maladie ne figure dans aucun tableau**, mais qu'il existe un **lien direct** avec l'activité professionnelle → évaluation par le **CRRMP**.

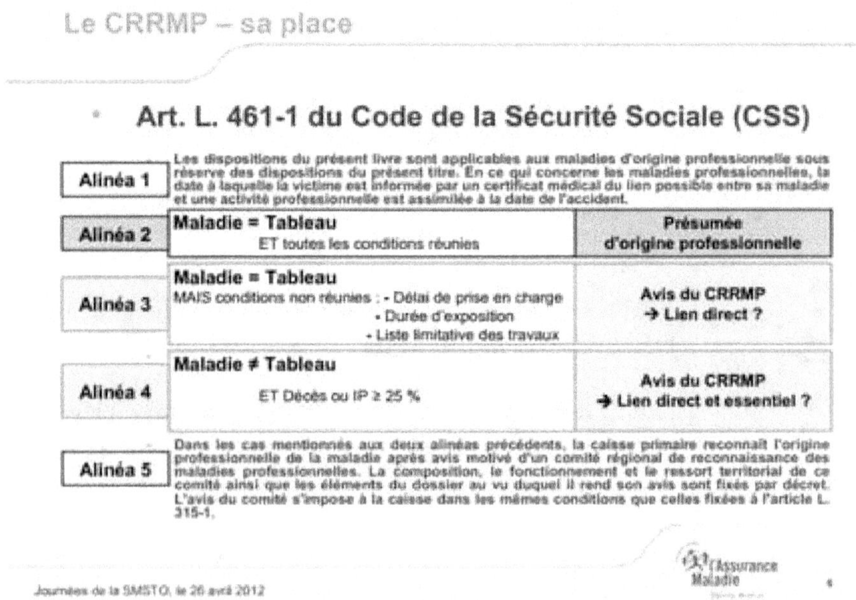
Le CRRMP – sa place
Art. L. 461-1 du Code de la Sécurité Sociale (CSS)
Alinéa 1
Les dispositions du présent livre sont applicables aux maladies d'origine professionnelle sous réserve des dispositions du présent titre. En ce qui concerne les maladies professionnelles, la date à laquelle la victime est informée par un certificat médical du lien possible entre sa maladie et une activité professionnelle est assimilée à la date de l'accident.
Alinéa 2
Maladie = Tableau
ET toutes les conditions réunies
Présumée d'origine professionnelle
Alinéa 3
Maladie = Tableau
MAIS conditions non réunies : - Délai de prise en charge
- Durée d'exposition
- Liste limitative des travaux
Avis du CRRMP
→ Lien direct ?
Alinéa 4
Maladie ≠ Tableau
ET Décès ou IP ≥ 25 %
Avis du CRRMP
→ Lien direct et essentiel ?
Alinéa 5
Dans les cas mentionnés aux deux alinéas précédents, la caisse primaire reconnaît l'origine professionnelle de la maladie après avis motivé d'un comité régional de reconnaissance des maladies professionnelles. La composition, le fonctionnement et le ressort territorial de ce comité ainsi que les éléments du dossier au vu duquel il rend son avis sont fixés par décret. L'avis du comité s'impose à la caisse dans les mêmes conditions que celles fixées à l'article L. 315-1.
Journées de la SMSTO, le 26 avril 2012
L'Assurance Maladie

✅ EVC 2010 – Question 6

Définissez les caractéristiques du bruit en milieu professionnel et les pathologies auditives associées.

◆ Définition du bruit professionnel

Le **bruit** est défini comme une **agression sonore** perçue comme gênante ou nocive. En santé au travail, il s'agit d'un **facteur de risque physique**, souvent présent dans l'industrie, le BTP, les ateliers ou les transports.

◆ Caractéristiques du bruit professionnel

Paramètre	**Définition**
Intensité	Mesurée en décibels (dB). À partir de **80 dB**, le risque auditif augmente.
Durée	Plus l'exposition est longue, plus le risque est élevé.
Fréquence	Sons aigus plus dangereux.
Pic de bruit	Risque immédiat pour des bruits > 135 dB.

◆ Effets du bruit sur la santé

Effets auditifs	**Effets extra-auditifs**
Surdité professionnelle	Fatigue, stress, irritabilité
Acouphènes (sifflements)	Troubles du sommeil
Hypoacousie irréversible	Troubles cardiovasculaires, digestifs

◆ **Surdité professionnelle**

Définition :

Perte auditive **neurosensorielle, bilatérale, irréversible**, due à une exposition prolongée au bruit au travail.

Audiogramme typique :

- Perte dans les **fréquences 4000 Hz** en premier.
- Descente en pente à droite sur l'audiogramme.

◆ **Tableau n°42 des maladies professionnelles**

Maladie	Conditions	Délai de prise en charge
Surdité	Exposition ≥ 85 dB pendant au moins 1 an	1 an après cessation de l'exposition

◆ **Exemples de métiers à risque**

- Ouvriers du BTP (marteaux-piqueurs)
- Mécaniciens, chaudronniers
- Musiciens, DJ, agents de maintenance
- Personnel de tarmac (aéroport)

◆ **Prévention du risque bruit**

✅ **Protection collective :**

- Isolement acoustique des machines.
- Réduction des émissions sonores.
- Encloisonnement des postes bruyants.

✅ **Protection individuelle :**

- Casques anti-bruit, bouchons moulés.
- Signalétique de zones à risque.

◆ **Rôle du médecin du travail**

- **Suivi audiométrique régulier** des travailleurs exposés.
- Repérage précoce de troubles auditifs.
- Déclaration en **maladie professionnelle (Tableau 42)** si critères remplis.
- Éducation aux risques auditifs.
- Orientation vers un ORL si nécessaire.

Asthme professionnel

> ✅ **EVC 2012 – Question 6**
>
> *Quelles sont les causes professionnelles les plus fréquentes d'asthme ?*
> *Comment en faire le diagnostic et que proposez-vous au salarié ?*

◆ Définition

L'**asthme professionnel** est une maladie respiratoire **d'origine professionnelle**, caractérisée par une **obstruction bronchique réversible** provoquée ou aggravée par des substances présentes dans le milieu de travail.

☞ Deux grands types :

- **Asthme professionnel avec période de latence** : mécanisme immunologique (allergique, sensibilisation).
- **Asthme professionnel sans période de latence** : mécanisme irritatif (exposition massive aiguë).

◆ Agents responsables fréquents

Agent sensibilisant	Secteurs concernés
Farine (boulangerie)	Boulanger, pâtissier
Latex	Personnel soignant
Iso/diisocyanates	Peintres, plasturgistes
Animaux de laboratoire	Chercheurs, vétérinaires
Poussières de bois	Menuisiers
Enzymes (détergents, produits bio)	Industrie chimique, nettoyage

◆ **Signes cliniques évocateurs**

- Toux, dyspnée, oppression thoracique.
- Symptômes **régressant en période de repos** (vacances, week-end).
- Aggravation en **fin de poste** ou en **fin de semaine**.

◆ **Diagnostic d'asthme professionnel**

Étape	**Méthode / outil**
Interrogatoire	Chronologie des symptômes, lien avec le travail
Spirométrie	Obstruction bronchique réversible après bronchodilatateur
EFR / Test de provocation non spécifique	Hyperréactivité bronchique
Test de provocation spécifique	Rare, en centre spécialisé
Dosage IgE spécifiques	Si mécanisme allergique suspecté
Journal des symptômes	Comparaison période travail/vacances

◆ **Tableaux de Maladies Professionnelles**

Régime	**Tableau**	**Agent**
Régime général	Tableau n°66	Agents allergisants
Régime agricole	Tableau n°44	Exposition professionnelle à divers allergènes

◆ **Prise en charge du salarié**

- **Aménagement ou changement de poste** pour supprimer l'exposition.
- **Traitement médical de l'asthme** (bronchodilatateurs, corticoïdes).
- **Reconnaissance en maladie professionnelle**.
- **Information de l'employeur** dans le respect du secret médical.
- Éventuellement : **avis d'inaptitude** si maintien impossible.

◆ **Prévention**

✅ **Collective :**

- Substitution des produits allergènes.
- Captage à la source.
- Aération / ventilation des postes.

✅ **Individuelle :**

- Port de masque filtrant (FFP3).
- Hygiène des mains et du visage.
- Éducation aux signes précoces de l'asthme.

◆ **Rôle du médecin du travail**

- Dépistage précoce lors des visites périodiques.
- Suivi renforcé des salariés exposés à des agents sensibilisants.
- Conseil sur l'aménagement de poste.
- Coordination avec le médecin traitant ou un pneumologue.
- Préparation du **dossier de reconnaissance en MP** si critères remplis.

✔ Vaccinations obligatoires et recommandées en milieu professionnel – Focus Hép B

> **✓ EVC 2011 – Question 2**
>
> Dans quels cas la vaccination contre l'hépatite B est-elle obligatoire ?
> Comment peut-on s'assurer de l'efficacité de cette vaccination ?

◆ Vaccinations en santé au travail

En France, certaines **vaccinations sont obligatoires ou fortement recommandées** en fonction des risques professionnels et du secteur d'activité, notamment dans les milieux de soins, d'agroalimentaire, d'assainissement ou en contact avec certains agents biologiques.

Référence : *Article R. 4426-6 du Code du travail*

◆ Vaccination contre l'Hépatite B

✓ Obligation professionnelle

Obligatoire pour :

- Professionnels de santé (médecins, infirmiers, sages-femmes, dentistes…)
- Étudiants en santé
- Personnels de laboratoire manipulant du sang ou des liquides biologiques
- Établissements médico-sociaux, d'hébergement et de soins

📍 **Recommandée** pour :

- Agents de sécurité, forces de l'ordre
- Pompiers, ambulanciers
- Travailleurs du secteur du nettoyage, assainissement

Comment vérifier l'efficacité de la vaccination ?

Après **la 3e dose**, on effectue un **dosage des anticorps anti-HBs** :

Résultat	Interprétation
≥ 100 UI/L	Réponse vaccinale efficace
10 à 99 UI/L	Réponse faible, une dose supplémentaire peut être indiquée
< 10 UI/L	Pas de réponse : vérifier l'absence d'infection chronique (AgHBs) ou revacciner

✅ Le taux d'anticorps est considéré **protecteur si ≥ 10 UI/L**.

◆ **Suivi et rôle du médecin du travail**

- **Vérifie l'immunisation lors de la visite d'embauche**.
- **Informe sur les risques** et la nécessité de la vaccination.
- Organise les **rappels ou revaccinations** si nécessaire.
- **Peut déclarer une contre-indication médicale** à la vaccination.

⛔ Le salarié non vacciné ne peut exercer dans certains postes s'il n'y a pas d'immunité ni de contre-indication justifiée.

◆ **Accident d'exposition au sang (AES)**

Un AES est un **contact accidentel avec du sang ou un liquide biologique potentiellement infectieux**, par piqûre, coupure, projection sur muqueuse ou peau lésée.

✅ **Conduite à tenir en cas d'AES**

1. **Laver immédiatement à l'eau et au savon** (ou sérum physiologique).
2. **Désinfecter** avec un antiseptique (Dakin, Bétadine…).
3. **Contacter un médecin référent (urgences / infectiologue)**.
4. **Évaluer le risque viral** (statut du patient source si connu).
5. **Faire un test sérologique immédiat et à 1-3-6 mois.**
6. **Mettre en place un traitement prophylactique si nécessaire**.

📌 Le **vaccin contre l'hépatite B** permet une **protection efficace**, mais le médecin évaluera toujours la situation selon l'immunisation du salarié.

📝 **Reconnaissance en maladie professionnelle**

🔎 **Tableau n°45 du régime général :**

Affections dues au virus de l'hépatite B à la suite d'une exposition professionnelle au sang ou à des liquides biologiques.

Délai de prise en charge : 6 mois
Travaux concernés : soins, manipulation de sang ou liquides biologiques, exposition à du matériel souillé.

✅ EVC 2012 – Question 3

Décrivez les mesures à prendre après un accident d'exposition au sang (AES).

✅ EVC 2017 – Question 9

Citez les examens complémentaires à demander lors du suivi médical d'un technicien de laboratoire en lien avec le risque infectieux.

📋 Définition d'un AES

Un **accident d'exposition au sang (AES)** est un **contact accidentel** avec du sang ou un liquide biologique potentiellement contaminant. Il peut survenir par :

- **Piqûre** (aiguille souillée)
- **Coupure** (verre, scalpel…)
- **Projection** sur muqueuses (yeux, bouche) ou peau lésée

⚠️Risques principaux

Agents pathogènes	Conséquences possibles
Virus de l'hépatite B (VHB)	Hépatite aiguë ou chronique, cirrhose, cancer hépatique
Virus de l'hépatite C (VHC)	Hépatite chronique, cirrhose, cancer
VIH	Risque de séroconversion (rare mais grave)

Conduite à tenir en cas d'AES

1. **Nettoyage immédiat** : eau + savon, désinfection à la Bétadine dermique (ou autre antiseptique adapté).

2. **Déclaration immédiate** à la hiérarchie ou au médecin référent.
3. **Prise en charge médicale en urgence** dans les 4 heures.
4. **Bilan biologique** :
   - Statut sérologique du patient source (si connu) : VIH, VHB, VHC
   - Statut du salarié : sérologie de base et suivi
5. **Traitement prophylactique post-exposition (TPE)** :
   - Prescrit en urgence si exposition à risque (ex. VIH)
   - Suivi sérologique : J0, 6 semaines, 3 mois, 6 mois

💉 Vaccinations obligatoires en milieu professionnel

Référence : Code de la santé publique – art. R3112-1 et recommandations du Haut Conseil de la Santé Publique (HCSP)

Vaccin	**Obligation**	**Public concerné**
Hépatite B	Obligatoire	Personnel de santé, médico-social, laboratoires
Diphtérie-Tétanos-Polio (DTP)	Recommandé	Tous professionnels
Coqueluche / Grippe	Recommandé	Soignants, EHPAD, maternités
COVID-19	Recommandé	Professionnels de santé selon politique en vigueur

⚠️Pour les professionnels en contact avec du sang, la **preuve de l'immunisation (anticorps anti-HBs)** est requise pour le vaccin contre l'hépatite B.

Surveillance médicale

- **Suivi sérologique régulier** pour le personnel exposé.
- **Déclaration obligatoire** des AES (registre SST ou déclaration accident du travail selon le cas).
- **Sensibilisation et formation** des professionnels au risque infectieux.
- **Équipements de protection individuelle (EPI)** : gants, lunettes, masques.

Contexte :

Le technicien de laboratoire est exposé à un **risque biologique infectieux**, en particulier lors de la manipulation d'agents pathogènes (sang, liquides biologiques, cultures, prélèvements…). Un suivi médical adapté est essentiel pour détecter précocement une éventuelle contamination.

📋 Examens complémentaires recommandés (selon le contexte d'exposition) :

Examen	Indication	Fréquence
Sérologies vaccinales (HBs, éventuellement VHB, VHC, VIH)	Contrôle du statut immunitaire contre les infections transmises par le sang	Avant l'affectation, puis si incident ou exposition
Sérologie hépatite B (HBsAg, Ac anti-HBs)	Vérification de l'efficacité vaccinale / statut infectieux	Avant embauche, puis en fonction du statut
IDR tuberculinique ou test IGRA	Dépistage d'une infection tuberculeuse latente (si exposition à mycobactéries)	Avant embauche, puis surveillance en cas d'exposition
NFS complète	Surveiller une éventuelle altération liée à une infection ou à une exposition chronique	À adapter selon symptômes ou contexte infectieux
Examen de la vaccination à jour	DTP, hépatite B (obligatoire), éventuellement grippe ou Covid-19 selon recommandations	Annuel ou selon les rappels prévus

💉 Vaccinations obligatoires ou recommandées :

- **Vaccination hépatite B** : **Obligatoire** pour les professionnels exposés au sang (décret n° 92-189).
- **DTP (Diphtérie-Tétanos-Poliomyélite)** : Rappel tous les 20 ans.
- **Coqueluche** : Recommandée si travail avec des jeunes enfants.
- **Grippe / Covid-19** : Recommandées annuellement.

Thématique : Rayonnements ionisants

Définitions essentielles

✅ **EVC 2013 – Question 6**

Quels sont les effets sur la santé des rayonnements ionisants ?

✅ **EVC 2012 – Question 4**

Décrivez la surveillance médicale des travailleurs exposés aux rayonnements ionisants.

✅ **EVC 2010 – Question 5**

Quels sont les principes de radioprotection en milieu professionnel ?

Type de rayonnement	Caractéristiques
Rayonnements ionisants (RI)	Rayonnements à haute énergie capables d'ioniser les atomes (ex : rayons X, gamma, particules alpha et bêta)
Rayonnements non ionisants (RNI)	Ondes électromagnétiques n'ayant pas assez d'énergie pour ioniser (ex : UV, IR, micro-ondes, ondes radio)
Champs électromagnétiques (CEM)	Champs générés par les installations électriques, appareils électroniques, antennes, IRM…

Effets des rayonnements ionisants sur la santé

Type d'effet	Conséquences cliniques
Effets immédiats (aigus)	Nausées, brûlures cutanées, troubles hématologiques (syndrome d'irradiation aiguë)
Effets différés	Cancers (thyroïde, leucémie, sein…), cataracte, stérilité, anomalies génétiques

Effets stochastiques	Sans seuil, probabilité dépendante de la dose (ex : cancer)
Effets déterministes	Avec seuil, gravité liée à la dose (ex : nécrose cutanée, aplasie médullaire)

🔍 Surveillance médicale des travailleurs exposés (RI)

Suivi spécifique sous forme de **Suivi Individuel Renforcé (SIR)** :

Examen	**Fréquence / Modalité**
Visite médicale d'embauche	Obligatoire avant affectation
Visite périodique	Tous les 2 ans max (souvent annuel)
Examen clinique ciblé	Hématologie, thyroïde, peau, reproduction…
Surveillance dosimétrique	Dosimètre passif ou opérationnel (port obligatoire)
Dossier médical spécifique	Conservé au moins 50 ans

⚠️Exposition à plus de **6 mSv/an** → suivi renforcé + visite annuelle obligatoire.

✏️ Principes de radioprotection (décret du 4 juin 2018)

1. **Justification** : toute exposition doit être médicalement justifiée.
2. **Optimisation** : la dose doit être la plus faible possible (principe ALARA).
3. **Limitation** : respect des **valeurs limites réglementaires**.

Exposition professionnelle	**Valeur limite annuelle**
Corps entier	20 mSv / an
Cristallin	20 mSv / an
Peau	500 mSv / an

⚠️Cas particulier : femme enceinte exposée aux RI

- **Déclaration obligatoire** à la médecine du travail.

- Évaluation immédiate du risque par l'employeur et le médecin du travail.
- Affectation temporaire possible (ou éviction) pour protéger le fœtus.
- Limite d'exposition fœtale : **1 mSv pendant toute la grossesse**.

Exemples de professions exposées

- Manipulateurs radio / radiologues
- Médecins nucléaires / vétérinaires
- Techniciens industriels (ressuage, gammagraphie)
- Métiers en centrale nucléaire, contrôleurs de bagages aériens

☽ Thématique : Travail de nuit / Travail posté

> ✅ **EVC 2013 – Question 10**
>
> *Quels sont les effets du travail posté et du travail de nuit sur la santé des travailleurs ?*
>
> ✅ **EVC 2018 – Question 3**
>
> *Travail de nuit : quelles sont les obligations de l'employeur ?*

🕮 Définitions & cadre réglementaire

◆ Travail de nuit (selon le Code du travail - Art. L.3122-1)

Toute activité effectuée entre **21h et 6h**.
Un salarié est **travailleur de nuit** s'il :

- Travaille au moins **3 heures de travail de nuit par jour**, au moins **2 fois par semaine, ou**
- Réalise **270 heures de travail de nuit** sur une période de 12 mois.

◆ Travail posté : Mode d'organisation où les équipes se relaient sur un même poste afin d'assurer une continuité de production. Inclut **le travail en horaires décalés** ou **par rotation (2x8, 3x8, 4x8...)**.

⚠️Effets du travail de nuit / travail posté sur la santé

Domaine	Effets sur la santé
Cycle veille-sommeil	Troubles du sommeil, insomnie, fatigue chronique
Santé mentale	Anxiété, dépression, isolement social
Santé cardiovasculaire	Hypertension, augmentation du risque d'AVC
□□ Métabolisme	Obésité, diabète de type 2, dyslipidémies

Santé reproductive	Troubles menstruels, augmentation du risque de fausses couches
Cancérogénicité	Le **CIRC** classe le travail de nuit comme **probablement cancérogène (Groupe 2A)** : augmentation du risque de cancer du sein et de la prostate

Obligations de l'employeur (EVC 2018)

Obligation	Référence / Détail
Évaluation des risques	DUERP (Document Unique) mis à jour
Surveillance médicale renforcée	Avant l'affectation, puis au moins tous les 3 ans
Information du médecin du travail	Obligatoire pour tous les travailleurs de nuit
Mesures de prévention	Aménagement des horaires, pauses suffisantes
Priorité au reclassement de jour	En cas de problème de santé avéré lié au travail de nuit
Consultation du CSE	Pour tout recours au travail de nuit

Rôle du médecin du travail

- Réalise un **suivi individuel renforcé**.
- Évalue l'**aptitude au poste**.
- Peut **proposer un aménagement d'horaire** ou **reclassement** en cas de contre-indication.
- Participe à la prévention des **troubles du rythme veille-sommeil**.
- Contribue à l'**amélioration des conditions de travail posté** (pause, rotation des horaires...).

À retenir pour l'EVC

- Effets du travail de nuit/posté = troubles multiples (sommeil, métabolisme, reproduction, santé mentale, cancer).
- Surveillance renforcée et rôle actif du médecin du travail.
- Travail de nuit = reconnu comme facteur de pénibilité au travail.
- Obligations employeur = Code du travail (L.3122), consultation CSE, reclassement, DUERP, suivi médical.

Thématique : Travail temporaire / Intérim / Jeunes travailleurs

✅ **EVC 2015 – Question 6**

Quels sont les points de vigilance lors de l'embauche d'un salarié en intérim sur un poste à risque ?

✅ **EVC 2017 – Question 3**

Quelles sont les obligations de l'entreprise utilisatrice en matière de prévention pour les intérimaires ?

✅ **EVC 2019 – Question 4**

Jeunes travailleurs : quelles sont les règles spécifiques de santé au travail ?

Travail temporaire / Intérim : Règles et obligations

◆ **Définition**

Un salarié intérimaire est embauché par une **entreprise de travail temporaire (ETT)**, qui le met à disposition d'une **entreprise utilisatrice** pour effectuer une **mission limitée dans le temps**.

🏁 **Contexte**

Les salariés intérimaires bénéficient d'une protection équivalente aux salariés permanents en matière de santé au travail, **notamment sur les postes à risque**, où des obligations renforcées s'appliquent. L'employeur utilisateur et l'agence d'intérim ont des responsabilités partagées.

📌 Points de vigilance à l'embauche d'un salarié intérimaire sur un poste à risque

1. Identification du poste à risque

- Vérifier si le poste est classé en **Suivi Individuel Renforcé (SIR)** (exposition à agents CMR, bruit > 85 dB, travail en hauteur, etc.).
- S'assurer que le poste figure dans la **liste des postes à risque de l'entreprise** (conformément au DUERP).

2. Visite médicale préalable obligatoire

- Le salarié intérimaire doit avoir passé une **visite médicale d'aptitude** avant d'être affecté à un poste à risque.
- Cette visite est réalisée par le **médecin du travail du service de santé au travail de l'agence d'intérim** (pas par celui de l'entreprise utilisatrice).
- Si une visite a déjà été faite dans les 2 dernières années (ou 1 an pour les CMR), un **avis d'aptitude valide peut être réutilisé**.

3. Transmission de la fiche de poste à l'agence d'intérim

- L'entreprise utilisatrice doit décrire précisément les risques du poste (bruit, chimie, port de charges, etc.).
- L'agence doit en tenir compte pour organiser la surveillance médicale appropriée.

4. Accueil sécurité obligatoire

- L'entreprise utilisatrice doit réaliser **un accueil sécurité renforcé** :
    - Présentation des risques du poste.
    - Formation à l'utilisation des équipements de protection individuelle (EPI).
    - Explication des consignes de sécurité.

5. Équipements de protection individuelle (EPI)

- Les EPI doivent être **fournis par l'entreprise utilisatrice**, adaptés au poste et en bon état.

6. Traçabilité et documentation

- Traçabilité de l'exposition au poste à risque : consigner dans le **registre des intérimaires**, dans le **DUERP**, et dans la **Fiche d'entreprise**.
- En cas d'exposition à un agent CMR, établir une **Fiche d'exposition** individuelle.

◆ Obligations de l'entreprise utilisatrice

Obligation	Détail
Évaluation des risques du poste	Mise à jour du DUERP, poste à risques notifié
Accueil sécurité	Formation à la sécurité avant la prise de poste
Surveillance médicale	Si le poste est à risque → visite préalable (réalisée par le service de santé de l'ETT)
Fiche de poste	Remise obligatoire à l'entreprise de travail temporaire
Conditions équivalentes	L'intérimaire bénéficie des **mêmes protections** que les salariés de l'entreprise utilisatrice (EPI, conditions de travail, horaires, accès à la cantine, etc.)

◆ Rôle du médecin du travail de l'ETT

- Évalue l'**aptitude médicale** avant la mission (si poste à risque).
- Participe à la **traçabilité des expositions professionnelles**.
- Assure un **suivi renforcé** si nécessaire (expositions chimiques, bruit, etc.).

👨‍🎓 Jeunes travailleurs (< 18 ans)

◆ Cadre réglementaire spécifique

Point de vigilance	Règle applicable
Autorisation d'emploi	Requise pour les moins de 16 ans (sauf stage)
Surveillance médicale	**Avant l'affectation au poste**, puis régulière
Interdictions	Travaux dangereux, horaires de nuit, port de charges lourdes
Temps de travail	Max. 8h/jour et 35h/semaine ; pause de 30 min après 4h30 de travail
Encadrement	Doit être renforcé par un tuteur ou supérieur hiérarchique

◆ Rôle du médecin du travail

- Émet un **avis d'aptitude spécifique**.
- Participe à la **prévention des risques liés à l'âge et à l'inexpérience**.
- Peut demander un aménagement du poste ou refuser l'affectation.

📚 Points à retenir pour l'EVC

- Les intérimaires bénéficient des **mêmes droits** que les salariés classiques en termes de sécurité et de santé.
- Les **entreprises utilisatrices** ont une part importante de responsabilité (évaluation, accueil, conditions de travail).
- Pour les **jeunes travailleurs**, la loi impose des **restrictions strictes** et une surveillance accrue.
- Le **médecin du travail** joue un rôle-clé dans le **repérage des risques**, l'**information**, la **prévention** et le **suivi adapté** de ces populations spécifiques.

📌 Question EVC 2012

Expliquez la notion de valeur limite d'exposition professionnelle (VLEP).

Les **Valeurs Limites d'Exposition Professionnelle (VLEP)** sont des références réglementaires utilisées pour évaluer et limiter l'exposition des travailleurs aux agents chimiques dangereux. Elles sont définies par :

- **VLEP-8h (valeur moyenne pondérée)** : Moyenne de concentration sur 8 heures (journée de travail type).
- **VLEP-CT (court terme)** : Exposition maximale tolérée sur une courte durée (15 minutes).

Les VLEP peuvent être :

- **Contraignantes** : imposées par la réglementation, l'employeur doit les respecter strictement.
- **Indicatives** : fixées à titre de recommandation (souvent par l'INRS ou l'ANSES).

☞ En pratique, les VLEP permettent d'**évaluer les risques**, de **mettre en place des moyens de prévention** (ventilation, EPI), et d'assurer un **suivi médical adapté**.

📌 Question EVC 2014 – Q2

Définir la notion de seuil limite d'exposition professionnelle (VLEP). Quels sont les 3 types de VLEP existants ?

VLEP : Valeur limite réglementaire fixant le **niveau maximal de concentration d'un agent chimique** dans l'air sur le lieu de travail, au-delà duquel la santé du travailleur peut être mise en danger.

Type de VLEP	Définition
VLEP-8h (moyenne)	Exposition moyenne admissible sur une journée de travail de 8h
VLEP-CT (court terme)	Pic d'exposition à ne pas dépasser sur 15 min

📌 Question EVC 2016

Définissez et illustrez la notion de risque chimique.

Le **risque chimique** est le **danger lié à l'exposition à une substance chimique**, susceptible de porter atteinte à la santé du travailleur. Il dépend de :

- **La dangerosité du produit** (toxique, corrosif, CMR…)
- **La durée, la fréquence, la nature de l'exposition**
- **Les conditions de travail** (ventilation, gestes, EPI)

Exemples :

- Exposition au benzène (CMR) → risque de leucémie.
- Inhalation de solvants organiques → atteintes neurologiques.

☞ L'évaluation du risque chimique passe par la **fiche de données de sécurité (FDS)**, la **substitution si possible**, et une **surveillance médicale renforcée** (examen clinique, IBE, etc.).

Exemple concret : le benzène (cas classique en EVC)

Élément	Illustration
Produit	Benzène (C_6H_6) – solvant aromatique
Danger	Cancérogène (groupe 1 CIRC), hématotoxique
Exposition	Par inhalation dans un atelier mal ventilé (ex. : raffinerie, mécanique)
Risque chimique	Risque de développer une leucémie (ex. LAM) ou une anémie après exposition chronique

Effets possibles des agents chimiques

- **Aigus** : brûlure, irritation, intoxication immédiate.
- **Chroniques** : cancer, troubles neurologiques, stérilité, maladies professionnelles.
- **Effets combinés** : plusieurs substances peuvent interagir (effets additifs, synergiques…).

Prévention du risque chimique

Niveau	Action
Évaluation	Inventaire des produits, FDS, métrologie, SEIRICH
Substitution	Remplacement par un produit moins dangereux
Protection collective	Ventilation, capteurs à la source
Protection individuelle	Gants, masques, lunettes, blouse

Surveillance médicale	Examens biologiques, IBE (ex. : plombémie)

📌 **Question EVC 2020**

Quelles sont les 4 étapes de l'évaluation des risques chimiques professionnels en entreprise ? Pour chacune, citez les éléments à utiliser.

Selon l'INRS, l'évaluation des risques chimiques suit 4 grandes étapes :

1. **Inventaire des produits chimiques utilisés**
    - Fiches de données de sécurité (FDS)
    - Registre des produits
    - Étiquetage
2. **Identification des dangers**
    - Classification CLP (pictogrammes, phrases H)
    - Substances CMR (cancérogènes, mutagènes, reprotoxiques)
3. **Évaluation de l'exposition**
    - Fréquence, durée, mode d'utilisation
    - Exposition cutanée ou respiratoire
    - Mesures d'atmosphère / IBE
4. **Classement du niveau de risque**
    - Grilles INRS (ex. SEIRICH)
    - Analyse des tâches
    - Hiérarchisation des priorités d'action

📌 Question EVC 2020 – Q2

Quelles sont les 4 étapes de l'évaluation des risques chimiques professionnels en entreprise ? Pour chacune, citez les éléments à prendre en compte.

Étape	**Éléments à prendre en compte**
1. Inventaire des produits	Liste des substances utilisées, Fiches de Données de Sécurité (FDS)
2. Identification des dangers	Propriétés toxiques, mentions de danger, pictogrammes
3. Évaluation de l'exposition	Fréquence, durée, mode d'utilisation, ventilation
4. Hiérarchisation et plan d'action	Prioriser les risques, mettre en place des mesures de prévention

📌 Question EVC 2020 – Q3

Citez 8 avantages de la surveillance biologique de l'exposition par rapport aux mesurages atmosphériques.

La **surveillance biologique de l'exposition (SBE)** consiste à mesurer des indicateurs biologiques (IBE) dans les urines, le sang ou l'air expiré. Elle présente plusieurs avantages :

1. Évalue **l'absorption réelle** par toutes les voies (respiratoire, cutanée…).
2. Tient compte du **comportement individuel** (hygiène, gestes…).
3. Prend en compte l'**efficacité des EPI**.
4. Permet un **suivi individuel** dans le temps.
5. Détecte les **accumulations progressives**.

6. Complète les mesures atmosphériques dans des environnements complexes.
7. Aide à **adapter le poste** ou le suivi médical.
8. Permet une **intervention précoce en cas de dépassement de seuil**.

📌 Question EVC 2012 – Q2

Citez les principales voies de pénétration des produits chimiques dans l'organisme. Donnez des exemples.

Voie de pénétration	Exemples
Voie respiratoire	Inhalation de solvants, poussières d'amiante, vapeurs toxiques
Voie cutanée	Contact avec solvants (benzène, toluène), pesticides
Voie digestive	Mains souillées portant à la bouche, contamination indirecte
Voie parentérale (accidentelle)	Piqûres, coupures avec objets souillés

📌 Question EVC 2015 – Q2

Quelles sont les obligations de l'employeur en cas d'utilisation de substances chimiques dangereuses ?

1. **Évaluer les risques** (DUERP).
2. **Remplacer les substances dangereuses** si possible (principe de substitution).
3. **Fournir les équipements de protection individuelle (EPI)**.
4. **Former et informer les salariés**.
5. **Respecter les VLEP réglementaires**.

6. **Assurer le suivi médical adapté** (VIP ou SIR).

📌 Question EVC 2020 – Q1

Citez 3 étiologies professionnelles du cancer broncho-pulmonaire qui font l'objet d'un tableau de maladie professionnelle du Régime Général.

1. **Amiante** (Tableau n°30)
2. **Silice cristalline** (Tableau n°25 A)
3. **Arsénic et ses composés minéraux** (Tableau n°20 bis)
4. **Hydrocarbures aromatiques polycycliques (HAP)** (Tableau n°16 bis)

☞ Ces expositions sont reconnues comme cancérogènes professionnels pour les voies respiratoires.

📌 Question EVC 2013

Quelles sont les substances toxiques retrouvées dans les postes suivants : soudure, peinture industrielle, entretien des locaux, travaux de démolition ?

Poste	Substances toxiques fréquentes
Soudure	Fumées métalliques (plomb, chrome, nickel), ozone, gaz nitreux
Peinture industrielle	Solvants organiques (toluène, xylène, styrène), isocyanates
Entretien des locaux	Ammoniaque, hypochlorite, acides, détergents
Travaux de démolition	Amiante, poussières de silice, plomb, hydrocarbures

Thématique : Formaldéhyde / Hydrocarbures Aromatiques Polycycliques (HAP)

> ✅ **EVC 2012 – Question 8**
>
> *Citez deux agents cancérogènes classés 1 par le CIRC, en précisant leur secteur d'exposition et leur pathologie associée reconnue comme maladie professionnelle.*

1. Formaldéhyde

📌 Définition

Le **formaldéhyde** (ou formol) est un **gaz incolore à odeur piquante**, utilisé dans la désinfection, l'industrie chimique, la conservation de tissus biologiques, etc.

🔍 Secteurs d'exposition

Secteur	Exemples de professions exposées
Santé	Anatomopathologistes, thanatopracteurs
Industrie bois / textile	Fabrication de panneaux, résines
Laboratoires	Techniciens manipulant des préparations biologiques
Enseignement	Laboratoires de chimie

⚠️Effets sur la santé

Type d'effet	Manifestations
Irritations	Yeux, nez, gorge, peau
Allergies	Asthme, dermatite de contact
Cancérogénicité	**Cancérogène avéré (CIRC Groupe 1)** : Nasopharynx, leucémies

📜 **Reconnaissance en maladie professionnelle**

- **Tableau 43 bis RG** : Rhinopharyngite chronique, cancer du nasopharynx.

✸ 2. Hydrocarbures Aromatiques Polycycliques (HAP)

📌 Définition

Les **HAP** sont un groupe de substances chimiques générées par la **combustion incomplète** de matières organiques (pétrole, bois, charbon, bitume…).

🔍 Secteurs d'exposition

Secteur	Exemples de professions exposées
Travaux routiers	Pose d'enrobés, bitume
Métallurgie	Cokeries, fonderies
Imprimerie	Encres, solvants
Agriculture	Combustion de carburants, feux

⚠️Effets sur la santé

Type d'effet	Manifestations
Cancérogènes	Peau, poumons, vessie
Irritations	Yeux, peau, voies respiratoires
Effets cutanés	Eczéma, photosensibilisation

📜 Reconnaissance en maladie professionnelle

Tableau	Pathologie
Tableau 16 RG	Cancer cutané lié au goudron, bitumes
Tableau 36 RG	Cancer broncho-pulmonaire en lien avec coke ou goudrons
Tableau 22 RG	Cancer de la vessie (industrie chimique)

✅ **Points à retenir pour l'EVC**

- Formaldéhyde et certains HAP sont classés **cancérogènes de Groupe 1 (CIRC)**.
- Ils font partie des **agents CMR (Cancérigènes, Mutagènes, Reprotoxiques)**.
- La **reconnaissance en MP** est possible via plusieurs tableaux (notamment 43 bis, 16, 36…).
- Exposition fréquente dans les **secteurs de la santé, du BTP, de l'industrie chimique et de la métallurgie**.

Exposition à l'amiante

> **📌 Question EVC 2020 – Q5**
>
> **Citez 8 lésions et/ou pathologies associées à une exposition professionnelle à l'amiante.**

L'exposition professionnelle à l'amiante est responsable de plusieurs pathologies **à expression différée**, souvent **plusieurs années (voire décennies)** après l'exposition.

Pathologies bénignes (non cancéreuses) :

1. **Plaques pleurales** :
   - Épaississements localisés de la plèvre, souvent asymptomatiques.
2. **Épanchement pleural bénin** :
   - Accumulation de liquide dans la cavité pleurale, parfois inaugural.
3. **Fibrose pleurale diffuse** :
   - Épaississement étendu de la plèvre entraînant une restriction ventilatoire.
4. **Asbestose (fibrose interstitielle pulmonaire)** :
   - Fibrose des bases pulmonaires liée à une forte exposition chronique.

Pathologies malignes :

5. **Mésothéliome pleural** :
   - Cancer de la plèvre, très fortement associé à l'exposition à l'amiante.
6. **Mésothéliome péritonéal** :
   - Plus rare, mais aussi lié à l'inhalation ou ingestion de fibres d'amiante.
7. **Cancer broncho-pulmonaire** :
   - Risque multiplié chez les fumeurs exposés à l'amiante.

8. **Cancers extra-pulmonaires (probables ou suspectés)** :
    - Larynx, ovaire (reconnus), voire œsophage ou rein (encore débattus).

📌 **Pour aller plus loin (non demandé mais utile pour l'EVC) :**

Tableau MP	Maladie reconnue	Délai de prise en charge	Liste des travaux
Tableau 30	Asbestose, plaques pleurales, épaississements pleuraux…	Variable selon la pathologie	Oui
Tableau 30 bis	Cancers broncho-pulmonaires	35 ans	Oui
Tableau 30 ter	Cancers du larynx et de l'ovaire	35 ans	Oui

📌 **Surveillance médicale post-exposition** :

- Scanner thoracique à basse dose recommandé tous les 2 à 5 ans.
- Consultation annuelle avec le médecin du travail.
- En cas de pathologie : déclaration en MP et saisine du **FIVA** (Fonds d'Indemnisation des Victimes de l'Amiante).

📌 **Question EVC 2013 – Q10**

Un salarié consulte en expliquant un mal-être au travail lié à l'organisation et au fonctionnement de son service. Deux autres salariés du même service se sont déjà plaints. Que faire ?

Risque professionnel suspecté :
→☐ Risques psychosociaux (RPS), notamment *souffrance au travail*, *charge mentale*, *manque de reconnaissance*.

Démarches à effectuer par le médecin du travail :

1. **Signalement à l'employeur**, par **courrier écrit motivé**.
2. **Contenu du signalement** :
   - Description des faits observés (témoignages, effets sur la santé).
   - Références au **Code du travail**, obligation de sécurité (L.4121-1).
3. **Proposition à l'employeur** :
   - Enquête interne, adaptation du poste, médiation, intervention du CSE.
4. **Réponse de l'employeur** :
   - Forme écrite souhaitée. Obligation d'agir.
5. **Suites possibles** :
   - Rapport au CSE, alerte Inspection du Travail si inaction.

📌 Question EVC 2020 – Q10

Un 3e salarié du même service décrit des conditions délétères similaires. L'état de santé des trois est altéré.

Même logique que la question de 2013, avec renforcement du **devoir d'alerte du médecin du travail**.
Importance du **traçage du signalement** et de la **démarche collective**.

📌 Question EVC 2012 – Q7

Quelles sont les conditions d'émergence d'un syndrome de souffrance au travail ? Citez 5 signes cliniques.

Facteurs d'émergence :

- Charge de travail excessive ou mal répartie.
- Conflit de valeurs ou de rôles.
- Absence de reconnaissance.
- Tensions relationnelles (hiérarchie ou collègues).
- Isolement, harcèlement moral ou sexuel.

Signes cliniques :

1. Troubles du sommeil
2. Anxiété
3. Tristesse, pleurs fréquents
4. Irritabilité
5. Douleurs somatiques non expliquées (céphalées, troubles digestifs)

📌 À ne pas confondre avec un **burn-out** (syndrome d'épuisement professionnel), qui est une entité distincte, non reconnue en maladie pro mais **souvent impliquée dans l'inaptitude**.

📌 Question EVC 2014 – Q6

Quelles sont les principales catégories de risques psychosociaux ? Donnez un exemple de chaque.

✅ **Réponse synthétique :**

Catégorie de RPS	Exemple
Intensité et temps de travail	Travail de nuit, surcharge
Exigences émotionnelles	Relation à la souffrance, agressions
Manque d'autonomie	Procédures rigides, absence de marge de manœuvre
Mauvaises relations au travail	Conflits, harcèlement
Insécurité de la situation de travail	CDD, menaces de licenciement
Conflits de valeurs	Tâches incohérentes avec l'éthique professionnelle

Appareil locomoteur – Troubles musculo-squelettiques (TMS) et pathologies rachidiennes

📌 **Question EVC 2020 – Q8**

Quelles sont les deux principales expositions professionnelles à l'origine de pathologies rachidiennes ? Pour chacune de ces expositions, citez 2 métiers concernés.
Quels sont les critères médicaux permettant l'indemnisation de ces pathologies en maladie professionnelle dans le cadre des tableaux ?

✅ **Réponse structurée :**

📌 **1. Expositions professionnelles responsables de pathologies rachidiennes :**

- **Manutention manuelle de charges**
- **Exposition aux vibrations mécaniques (vibrations transmises au corps entier)**

📌 **2. Métiers concernés :**

Exposition	Métiers concernés
Manutentions manuelles répétées	Aidc-soignant(e), manutentionnaire
Vibrations mécaniques (sièges, machines)	Conducteurs d'engins, chauffeurs poids lourds

📌 **3. Critères médicaux pour reconnaissance en maladie professionnelle**

Les pathologies rachidiennes sont reconnues dans le **Tableau n°98** du régime général :

◆ *Affections chroniques du rachis lombaire causées par la manutention manuelle de charges lourdes*

◆ **Critères médicaux :**

- Lombosciatique chronique ou lombo-cruralgie chronique.
- Hernie discale lombaire avec signes neurologiques.
- Sciatalgie chronique associée à une discopathie.
- Imagerie médicale confirmant les lésions (IRM / scanner).
- Durée d'exposition minimale définie (souvent 5 ans).

📌 **Autre tableau important** :

- **Tableau n°97** : Pathologies liées aux vibrations (rachidiennes et autres troubles articulaires).

◆ **Critères médicaux :**

- Dorsalgies / lombalgies chroniques.
- Présence de lésions objectivées radiologiquement.
- Travail prolongé (>2h/j pendant plusieurs années) avec engins vibrants.

📌 Question EVC 2020 – Q9

Devant une dermatite de contact allergique, quels sont les éléments qui vous orientent vers une origine professionnelle ?
Citez 3 étiologies fréquentes de cette pathologie.

✅ **Réponse structurée :**

📌 1. Éléments d'orientation vers une origine professionnelle :

- **Topographie des lésions** : zones en contact direct avec l'agent (mains, avant-bras, visage).
- **Amélioration pendant les congés** ou les arrêts de travail.
- **Exposition documentée** à des agents sensibilisants sur le lieu de travail.
- **Chronologie** : apparition après embauche ou changement de poste.
- **Résistance aux traitements classiques**, récidive à la reprise du travail.
- **Résultats de tests épicutanés** (patch-tests) confirmant une sensibilisation à un produit professionnel.

📌 2. Étiologies professionnelles fréquentes :

Agent sensibilisant	Secteur concerné
Chrome (dans le ciment)	BTP, maçonnerie
Résines époxy / acryliques	Industrie, peinture
Gants en latex / additifs de caoutchouc	Santé, nettoyage
Nickel	Métallurgie, bijouterie
Dérivés du caoutchouc / colles	Fabrication, cordonnerie

📌 **Reconnaissance en maladie professionnelle :**

- **Tableau n°65** : Dermatoses professionnelles (eczéma de contact allergique).
- Délai de prise en charge : **30 jours** après cessation de l'exposition.
- Nécessité de travaux listés dans le tableau (exposition à produits chimiques, irritants, etc.).

📌 **Suivi médical** :

- Surveillance dermatologique en cas d'exposition à agents sensibilisants.
- En cas de confirmation, **proposition d'aménagement ou de reclassement professionnel**.
- **Fiche d'entreprise à mettre à jour** avec les agents chimiques en cause.

📌 Question EVC 2010

Citez les principales visites médicales existantes en santé au travail. Pour chacune d'elles, indiquez son objectif.

📌 Question EVC 2012 – Q5

Quelles sont les différentes modalités de visite médicale organisées par le médecin du travail ? Donnez pour chacune son objectif.

Type de visite	Objectif
Visite d'information et de prévention (VIP)	Repérage précoce de risques pour la santé, information sur les conditions de travail
Suivi individuel renforcé (SIR)	Surveillance des postes à risques spécifiques (CMR, bruit, vibrations, etc.)
Visite de pré-reprise	Anticipation du retour après arrêt de ≥30 jours, évaluation des aménagements nécessaires
Visite de reprise	Vérifier l'aptitude à reprendre le poste après un arrêt maladie de ≥60 jours (ou AT ≥ 30j, ou MP)
Visite à la demande	À l'initiative du salarié, de l'employeur ou du médecin du travail
Visite de fin de carrière	Évaluation de l'exposition à des risques pro (ex : amiante), anticipation du suivi post-pro

📌 Question EVC 2020 - Q4

Dans le cadre du suivi de la santé des travailleurs, qui peut prendre l'initiative de demander une visite de médecine du travail ? Citez 4 situations.

Type de visite	Initiateur(s) possible(s)	Référence légale	Commentaires
Visite d'information et de prévention (VIP)	Employeur	Art. R.4624-10 CT	À organiser dans les 3 mois suivant l'embauche (sauf exemptions).
Visite d'aptitude (SIR)	Employeur	Art. R.4624-23 CT	Obligatoire pour les postes à risque (CMR, hauteur, bruit…). Réalisée par un médecin.
Visite de reprise	Employeur (obligatoire), CPAM, salarié	Art. R.4624-31 CT	Doit être organisée dans les 8 jours suivant la reprise après : • AT ≥30 jours • Maladie ≥60 jours • MP • Congé maternité.
Visite de pré-reprise	Salarié, médecin traitant, médecin conseil, médecin du travail	Art. R.4624-29 CT	Possible dès 30 jours d'arrêt. Non obligatoire, mais vivement recommandée.
Visite à la demande du salarié	Salarié directement	Art. R.4624-34 CT	Possible **à tout moment** sans en informer l'employeur. Le médecin du travail est tenu au **secret médical**.
Visite à la demande de l'employeur	Employeur	Art. R.4624-34 CT	En cas de doute sur l'aptitude ou l'état de santé du salarié. Le médecin peut refuser s'il l'estime injustifié.
Visite de mi-carrière	Employeur (organisation obligatoire)	Art. L.4624-2-1 CT	À organiser autour de 45 ans (ou à date fixée par accord). Objectif : anticiper

			l'usure professionnelle.
Visite de fin de carrière	Employeur	Loi Santé-Travail 2021	Pour les salariés ayant été exposés à des risques à effet différé (ex : amiante). Elle prépare le **suivi post-professionnel**.

📌 Question EVC 2011

Quelles sont les conditions nécessaires à la rédaction d'une inaptitude médicale au poste de travail ?

Le **médecin du travail** ne peut déclarer une inaptitude qu'à l'issue de la procédure suivante :

1. Réalisation **d'une étude de poste** et des conditions de travail. Étude de poste (contraintes physiques, horaires, environnement).
2. Échange avec l'employeur. (possibilités de reclassement, aménagement).
3. **Examen médical** du salarié : Résultats de l'examen médical (capacités, limitations fonctionnelles).
4. Recherche de possibilités d'**aménagement ou d'adaptation du poste**.
5. Avis motivé (avec indication de l'aptitude/inaptitude, partielle ou totale, temporaire ou définitive).
6. Possibilité de **double examen médical** (espacé de 15 jours sauf si reprise).

📌 Question EVC 2012

Décrivez comment vous réalisez une étude de poste.

Une **étude de poste** est une observation systématique du poste de travail et de l'environnement de travail. Elle comprend :

- Analyse des **tâches réalisées** (gestes, postures, cadence).
- Identification des **risques professionnels**.
- Vérification de la **conformité ergonomique** du poste.
- Recueil d'informations auprès du **salarié** et de l'**employeur**.
- Utilisation éventuelle d'outils (fiches de poste, photos, vidéos…).
- Recommandations pour l'**aménagement ou l'adaptation du poste**.

📌 Question EVC 2016 – Q1

Définir l'aptitude médicale au poste. Donner 2 exemples de situations où une inaptitude médicale peut être prononcée.

Aptitude médicale :
Capacité du salarié à occuper un poste **sans danger pour sa santé ni celle des autres**, compte tenu des risques liés au poste.

Inaptitude médicale :
Décision du médecin du travail, **après étude de poste et échanges avec l'employeur**, si le salarié **ne peut pas être maintenu à son poste** pour des raisons médicales.

Exemples de situations :

- Atteinte auditive sévère pour un poste exposé au bruit.
- Trouble musculo-squelettique empêchant le port de charges répétitif.

⚠️Une inaptitude **sans possibilité de reclassement** peut aboutir à un **licenciement pour inaptitude**.

📌 **Question EVC 2017 – Q6**

Quels sont les critères médicaux et contextuels à prendre en compte avant de déclarer un salarié inapte à son poste ?

L'inaptitude est un **dernier recours**, prononcée **exclusivement par le médecin du travail**, après avoir respecté un **processus rigoureux**. Elle repose sur une **appréciation médicale**, mais aussi **contextuelle et organisationnelle**.

1. Critères médicaux

Critère	Détail
Altération de l'état de santé	Physique, mentale ou psychologique, rendant la tenue du poste dangereuse pour le salarié ou autrui.
Incompatibilité entre l'état de santé et les exigences du poste	Troubles musculosquelettiques, pathologies respiratoires, troubles psychiatriques, etc.
Risque de rechute ou aggravation	Retour sur un poste pouvant compromettre la santé ou la sécurité.
Absence de possibilité d'aménagement efficace	Malgré des adaptations tentées ou évaluées, le poste reste inadapté.

🏢 2. Critères contextuels (professionnels et organisationnels)

Critère	Détail
Étude de poste obligatoire	Analyse des contraintes physiques, organisationnelles, horaires, etc.
Étude des conditions de travail	Ambiance, rythme, risques présents, équipements...

Échange préalable avec l'employeur	Discussion documentée sur la possibilité d'aménagement, reclassement, adaptation.
Recherche de reclassement	Anticipation d'autres postes compatibles dans l'entreprise ou le groupe.

📜 Cadre réglementaire (Code du travail)

- **Article L.4624-4** : l'inaptitude doit être constatée par le médecin du travail **après deux examens médicaux espacés de 15 jours**, sauf situation particulière (urgence manifeste, impossibilité de reclassement connue à l'avance).
- **Obligation de traçabilité** dans le **Dossier Médical en Santé au Travail (DMST)**.
- L'avis d'inaptitude doit être **motivé** (même de façon succincte) et **transmis à l'employeur**.

⚠️Attention :

L'inaptitude **ne peut être prononcée sans étude de poste** ni échange avec l'employeur. En cas de manquement, l'avis peut être contesté juridiquement.

- Le médecin-conseil de l'Assurance Maladie

Question EVC 2020

Dans le cadre du suivi de la santé des travailleurs salariés, qui peut prendre l'initiative de demander une visite de médecine du travail ?
Énumérez 4 situations de recours à la médecine du travail que vous connaissez.

☞ **4 situations de recours :**

1. **Visite à la demande du salarié** (ex. : ressent des troubles liés au travail)
2. **Visite de pré-reprise** (après un arrêt de ≥30 jours, sur demande du salarié, médecin traitant ou CPAM)
3. **Visite de reprise** (obligatoire après arrêt de ≥60 jours pour accident du travail, maladie ou congé maternité)
4. **Visite d'aptitude périodique** (dans le cadre du suivi médical périodique, SIR ou classique)

📌 Question EVC 2011

Quelles sont les obligations de l'employeur en matière de santé au travail ?

L'article **L.4121-1 du Code du travail** impose à l'employeur de prendre les mesures nécessaires pour assurer la sécurité et protéger la santé physique et mentale des travailleurs :

✅ **Obligations principales :**

- Évaluer les risques professionnels (DUERP)
- Mettre en place une organisation du travail sécurisée
- Fournir des EPI adaptés
- Organiser le suivi médical en lien avec le service de santé au travail (SST)
- Informer et former les salariés sur les risques
- Collaborer avec le médecin du travail

📌 **En cas de non-respect**, l'employeur engage sa responsabilité **civile et pénale** (ex : faute inexcusable).

📌 Question EVC 2013

Quels sont les objectifs du suivi de l'état de santé des salariés ?

🎯 Le suivi médical des salariés vise à :

1. **S'assurer de l'aptitude au poste de travail**
2. **Prévenir l'altération de la santé liée au travail**
3. **Surveiller les expositions professionnelles à risque**
4. **Détecter précocement toute pathologie liée au travail**
5. **Accompagner le maintien en emploi**

Ce suivi est réalisé par le **médecin du travail** dans le cadre des visites obligatoires (embauche, périodique, reprise, pré-reprise) ou complémentaires (visite à la demande).

📌 Question EVC 2014

Expliquez la différence entre un service autonome et un service interentreprises.

- Un **service autonome** est un **SST interne** à l'entreprise, mis en place dans les grandes entreprises (≥ 500 salariés ou 200 salariés dans des secteurs à risque). Il emploie directement un médecin du travail et, parfois, une équipe pluridisciplinaire.
- Un **service interentreprises** (ou service de santé au travail interentreprises – SSTI) est **mutualisé** entre plusieurs petites entreprises. Le médecin du travail exerce sous contrat avec le service, souvent à temps partiel dans chaque entreprise.

☞ **Conséquences pour le médecin :**

- En service autonome : meilleure connaissance du terrain, proximité, réactivité.

En SSTI : plus de diversité de secteurs, contraintes de planification, missions parfois plus éloignées du terrain.

Thématique : Questions transversales (missions du médecin du travail, fonctionnement SST, responsabilités, etc.)

✅ **EVC 2009 – Question 1**

Décrivez les missions du médecin du travail, leur cadre juridique et les moyens à sa disposition.

✅ **EVC 2012 – Question 2**

Citez les principaux objectifs de la médecine du travail et les modalités de leur mise en œuvre.

✅ **EVC 2013 – Question 4**

Définissez le rôle du médecin du travail dans la prévention des risques professionnels.

✅ **EVC 2014 – Question 3**

Expliquez les moyens d'action du médecin du travail dans le cadre d'un risque professionnel identifié dans une entreprise.

✅ **EVC 2016 – Question 10**

En tant que médecin du travail, quelles sont vos obligations légales en cas d'observation d'un risque grave pour les salariés ?

✅ **EVC 2020 – Question 10**

Vous recevez plusieurs salariés d'un même service en souffrance : comment agir ? Comment signaler ? Quel est le rôle de l'employeur ?

Missions du médecin du travail

Les missions sont définies dans **l'article L.4622-3 du Code du travail**. Le médecin du travail agit exclusivement dans un **but de prévention**.

◆ Missions principales

Mission	Objectif
Surveillance de la santé	Adapter le suivi au poste, détecter précocement toute altération de santé
Conseil en prévention	Alerter sur les risques, proposer des aménagements
Actions en milieu de travail (AMT)	Études de poste, visites de site, analyse des conditions de travail
Maintien dans l'emploi	Évaluer l'aptitude, anticiper les restrictions, proposer des adaptations
Traçabilité des expositions	Rédiger les fiches d'exposition et assurer un suivi à long terme

🏢 Fonctionnement du Service de Santé au Travail (SST)

◆ Équipe pluridisciplinaire

Professionnel	Rôle
Médecin du travail	Coordonne l'équipe et assure le suivi médical
Infirmier en santé au travail	Réalise certaines visites, assure le suivi administratif
Intervenants en prévention des risques professionnels (IPRP)	Études de poste, DUERP, conseils techniques
Psychologues du travail / Ergonome	Soutien sur les risques psychosociaux et l'ergonomie

◆ Types de SST

- **Service autonome** : pour les entreprises de > 500 salariés.

- **Service interentreprises** : mutualisé entre plusieurs structures.

Moyens d'action du médecin du travail

- **Fiche d'entreprise** (obligatoire et actualisée tous les 4 ans).
- **Étude de poste / étude de situation de travail**.
- **Signalement à l'employeur** en cas de situation à risque.
- **Proposition de reclassement / aménagement de poste**.
- **Partenariat avec l'inspection du travail** (si besoin de signalement grave).

⚠️Responsabilités et confidentialité

Responsabilité	Détail
Déontologique	Respect du secret médical
Légale	Obligation de prévention, signalement si danger grave ou imminent
Éthique	Neutralité, impartialité entre employeur et salarié

Le médecin du travail **n'est ni un médecin de soin, ni un médecin expert** : il n'intervient **pas dans la relation hiérarchique**, mais se positionne comme **acteur de prévention en santé publique en milieu professionnel**.

Objectifs et mise en œuvre de la médecine du travail

🎯 Objectif global

La médecine du travail a pour mission principale de **prévenir toute altération de la santé des travailleurs** du fait de leur travail (Code du travail, art. L.4622-3).

📌 **Principaux objectifs**

Objectif	Détail	Modalités de mise en œuvre
1. Prévention des risques professionnels	Identifier, évaluer et réduire les expositions aux risques physiques, chimiques, biologiques, organisationnels…	• Actions en milieu de travail (AMT) • Études de postes • Évaluation des risques • Participation au DUERP
2. Surveillance de l'état de santé des travailleurs	Adapter le travail à l'homme et non l'inverse ; dépister les effets précoces des expositions.	• Visites médicales (embauche, périodiques, reprise, etc.) • Suivi Individuel Renforcé (SIR) • Examens complémentaires (audiométrie, plombémie, spirométrie…)
3. Suivi des expositions professionnelles	Traçabilité des risques à long terme, notamment ceux à effet différé (amiante, solvants, CMR…)	• Fiches d'exposition • Constitution du Dossier Médical en Santé au Travail (DMST) • Suivi post-professionnel
4. Maintien dans l'emploi	Prévenir la désinsertion professionnelle liée à des problèmes de santé	• Visites de pré-reprise / reprise • Évaluation d'aménagements possibles • Orientation vers dispositifs (ESSAI ENCADRÉ, RQTH, projet de reconversion)
5. Conseil aux employeurs, salariés et CSE	Promouvoir une culture de prévention partagée	• Participation aux réunions CSSCT/CSE • Rédaction de rapports et fiches d'entreprise • Accompagnement dans la mise en place

		de mesures de prévention

🔍 Rôle spécifique du médecin du travail dans la prévention des risques professionnels

Dimension	Exemples d'actions
1. Identification et évaluation des risques	• Visites des lieux de travail • Études de poste • Analyse des conditions de travail et des expositions
2. Participation au Document Unique (DUERP)	• Contribution à l'évaluation des risques • Identification des postes à Suivi Individuel Renforcé (SIR)
3. Surveillance de l'état de santé des salariés exposés	• Visites médicales ciblées selon le risque • Examens complémentaires (plombémie, audiométrie, spirométrie...) • Indicateurs biologiques d'exposition (IBE)
4. Conseil à l'employeur, aux salariés et au CSE	• Recommandations d'aménagements, EPI, substitution de produits • Présentation de rapports en CSSCT/CSE
5. Prévention de la désinsertion professionnelle	• Détection précoce de pathologies liées au travail • Orientation vers des dispositifs (RQTH, essai encadré, inaptitude justifiée)
6. Traçabilité et suivi des expositions à effet différé	• Rédaction de fiches d'exposition • Organisation du suivi post-professionnel (ex : amiante, benzène, RI)

📌 **En résumé :**

Le médecin du travail **ne soigne pas**, il **préserve** la santé du salarié en agissant **en amont** sur les risques professionnels. Il agit **en toute indépendance médicale**, même s'il collabore avec l'employeur et les autres acteurs de prévention.

Moyens d'action du médecin du travail dans le cadre d'un risque professionnel

Lorsqu'un **risque professionnel** est identifié dans une entreprise (ex. : exposition à un produit chimique CMR, bruit excessif, TMS, RPS…), le médecin du travail dispose de plusieurs **moyens d'action préventifs, techniques, réglementaires et organisationnels**.

1. Actions en milieu de travail (AMT)

- **Visite des lieux de travail** pour observer les conditions réelles d'exposition.
- **Étude de poste** pour analyser les contraintes physiques, ergonomiques, chimiques, organisationnelles.
- Participation à l'**évaluation des risques professionnels** (mise à jour du DUERP).
- Proposition d'aménagements techniques ou organisationnels (modification du poste, rotation, équipement...).

2. Actions médicales et de surveillance

- Organisation de **visites médicales ciblées** (VIP, SIR, pré-reprise, reprise).
- Prescription d'**examens complémentaires** adaptés au risque (plombémie, audiométrie, spirométrie…).
- Suivi renforcé pour les salariés les plus exposés (agents CMR, bruit, manutention…).
- Orientation vers un **centre de pathologie professionnelle** si suspicion de pathologie liée au travail.

🔊 3. Actions de conseil

- **Conseil à l'employeur** :
  - Sur les équipements de protection collective ou individuelle.
  - Sur les produits de substitution ou l'organisation du travail.
- **Conseil aux salariés** :
  - Sur les bonnes pratiques, les protections à utiliser, les conduites à tenir.
- **Conseil au CSE/CSSCT** :
  - Présentation de situations à risque, participation aux réunions, recommandations.

📝 4. Moyens réglementaires

- Rédaction d'un **rapport écrit à l'employeur**, avec préconisations formelles (traçabilité).
- Possibilité d'**alerte à l'Inspection du travail** si danger grave et imminent ou carence de l'employeur (art. L.4624-3 du Code du travail).
- **Proposition de visite de poste ou d'enquête conjointe** avec d'autres membres du SPSTI (ergonome, IPRP…).

5. Outils complémentaires

- Élaboration de **fiches d'entreprise** (obligatoire) mentionnant les risques identifiés et les actions proposées.
- Rédaction de **fiches d'exposition** pour les risques à effet différé (amiante, solvants…).
- Contribution à la **traçabilité** et au **suivi post-professionnel**.

📌 **En résumé :**

Le médecin du travail agit **de manière préventive, indépendante et pluridisciplinaire**, en s'appuyant sur les outils réglementaires, médicaux et organisationnels. Son objectif n'est pas de sanctionner, mais de **protéger la santé des salariés** tout en maintenant l'activité professionnelle.

Souffrance collective au travail

1. Constat médical initial : plusieurs salariés en souffrance

- **Motifs fréquents** : troubles du sommeil, anxiété, pleurs, tensions relationnelles, harcèlement, perte de sens, arrêts de travail répétés.
- Le médecin du travail **doit évaluer la situation objectivement**, sans se substituer à une enquête.

2. Actions du médecin du travail – Que faire ?

✅ a. Évaluation clinique individuelle

- Accueil bienveillant et écoute active.
- Recherche de **facteurs organisationnels ou managériaux communs**.
- Tracer les plaintes dans chaque dossier médical.

✅ b. Analyse collective – Signes de souffrance organisationnelle

- Recueil de **signaux faibles ou forts** :
    - Arrêts multiples,
    - Dégradation du climat social,
    - Turnover élevé,
    - Conflits internes,
    - Multiples visites spontanées.

✅ c. Actions à mettre en place

- Proposer une **enquête ou analyse des conditions de travail** (avec ergonome ou IPRP).
- Informer et alerter **l'employeur** (sans nommer de salarié, respecter le secret médical).
- Saisir le **CSE** ou la CSSCT pour déclencher une évaluation des risques psychosociaux.
- Si situation grave ou blocage → **Informer l'Inspection du travail** (écrit, non nominatif, facultativement anonyme).

- Envisager l'intervention d'une cellule de soutien psychologique (SPSTI, psychologue du travail…).

3. Quand et comment signaler ?

Type de signalement	À qui ?	Modalités
Alerte informelle	Employeur	Par oral ou écrit, sans violation du secret médical
Alerte formelle	Inspection du travail	Écrit motivé, peut être anonyme (art. L.4624-3 du Code du travail)
Alerte RPS	CSE / CSSCT	Échanges en réunion, analyse des RPS à prévoir
Orientation santé	Médecin traitant / psychologue	Avec accord du salarié, pour soins ou soutien psychologique

🏢 4. Rôle de l'employeur

L'employeur a une **obligation légale de sécurité** (art. L.4121-1 du Code du travail) : il doit prévenir les RPS et protéger la santé mentale et physique de ses salariés.

Ses responsabilités :

- Mettre à jour le **DUERP** avec les risques psychosociaux.
- Réaliser une **évaluation des conditions de travail**.
- Prendre des **mesures correctives** (réorganisation, médiation, accompagnement…).
- Associer les IRP (CSE, CSSCT) aux actions de prévention.
- Travailler en partenariat avec le SPSTI.

📌 En résumé :

Le médecin du travail **agit comme sentinelle de la souffrance collective**, en signalant les situations préoccupantes dans le respect du **secret médical**. L'**employeur est juridiquement responsable** de la prévention et doit réagir face à l'alerte.

Dossier Médical en Santé au Travail (DMST)

✓ EVC 2011 – Question 5

Quel est le contenu obligatoire du dossier médical en santé au travail ? Qui peut y avoir accès ?

◆ Définition du Dossier Médical en Santé au Travail (DMST)

Le **DMST** est un **outil obligatoire** permettant de conserver les informations médicales, professionnelles et d'exposition d'un salarié. Il sert à assurer le **suivi médical individuel** dans le cadre de la médecine du travail.

📌 Contenu obligatoire du DMST

Le DMST doit contenir :

Élément	Détails
Identité du salarié	Nom, prénom, date de naissance, coordonnées
Poste de travail	Intitulé du poste, date d'embauche, description des tâches
Risques professionnels	Liste des risques auxquels le salarié est exposé (physiques, chimiques, biologiques…)
Examens médicaux	Résultats des examens médicaux (visite d'embauche, visites périodiques, visites de reprise, etc.)
Vaccinations	Historique vaccinal en lien avec le poste (ex : hépatite B)
Restrictions / Aménagements	Éventuelles recommandations du médecin du travail
Correspondance	Échanges avec d'autres professionnels de santé ou services (infirmier, spécialiste, pathologie professionnelle…)

🔐 Confidentialité et accès au DMST

Qui peut consulter ?	Accès autorisé ?
Médecin du travail	✅ Oui, accès complet
Infirmier en santé au travail	✅ Oui, pour les données utiles à son activité
Salarié concerné	✅ Oui, à tout moment sur demande
Employeur	❌ Non, interdit (respect du secret médical)
Inspection du travail	❌ Non, sauf en cas d'enquête ou procédure spécifique
Autre médecin avec accord du salarié	✅ Oui, par courrier avec accord exprès du salarié

□□ **Le DMST est couvert par le secret médical.** Il est conservé **15 ans** après la fin de l'exposition à un risque ou du dernier contact médical.

💻 Numérisation du DMST

Le DMST peut être **informatisé** sur un **logiciel agréé**, hébergé de manière sécurisée, avec **authentification** du professionnel de santé.

Sanctions en cas de non-tenue du DMST

- **Responsabilité du médecin du travail**
- Risque de **manquement déontologique**
- Risque de **sanction administrative** (ARS)

✅ Utilité du DMST

- Suivre l'évolution de la santé du salarié
- Adapter le poste si besoin
- Faciliter le suivi post-professionnel
- Aider à la reconnaissance en maladie professionnelle

EVC PRATIQUE

Cas pratique 2009 - Sujet 1 : Canal carpien (EVC 2009)

Madame Séverine V. est employée de restauration à temps plein dans un restaurant de collectivité depuis 7 ans environ. Elle travaille alternativement à la rampe pour le service, à la plonge ou à la fabrication des repas (600 repas sont servis par jour dans ce restaurant). Elle a 38 ans et il s'agit de son premier emploi, car elle s'est occupée de ses deux jeunes enfants auparavant. Elle se plaint d'avoir des fourmillements dans la main droite depuis 6 mois. Ces symptômes la gênent de plus en plus, ce qui l'amène à vous consulter en visite spontanée de médecine du travail.

Résumé du cas

- Femme de 38 ans, employée en restauration collective depuis 7 ans.
- Travaille à la plonge, service et préparation des repas (600/jour).
- Se plaint depuis 6 mois de **fourmillements main droite** → consultation spontanée.
- Opérée du canal carpien droit, pathologie reconnue comme **maladie professionnelle**.
- Douleurs persistantes, perte de force et difficulté de préhension → **visite de reprise**.
- Employeur ne peut proposer d'aménagement ni de reclassement.

1 – Quels symptômes et signes cliniques recherchez-vous pour établir le diagnostic de syndrome du canal carpien ?

1. Symptômes à rechercher pour syndrome du canal carpien :

- Paresthésies nocturnes ou diurnes (fourmillements) dans les 3 premiers doigts (pouce, index, majeur).
- Douleurs irradiant dans l'avant-bras.
- Faiblesse de la pince pouce-index, chute d'objets.
- Hypoesthésie à l'examen (territoire médian).
- Test de Tinel (percussion) ou test de Phalen (flexion poignets).
- Électromyogramme (EMG) si doute diagnostique.

2 – Quelles sont les contraintes professionnelles favorisant la survenue de cette pathologie ?

2. Contraintes professionnelles favorisant la pathologie :

- Mouvements répétés de flexion/extension du poignet.
- Utilisation prolongée de matériels vibrants (plonge, cuisine industrielle).
- Maintien d'une posture contrainte du poignet.
- Efforts de préhension avec charges (manutention de bacs, casseroles).
- Travail en atmosphère froide et humide (plonge).

> Trois mois plus tard, la patiente, droitière, a été opérée du poignet droit. Sa maladie a été reconnue comme maladie professionnelle. Elle conserve des douleurs au niveau de la cicatrice, une perte de force et des difficultés de préhension. L'employeur vous l'adresse en visite à la fin de son arrêt de travail.
>
> 3 – Quels sont les objectifs de cette consultation médicale ?

3. Objectifs de la consultation de reprise :

- Vérifier l'état de santé post-opératoire.
- Évaluer la compatibilité entre l'état de santé et le poste.
- Évaluer les risques de rechute ou d'aggravation.
- Proposer des **aménagements ou reclassement** si nécessaire.
- Informer l'employeur des préconisations dans le respect du

> Vous jugez qu'elle est incapable de reprendre son poste de travail antérieur dans les mêmes conditions.
>
> 4 – Que devez-vous faire ?

secret médical.

- Rédiger un **avis d'aptitude** avec des **recommandations ou des restrictions** après :
  - Une étude de poste + analyse des conditions de travail pour évaluer des aménagements de poste.
  - Un échange avec l'employeur.

✅ **Que faire si vous souhaitez accorder une aptitude avec aménagement de poste ?**

1. Établir un lien clair entre l'état de santé et les aménagements nécessaires

Dans votre rapport médical (et dans le Dossier Médical en Santé au Travail), précisez :

- Les **limitations fonctionnelles** de la salariée (ex. : pas de port de charge > 5 kg, éviter les gestes répétitifs, etc.).
- Les **mesures concrètes** à mettre en place (ex. : poste statique avec pauses, travail à deux sur certaines tâches, éviction de la plonge…).

2. Rédiger un avis d'aptitude avec réserves

✍ EXEMPLE : « **Aptitude avec aménagement du poste** : éviter les tâches impliquant une flexion répétée du poignet droit ou des efforts de préhension importants. »

✓ Cela vous permet de **ne pas activer la procédure d'inaptitude**, tout en protégeant la salariée.

3. Informer et conseiller l'employeur

- Transmettez vos **préconisations écrites** à l'employeur (sans données de santé).
- Précisez que ces mesures relèvent de **l'obligation de sécurité** prévue par l'article **L.4121-1 du Code du travail**.
- Proposez si besoin une **étude de poste conjointe** (avec ergonome, IPRP, etc.).

4. Vérifier la faisabilité des aménagements

- Si l'employeur peut **mettre en œuvre les adaptations**, vous maintenez votre avis d'aptitude avec restrictions.
- Si l'employeur **refuse ou ne peut pas** (poste incompatible), **il doit vous en informer officiellement** → vous pourrez alors réévaluer la situation et éventuellement **envisager une inaptitude ultérieurement**, si aucune solution n'est trouvée.

5. Mobiliser les dispositifs de maintien en emploi (PME, RQTH, ESSAI ENCADRÉ, etc.)

Selon la situation, vous pouvez :

- Proposer un **essai encadré** ou une convention de rééducation professionnelle (CRPE).
- Conseiller la **procédure accélérée de RQTH** pour ouvrir des droits de compensation.
- Suggérer un accompagnement par le **Pôle PMEE** avec coupon de contacte.

📌 **À retenir**

☞ **L'aptitude avec aménagement** est une solution proactive qui permet :

- De préserver l'emploi du salarié.
- D'éviter un licenciement.
- De donner du temps pour envisager un reclassement, une reconversion ou un appui externe.

5 – Quelles sont les obligations de l'employeur en pareil cas ?

✅ **Obligations de l'employeur en cas d'aptitude avec aménagement de poste**

◆ **1. Prendre en compte les préconisations du médecin du travail**

Selon l'article **L.4624-3 du Code du travail**, l'employeur doit :

- Étudier **sérieusement** les recommandations du médecin du travail ;
- Mettre en œuvre **dans les meilleurs délais** les adaptations nécessaires (poste, rythme, outils, environnement…).

L'avis du médecin **ne peut pas être ignoré**. Ce n'est pas une simple suggestion : il engage la responsabilité de l'employeur.

◆ 2. Respecter l'obligation de sécurité de résultat

Conformément à l'article **L.4121-1 du Code du travail**, l'employeur doit :

- **Protéger la santé physique et mentale** des salariés ;
- Adapter le poste en tenant compte de l'état de santé constaté.

! En cas d'accident ou d'aggravation de l'état de santé lié au non-respect des préconisations, la responsabilité civile ou pénale de l'employeur peut être engagée (faute inexcusable notamment).

◆ 3. Dialoguer avec le médecin du travail

L'employeur peut :

- Demander des précisions au médecin sur l'aménagement (sans exiger d'informations médicales confidentielles) ;
- Proposer un échange tripartite (employeur/salarié/MT), voire une visite sur site si besoin.

◆ 4. Documenter ses actions

Il doit pouvoir **justifier** :

- Qu'il a bien pris connaissance de l'avis ;
- Qu'il a **tenté** ou mis en œuvre les aménagements ;
- Sinon, pourquoi cela était **impossible techniquement ou économiquement** (preuves à l'appui).

◆ 5. Saisir le CSE (s'il existe) pour avis

Même si ce n'est pas systématique comme en cas d'inaptitude, le **CSE peut être associé** :

- À l'analyse de la faisabilité des aménagements ;
- À la mise en œuvre d'une solution de reclassement si nécessaire.

⚠️En cas de refus ou d'inaction de l'employeur :

- Le salarié peut saisir le **Conseil de prud'hommes** pour manquement à l'obligation de sécurité.

> L'employeur n'est en mesure ni de réaliser les aménagements que vous proposez, ni de reclasser Madame V. à un autre poste.
>
> 6 – Décrivez la procédure d'inaptitude médicale et ses suites.

✅ 1. Réaliser une étude de poste et de conditions de travail approfondie

- Analyse des tâches réalisées, des gestes techniques, postures et contraintes.
- Identification des facteurs aggravants (répétitivité, port de charge, vibrations…).
- Évaluer si des adaptations ergonomiques sont envisageables (ex. : postes alternés, outils adaptés, cadence réduite).

✅ 2. Échanger avec l'employeur

- Proposer formellement des **mesures d'aménagement** (temps de travail, postes alternatifs, allègement de charge).
- Discuter des possibilités de **reclassement sur un autre poste compatible**.

✅ **3. Impliquer les acteurs du maintien en emploi**

- Mobiliser le **service social, psychologue du travail**, ou **référent maintien dans l'emploi** si besoin.
- Envisager une **orientation vers le dispositif PDP / cellule maintien en emploi / pathologies professionnelles** si la situation est complexe.

✅ **4. Documenter les actions dans le dossier médical**

- Conserver une trace claire des préconisations, des échanges avec l'employeur et du refus éventuel de celui-ci.

✅ **5. Envisager l'inaptitude uniquement en dernier recours**

- Selon l'article **L.4624-4 du Code du travail**, l'inaptitude ne peut être déclarée qu'**après étude de poste et échange avec l'employeur**.
- Elle peut être prononcée **dès la première visite si la reprise est manifestement impossible**, notamment après un arrêt long ou une MP reconnue

La suite :

1. Réalisation de deux visites espacées de 15 jours (sauf exceptions).
2. Rédaction d'un **avis motivé** (aptitude/inaptitude) dans le Dossier Médical en Santé au Travail.
3. Transmission de l'avis à l'employeur.
4. Obligation de **recherche de reclassement** (poste adapté).
5. Si échec → **licenciement pour inaptitude professionnelle** :
   - Indemnité légale doublée.
   - Préavis non effectué mais **indemnisé**.

Cas pratique 2010 - Sujet 1 : Dermatose chez une coiffeuse (EVC 2010)

Madame A., coiffeuse de 25 ans, présente une dermite érythémato-vésiculeuse prurigineuse des doigts évoluant depuis 6 mois, améliorée pendant les congés. ATCD d'eczéma et rhinite allergique.

Question 1 : Diagnostic(s) évoqués

Quel(s) diagnostiques évoques vous ? Justifier votre réponse.

- **Dermatite de contact allergique professionnelle** (eczéma de contact retardé) est le diagnostic principal.
- Justification :
    - Localisation digitale (zone d'exposition directe).
    - Prurit, érythème, vésicules.
    - Amélioration lors des congés = éviction de l'agent.
    - ATCD atopiques = terrain à risque.

Question 2 : Examen complémentaire utile

Quel examen complémentaire est utile au diagnostic étiologique chez Mme A. Décrire les modalités de réalisation de cet examen.

- **Tests épicutanés (Patch-tests)** :
    - Réalisés par un dermatologue.
    - Application d'allergènes standard + professionnels sur le dos.
    - Lecture à 48h et 72h.
    - Permet d'identifier les allergènes responsables.

Question 3 : Agents sensibilisants chez les coiffeurs

> **Quels sont les principaux agents sensibilisants cutanés auxquels peuvent être exposés les coiffures ?**

- **Produits courants** :
    - Paraphénylène-diamine (colorations capillaires).
    - Persulfates alcalins (décoloration).
    - Ammoniaque, nickel, latex.
    - Conservateurs (parabens), parfums, résines.

Question 4 : Intérêt d'une déclaration en MP

> **Madame A. vous pose la question de l'intérêt pour elle de déclarer cette dermatose en maladie professionnelle. Que lui répondez-vous ?**

- Oui, car elle présente une dermatose chronique possiblement liée au travail.
- Tableau 65 du RG (dermatoses professionnelles).
- Permet :
    - Prise en charge à 100% des soins.
    - Reconnaissance d'une incapacité potentielle.
    - Droit à indemnisation.

Question 5 : Prévention technique

> **Elle souhaite poursuivre son activité de coiffeuse, quel(s) conseil(s) de prévention technique lui donnez-vois ?**

- Utilisation de **gants nitrile** non poudrés, changés régulièrement.
- **Limitation du temps de port de gants**.
- Protection cutanée : crèmes barrières, soins hydratants.
- Éviter le contact direct avec les produits chimiques.
- Formation à l'hygiène professionnelle.

Cas pratique 2010 Sujet 2 : Lombalgies chez un maçon

M. B., 30 ans, maçon depuis 12 ans. ATCD de lombalgies chroniques depuis 5 ans. En arrêt depuis 8 mois. Examen : discopathies étagées + hernie discale L5-S1. Il est reçu à la demande du médecin conseil.

Question 1 : Affection reconnue en MP ?

Parmi les affections rhumatologiques présentées par M. B. l'un d'elle correspond à une des maladies désignées dans le tableau 98 du régime général de la sécurité sociale ? Justifier votre réponse.

- Oui. Sciatique par hernie discale L5-S1 avec topographie radiculaire concordante.
- Tableau 98 RG : exposition ≥ 5 ans à la **manutention manuelle de charges lourdes**.
- Secteur BTP = conforme à la liste limitative.

Question 2 : Rôles du salarié et du médecin

Quels sont les rôles respectifs du malade et du médecin dans la procédure de déclaration d'une maladie

- **Salarié** :
  - Doit faire la déclaration de MP (formulaire CERFA).
  - Fournir certificat médical initial et éléments médicaux.
- **Médecin traitant ou MT** :
  - Émet un **certificat médical initial**.
  - Aide à constituer le dossier pour la CPAM.
  - Peut orienter vers une consultation de pathologie professionnelle.

Question 3 : Modalités de reconnaissance en MP

Selon quelles modalités Monsieur B pourrait-il être reconnue en maladie professionnelle. Justifier la réponse.

- Si tous les critères du **tableau 98** sont remplis → **présomption d'imputabilité**.
- Sinon → instruction par **CRRMP** :
    - Exposition certaine.
    - Lien direct et essentiel.
    - Pas de critère du tableau ou délai dépassé.

Question 4 : Type de visite médicale

Vous voyez Monsieur B en tant que médecin du travail à la demande du médecin conseil de la sécurité social, alors que Monsieur B est encore en arrêt maladie. De quel type de visite médical il s'agit ?

- **Visite de pré-reprise**, à la demande du médecin conseil.
- Permet :
    - Anticipation de l'aménagement de poste.
    - Étude de maintien en emploi.
    - Coordination entre médecin du travail, salarié et CPAM.

Cas pratique 2011 : Menuisier avec suspicion de surdité professionnelle

Monsieur A., 53 ans, menuisier-ébéniste depuis 36 ans, actif dans la fabrication de meubles. Tabagique. Il se plaint d'une gêne auditive lors de conversations. Audiométrie de dépistage effectuée en visite périodique.

Quelles sont les expositions professionnelles des menuisiers ébénistes ?

Question 1 : Expositions professionnelles des menuisiers ébénistes

Les principaux risques professionnels sont :

- **Bruit** : machines-outils (scies circulaires, raboteuses, ponceuses, etc.).
- **Poussières de bois** : exposition chronique, notamment aux bois exotiques (risque de cancer des sinus).
- **Produits chimiques** : solvants, colles, vernis, laques → risques respiratoires et cutanés.
- **Vibrations** : utilisation d'outils portatifs.
- **Postures contraignantes** et manutention manuelle.

Question 2 : Symptômes à rechercher systématiquement

En fonction de ces expositions, quel(s) est (sont) le(s) symptôme(s) à rechercher systématiquement ?

En fonction des expositions :

- **Pour le bruit** :
  - Hypoacousie, gêne à la compréhension dans le bruit, acouphènes.
- **Pour les poussières de bois** :
  - Rhinite, toux, asthme, irritation des yeux.
- **Pour les solvants** :

    - Céphalées, troubles de la mémoire, somnolence.
- **Pour les vibrations** :
    - Fourmillements, troubles de la sensibilité des mains.

Question 3 : Examens complémentaires à réaliser

> Quel(s) examen(s) complémentaire(s) en plus de l'audiométrie réalisez-vous lors de cette visite médicale ?

En plus de l'audiométrie de dépistage :

- **Audiométrie tonale liminaire dans une cabine insonorisée**.
- **Examen ORL** si anomalie au dépistage.
- **EFR (Exploration Fonctionnelle Respiratoire)** en cas d'exposition aux poussières de bois.
- **Examen dermatologique** si plaintes cutanées.
- **Bilan visuel** si usage prolongé de solvants ou produits irritants.

Question 4 : Faut-il un avis spécialisé ?

> Faites-vous faire un bilan complémentaire chez un spécialiste ? Justifiez votre réponse.

Oui, un bilan ORL est justifié :

- Pour confirmer une **hypoacousie neurosensorielle**.
- Exclure d'autres causes de surdité (bouchon, otite, presbyacousie seule).
- Réalisation d'une **audiométrie vocale, impédancemétrie**, etc.
- Ce bilan permettra de documenter un éventuel lien professionnel avec l'exposition au bruit.

Question 5 : Critères de diagnostic de surdité professionnelle

Quel(s) serait(ent) le(s) critère(s) clinique(s) et paraclinique(s) qui permettent de retenir le diagnostic de surdité professionnelle ?

Le diagnostic repose sur :

- **Critères cliniques** :
  - Hypoacousie neurosensorielle bilatérale, prédominant sur les fréquences aiguës (4 000 Hz typique).
  - Apparition progressive, souvent non perçue au début.
- **Critères paracliniques** :
  - Audiogramme tonal montrant la baisse auditive.
  - Évolution en rapport avec l'intensité et la durée de l'exposition au bruit.
  - Exposition ≥ 90 dB(A) pendant ≥ 1 an (tableau n°42 RG).
- **Critères professionnels** :
  - Historique d'exposition documenté (DUERP, métrologie sonore).
  - Travail dans un environnement bruyant sans protection adéquate.

Lorsque monsieur A sera à la retraite, que pouvez-vous lui conseiller ? Justifiez votre réponse :

◆ 1. Proposer un suivi post-professionnel médical ciblé

Monsieur A. a été exposé pendant plus de 30 ans aux **poussières de bois**, notamment de bois exotiques, ce qui l'expose à un **risque accru de développer un cancer des cavités naso-sinusiennes**, reconnu en **maladie professionnelle (Tableau 47 RG)**.

Il convient de lui proposer un **suivi post-professionnel** systématique, dans le cadre prévu par le Code du travail (art. R. 4624-28 et suivants) pour les expositions à risques à effet différé.

◆ **2. Examens recommandés dans ce cadre**

Sur la base des recommandations du CHU de Bordeaux, de l'INRS et du Code du travail, vous pouvez conseiller les examens suivants :

Risque	Pathologies	Examens recommandés
Poussières de bois	Cancers naso-sinusiens	Examen ORL annuel, endoscopie nasale si symptômes ; un scanner (extension aux structures osseuses) et une IRM (extension aux tissus mous) du nez
Exposition prolongée au bruit	Surdité professionnelle	Audiométrie de contrôle, bilan ORL

❢ En cas d'exposition à des bois exotiques ou traités, un **scanner des sinus** peut être envisagé si le bilan ORL est douteux ou si des signes évocateurs apparaissent (épistaxis, obstruction nasale unilatérale, douleurs sinusiennes…).

◆ **3. Informer Monsieur A. de ses droits à la retraite**

Même à la retraite, il peut :

- **Faire reconnaître une maladie professionnelle** s'il déclare un cancer des sinus ou une surdité :
    - Tableau 47 (cancers naso-sinusiens liés aux poussières de bois),
    - Tableau 42 (surdité professionnelle liée au bruit).
- Bénéficier d'une **prise en charge à 100 %** des soins liés à la pathologie si reconnue.
- Obtenir une **indemnisation en rente ou capital** selon le taux d'IPP.
- S'il ne remplit pas les conditions du tableau, il peut demander une reconnaissance via le **CRRMP** (avis d'expert sur le lien travail-pathologie).

◆ 4. Remettre les documents utiles à son départ

À la fin de sa carrière, vous pouvez :

- Lui remettre une **fiche d'exposition professionnelle**,
- L'orienter vers un centre de pathologie professionnelle si besoin,
- Lui conseiller de conserver ses anciens audiogrammes ou bilans ORL à titre de preuve en cas de procédure ultérieure.

Cas pratique 2012 : Douleurs au coude chez un ouvrier d'abattoir

Monsieur S.V., 49 ans, travaille en abattoir à la découpe de viande depuis 15 ans, dans des conditions de travail exigeantes (travail répétitif, posté, en température basse). Il consulte pour douleurs du coude droit. Opéré après échec du traitement, reconnu en maladie professionnelle, il présente une impotence fonctionnelle persistante. L'inaptitude au poste est envisagée.

Question 1 : Diagnostic(s) évoqué(s) + signes cliniques à rechercher

Quel(s) diagnostic(s) évoquez-vous ? Quels symptômes et signes cliniques recherchez-vous pour établir le(s) diagnostic(s) ?

Diagnostics à évoquer :

- Épicondylite latérale (tennis elbow)
- Syndrome du tunnel radial
- Pathologie tendineuse du coude liée aux TMS

🔍 **Signes cliniques à rechercher :**

- Douleur à la palpation de l'épicondyle latéral
- Douleur à l'extension du poignet contre résistance
- Diminution de la force de préhension
- Douleur à la mobilisation active/résistée
- Exclusion d'autres diagnostics : neuropathies, arthrite, algodystrophie

Quelles sont les contraintes professionnelles favorisant la survenue de cette (ces) pathologie(s) ?

Question 2 : Contraintes professionnelles favorisant la pathologie

Contraintes	Effets
❄ Température basse (4°C)	Diminue la vascularisation musculaire, favorise les TMS
Gestes répétitifs (toutes les 15 sec)	Sollicitation excessive des tendons de l'avant-bras
Port de charge unilatéral / maintien d'objets	Sollicitation musculaire asymétrique
Utilisation de couteaux + changement de matériel	Changement ergonomique, sur-sollicitation musculaire
Travail posté / rythme soutenu	Fatigue accumulée, récupération insuffisante

Question 3 : Démarche lors de la visite concernant les douleurs du coude

Quelle démarche allez-vous adopter lors de cette visite concernant les douleurs du coude ? Justifiez vos réponses.

Évaluation clinique précise du trouble musculo-squelettique (TMS)

- **Demande d'avis spécialisé** (médecin MPR ou rhumatologue)
- **Conseil d'arrêt de travail si nécessaire** ou réaménagement immédiat du poste
- **Réalisation d'une Fiche d'entreprise / Étude de poste**
- **Proposition de déclaration en maladie professionnelle** : tableau n°57 RG
- **Réorientation vers un kiné ou prise en charge fonctionnelle**
- Surveillance de l'évolution à court terme

Question 4 : Démarche vis-à-vis de l'employeur

> Quelle démarche allez-vous adopter lors de cette visite vis-à-vis de l'employeur ? Justifiez vos réponses.

Informer l'employeur de la situation, tout en respectant le secret médical.

- **Proposer des aménagements de poste** :
  - Réduction du rythme
  - Alternance des tâches
  - Ergonomie adaptée (outil mieux adapté, soutien bras, etc.)
- **Solliciter une étude ergonomique du poste** avec l'aide du service de prévention
- Suivi de la mise en œuvre effective de ces propositions

Question 5 : Que faire face à l'incapacité à reprendre le poste ?

> Après 15 jours d'arrêt de travail, il a pu reprendre au même poste de travail. Cependant, devant l'intensité des douleurs, il est obligé de s'arrêter à nouveau au bout de 3 semaines de travail.
>
> Vous ne le revoyez que 18 mois après dans le cadre d'une visite de reprise suite à l'arrêt du versement des indemnités journalières par l'Assurance Maladie. Lors de la visite, vous apprenez qu'il a été opéré après un échec du traitement médical et de la rééducation. L'évolution a été compliquée par une algodystrophie avec forte impotence fonctionnelle du membre supérieur droit. Il vous dit avoir été reconnu en maladie professionnelle. Vous jugez qu'il est incapable de reprendre son poste de travail antérieur dans les mêmes conditions.
>
> **Que devez-vous faire ?**

- **Organiser une visite de reprise obligatoire**
- **Évaluer les séquelles** et les limitations fonctionnelles
- **Étudier les possibilités de reclassement ou d'aménagement**
- En l'absence de solutions → **Envisager une déclaration d'inaptitude**
- Contacter l'assistante sociale ou la cellule maintien dans l'emploi (PDP)

Question 6 : Obligations de l'employeur

Quelles sont les obligations de l'employeur en pareil cas ?

Selon l'article **L.1226-10 du Code du travail** (inaptitude d'origine professionnelle) :

- **Rechercher activement un reclassement** à un poste compatible avec l'état de santé
- **Consulter le CSE** avant toute proposition de reclassement
- **Informer le salarié par écrit** des propositions éventuelles
- **En l'absence de reclassement possible**, licenciement pour inaptitude avec :
    - Indemnité spécifique majorée
    - Préavis non effectué mais indemnisé

Question 7 : Visite médicale possible avant la reprise

Quel type de visite médicale aurait pu être envisagé pour préparer la visite de reprise ?

✅ **Visite de pré-reprise** :

- Organisée à l'initiative du salarié, du médecin traitant ou du médecin conseil
- Objectif : **anticiper la reprise**, **évaluer les capacités restantes**, et **préparer les aménagements**
- Permet de mobiliser les dispositifs de maintien dans l'emploi

L'employeur n'est pas en mesure de réaliser les aménagements que vous proposez, et ne peut pas reclasser monsieur S.V. à un autre poste.

Décrivez la procédure d'inaptitude médicale et ses suites.

Question 8 : Procédure d'inaptitude médicale

Étapes	**Description**
1□Visite de reprise	Obligatoire après >30 jours d'arrêt
2□Étude de poste	Observation + dialogue avec l'employeur
3□Évaluation du reclassement	Propositions d'aménagement ou de reclassement
4□Deux examens médicaux (si besoin)	À 15 jours d'intervalle (sauf dérogation possible depuis 2017)
5□Rédaction de l'avis d'inaptitude	Motivé, avec mention des recours possibles
6□Conséquences	Obligation de reclassement / sinon licenciement avec indemnités renforcées

Monsieur C., 54 ans, ancien chauffagiste, a arrêté son activité il y a 2 ans. Suite à une enquête sanitaire, une anomalie pulmonaire est détectée sur radiographie, confirmée par scanner thoracique. Il consulte pour avis médical et questions sur la reconnaissance en maladie professionnelle.

Décrire les images tomodensitométriques (Cf. *clichés page 3)*. Quel diagnostic retenez-vous ?

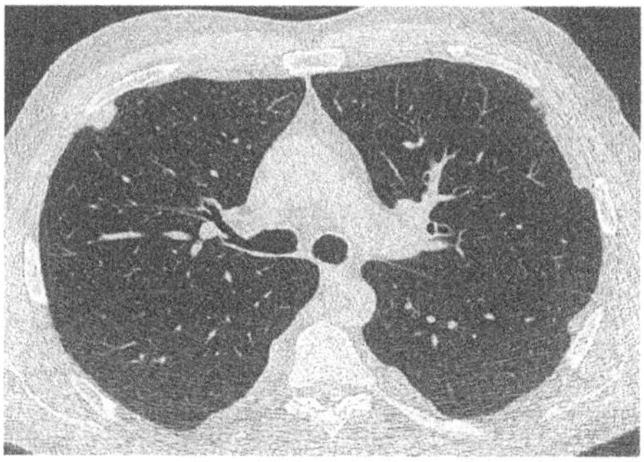

Question 1 : Analyse de l'imagerie (scanner thoracique)

Description de l'image :

L'image montre un **scanner thoracique en coupe axiale**, avec :

- Présence de **plaques pleurales bilatérales**, visibles en périphérie (hyperdensités fines),
- Aspect compatible avec **lésions pleurales bénignes**.

Diagnostic retenu :

☞ **Plaques pleurales bénignes secondaires à l'exposition à l'amiante**.

☐ Question 2 : Examens complémentaires à prévoir

Quel(s) autre(s) examen(s) vous paraît (paraissent) nécessaire(s) chez Mr C sur le plan médical compte tenu de ce diagnostic ? Justifiez votre réponse.

Objectif	Examens à proposer
Évaluer la fonction respiratoire	- **EFR** (Exploration Fonctionnelle Respiratoire) avec spirométrie, DLCO
Bilan radiologique complémentaire	- Scanner thoracique haute résolution (si pas déjà fait)
Bilan pré-thérapeutique	- Sérologies, bilan tabagique, suivi métabolique
Recherche de complications	- Suivi ORL, dosage CA-125 si suspicion mésothéliome (selon contexte)

Question 3 : Reconnaissance en maladie professionnelle (MP)

Mr C souhaite savoir s'il peut bénéficier d'une reconnaissance en maladie professionnelle et la procédure à suivre le cas échéant. Détaillez les éléments de réponse que vous donnez à Mr C .

Conditions du Tableau 30 (RG) :

Affection	**Plaques pleurales bilatérales confirmées au scanner**
Délai de prise en charge	40 ans
Durée d'exposition requise	≥ 5 ans
Exposition professionnelle concernée	Travaux de calorifugeage, maintenance chaudières, etc.

Monsieur C. **peut demander une reconnaissance MP** via sa CPAM :

1. Remplir le **formulaire Cerfa n° 60-3950**.
2. Joindre un **certificat médical initial**.

3. **Attestation de l'ancien employeur** sur les fonctions exercées.
4. Enquête réalisée par la CPAM (volet technique).

Question 4 : Conseils médicaux et médico-sociaux

Que conseillez-vous par ailleurs à Mr C sur le plan médical ? Sur le plan médico-social ? Détaillez et justifiez votre réponse.

Sur le plan médical	**Sur le plan médico-social**
- Surveillance annuelle par scanner faible dose (INCa / HAS)	- Information sur le **FIVA** (Fonds d'indemnisation des victimes de l'amiante)
- Sevrage tabagique fortement conseillé	- Possibilité de **suivi post-professionnel** via la médecine du travail ou un service hospitalier
- Suivi ORL régulier (prévention cancer VADS)	- Orientation vers une **équipe spécialisée en pathologies professionnelles**

Cas pratique 2013 – Sujet 2 : AES chez une infirmière

Mme B., 30 ans, infirmière anesthésiste, victime d'un **accident d'exposition au sang (AES)** par piqûre percutanée lors d'un soin. Le patient source est porteur de l'hépatite C.

Quelle est la conduite que doit adopter immédiatement cette infirmière au bloc opératoire ?

⚠️ Question 1 : Conduite immédiate en post-exposition

Étapes immédiates	Actions
1. Ne pas faire saigner la plaie volontairement	✕ Risque d'irritation ou diffusion
2. **Lavage immédiat** à l'eau et au savon doux pendant au moins 5 minutes	✓
3. **Désinfection** avec un antiseptique virucide (ex. Dakin, Bétadine, chlorhexidine alcoolique)	✓
4. Alerte de la hiérarchie / service médical	✓ AES à signaler dans l'heure

📋 Question 2 : Évaluation du risque

Quels sont les critères d'évaluation du risque de cet accident exposant au sang qui doivent être recherchés ? Argumentez votre réponse.

Critères à rechercher	Justification
Statut sérologique du **patient source** (VIH, VHB, VHC)	⚠️Indique la gravité potentielle
Type d'exposition : piqûre, muqueuse, contact cutané	Ici, **piqûre profonde = haut risque**
Nature du liquide biologique	Ici **sang** = très contaminant

Port de gants, profondeur de la plaie	Plaie profonde transgante = situation à risque élevé
Circonstances : matériel souillé, urgence, stress, etc.	Facteurs aggravants

Question 3 : Démarches de prise en charge

Quelles sont les démarches de prise en charge médicale et médico-légale qui doivent être entreprises chez Mme B ? Dans quels délais ?

Action	Délai
Déclaration de l'AES (registre de soins, médecin du travail, hiérarchie)	Immédiat
Consultation en **urgence infectieuse**	Idéalement < 4 heures
Prise de sang **chez la soignante et le patient source**	Immédiate
Déclaration en **accident du travail (AT)**	Sous 48 h
Prescription d'un **traitement prophylactique si risque VIH** (trithérapie)	Selon protocole HAS
Suivi infectieux régulier (sérologies à 6 semaines, 3 mois, 6 mois)	Obligatoire

Question 4 : Suivi de Mme B. en cas d'exposition au VHC

Le lendemain, les résultats du patient source sont disponibles et attestent d'une sérologie hépatite C positive.
En tenant compte de l'ensemble des risques liés à un accident exposant au sang, quel est le suivi que vous allez conseiller chez Mme B ? En fonction de quels arguments ?

Action	Justification
Test de charge virale chez le **patient source** (ARN-VHC)	Confirme l'infectiosité
Suivi sérologique de Mme B. à M0, M1, M3, M6 : Anti-VHC + transaminases	Suivre la **séroconversion retardée**

Si **séroconversion** → hépatologue pour traitement antiviral	Les antiviraux actuels (DAA) permettent une guérison
Soutien psychologique si besoin	Impact émotionnel fréquent après AES

📌 À noter : Il n'existe **pas de traitement prophylactique efficace pour le VHC**, d'où l'importance du suivi rapproché.

Cas pratique 2014 – Sujet 1 : Épilepsie, inaptitude et invalidité

Monsieur P., 45 ans, couvreur-zingueur depuis 17 ans, fait une **crise convulsive** à domicile après une période de surmenage. Il développe une épilepsie active, ce qui remet en question la reprise de son poste en hauteur.

◆ **Question 1 : Peut-il déclarer sa crise convulsive comme accident du travail (AT) ?**

Mr P estime que cet incident est survenu en raison du surmenage dans son entreprise et veut le déclarer au titre des accidents de travail. Que lui répondez-vous et pourquoi ?

Non. Pour qu'un événement soit reconnu comme AT, il doit :

- Survenir **soudainement**,
- Être en **lien direct avec le travail**,
- Se produire **pendant le temps et sur le lieu de travail** (article L.411-1 du Code de la Sécurité Sociale).

☞ Ici, la crise survient **au domicile**, sans preuve d'un fait accidentel précis au travail → **hors critères d'accident du travail**.

◆ **Question 2 : Situation médico-administrative et droits**

A la suite de cette première crise, il refait plusieurs épisodes convulsifs et la prise en charge diagnostique et thérapeutique entraîne plusieurs semaines d'arrêts. Quelle est la situation médico-administrative de ce salarié et à quelles prestations a- t-il droit ?

Situation : Monsieur P. est en arrêt maladie → **Affection de longue durée (ALD)** possible.
Droits :

- **Indemnités journalières** par la CPAM (60 % du salaire brut les 28 premiers jours, puis 80 %).

- **Prise en charge à 100 %** des soins liés à l'ALD (s'il y a reconnaissance ALD).
- Possible mise en invalidité si état stabilisé mais séquelles persistantes après 6 mois à 1 an.

◆ Question 3 : Visite de pré-reprise

Au bout de 3 mois d'arrêt de travail, le salarié s'interroge sur sa reprise de travail et se demande s'il pourra reprendre son activité professionnelle antérieure. Une visite de pré reprise est prévue. Qui peut la demander ? Auprès de qui ? A quoi sert-elle ?

Qui peut la demander ?	**Le salarié, le médecin traitant, ou le médecin conseil**
À qui ?	Au **médecin du travail**
Utilité ?	Préparer la reprise, anticiper les restrictions, organiser un aménagement de poste, envisager une reconversion.

◆ Question 4 : Inaptitude envisagée

Après la fin de l'arrêt de travail, Mr P se présente en visite de reprise. En tant que médecin du travail, vous considérez qu'il ne peut plus travailler en hauteur. Vous envisagez une inaptitude au poste. A ce stade-là, quelle(s) procédure(s) pouvez- vous utiliser ? Détaillez-la (les). Quels sont les points clés à mentionner sur l'avis à l'issue de la procédure.

Procédure applicable (article R4624-42 à R4624-44 du Code du travail) :

1. Réaliser **une étude de poste** + étude des conditions de travail.
2. Échanger avec l'employeur.
3. Proposer des **aménagements**.
4. Si inaptitude retenue → **deux examens médicaux à 15 jours d'intervalle** (ou 1 seul si justifié médicalement).

À mentionner sur l'avis d'inaptitude :

- Que le salarié est inapte à son poste **et à tout reclassement possible** (si c'est le cas).
- Les **éléments médicaux justifiant l'inaptitude** (sans révéler le diagnostic).
- Les **recherches de reclassement** entreprises.

◆ Question 5 : Obligations de l'employeur

Quelles sont les obligations de l'employeur à l'issue de l'avis d'inaptitude et dans quel délai ?

- **Rechercher un reclassement** (même poste ou poste compatible) dans l'entreprise ou le groupe.
- En cas d'impossibilité → **licenciement pour inaptitude** dans un **délai d'un mois**.
- Paiement du salaire si maintien sans reclassement ou licenciement après 1 mois.

◆ Question 6 : Intérêt d'une RQTH (Reconnaissance de la Qualité de Travailleur Handicapé)

Le médecin du travail suggère une demande de reconnaissance de la qualité de travailleur handicapé. Décrivez toutes les utilités possibles d'une reconnaissance de la qualité de travailleur handicapé de façon générale ?

Utilités :

- Accès à un **accompagnement par Cap Emploi ou Pôle Emploi**.
- Aide au **maintien dans l'emploi**.
- Aides financières pour **adaptation du poste de travail** (AGEFIPH).
- Priorité dans les **plans de formation**.
- Accès à des **postes spécifiques réservés RQTH**.
- Bénéfices dans la procédure de **reclassement** et dans l'évaluation de l'inaptitude.

◆ **Question 7 : Mise en invalidité**

Mr P est finalement mis en invalidité. Qui en décide ? Quelle est la condition d'incapacité ? Quel est l'avantage financier ?

Qui décide ?	**Le médecin conseil de la CPAM**
Condition	Incapacité de gain ≥ 2/3 (66 %) et état médical stabilisé
Avantage	Attribution d'une **pension d'invalidité** (selon le classement en catégorie 1, 2 ou 3), permettant de compenser une perte de revenus

Cas pratique 2014 – Sujet 2 : Troubles neurologiques – solvants

Monsieur X, 58 ans, transvase des solvants au travail. En fin de journée, ses collègues signalent un **comportement anormal (dysarthrie, troubles de l'équilibre)** → suspicion d'intoxication professionnelle aiguë.

◆ Question 1 : Étiologies à rechercher

Vous êtes médecin du travail en service autonome dans cette entreprise et recevez ce salarié en urgence.

Quelle(s) étiologie(s) devez-vous rechercher ?

- **Intoxication aiguë par solvants** (neurologique).
- **Éthylisme** ou intoxication médicamenteuse.
- **Pathologie neurologique aiguë spontanée** (AVC, épilepsie).
- **Hypoglycémie** ou troubles métaboliques.

◆ Question 2 : Ethylotest demandé par l'employeur

Le contremaître vous demande de faire un éthylotest. Etes-vous obligé de le faire ? Justifiez votre réponse. Si vous le faites, quelles sont les conditions préalables ? A qui communiquez-vous les résultats ?

Le médecin du travail n'est pas obligé de réaliser l'éthylotest.

✅ **Conditions si réalisé** :

- Consentement du salarié.
- Confidentialité.
- Résultats **non communiqués à l'employeur** (secret médical).

- Mentionner les résultats uniquement dans le dossier médical du travailleur.

◆ Question 3 : Actions du médecin en milieu de travail

Vous pensez à une origine professionnelle. Quelles actions en milieu de travail devez-vous réaliser ?

- **Évaluation des expositions** (FDS, ventilation, EPI).
- **Mesurages atmosphériques** si possible.
- Étude de poste.
- Rencontre avec le CHSCT/CSE.
- **Informer l'employeur** sur les risques chimiques.
- Proposer des **mesures de prévention** (ventilation, remplacement, EPI).

◆ Question 4 : Atteintes neurologiques possibles liées aux solvants

Quelles sont les atteintes du système nerveux central que l'on peut observer après exposition aux solvants ?

Type d'atteinte	Manifestations
Aiguës	Céphalées, vertiges, troubles de la mémoire, confusion
Chroniques	Encéphalopathie toxique, dépression, troubles de l'humeur
Neuropathies	Périphériques (troubles sensitifs, moteurs)

◆ Question 5 : Présomption d'origine (MP)

Dans le régime général, quelles sont les conditions à réunir pour bénéficier d'une présomption d'origine pour la reconnaissance en maladie professionnelle ?

Conditions du Code de la Sécurité Sociale (article L461-1) :

- Pathologie listée dans un **tableau de MP** (ex. tableau 84 : encéphalopathies).
- Délai de **prise en charge** respecté.
- Exposition professionnelle correspondant aux **travaux listés**.
  *Si les 3 critères sont remplis : **présomption simple d'origine professionnelle**.

◆ **Question 6 : Prestations possibles en MP**

> Si Mr X, était pris en charge au titre d'une maladie professionnelle, à quelles prestations en espèces pourrait-il prétendre pendant son arrêt de travail ?

- **Indemnités journalières** spécifiques MP (plus avantageuses que maladie simple).
- **Prise en charge à 100 %** des soins liés à la MP.
- **Rente d'incapacité** si séquelles après stabilisation (en fonction du taux d'IPP).

◆ **Question 7 : Si fonction publique → Imputabilité**

> Si M X travaillait dans la fonction publique, comment l'imputabilité d'une maladie au travail pourrait-elle être établie ?

- L'imputabilité est établie **par l'administration** (autorité administrative).
- Sur la base d'un **rapport médical** + **rapport hiérarchique**.
- En cas de désaccord : recours à un **comité médical** voire **commission de réforme**.

◆ **Question 8 : Accès aux examens du neurologue**

Mr X, a rencontré un neurologue qui a pratiqué plusieurs examens complémentaires que vous voulez récupérer pour connaître le pronostic de la pathologie. Comment procédez-vous pour les récupérer ? Justifiez.

Obligation de respect du secret médical :

- Demande **écrite et signée par le salarié** pour obtenir le compte-rendu médical.
- Le médecin du travail ne peut pas **contacter directement le neurologue sans autorisation**.
- Possibilité de passer par le **médecin traitant** avec accord du patient.

Cas pratique 2015 – Sujet 1 : Surveillante de baignade et asthme professionnel

Mr X , 28 ans, surveillant de baignade dans un complexe nautique privé, signale au médecin du travail, lors d'une visite périodique, des crises d'essoufflement survenant pendant son travail et un écoulement nasal récidivant. L'interrogatoire permet d'apprendre que ces symptômes ont débuté il y a plusieurs semaines et s'améliorent lors des périodes de congés. Le salarié indique que des collègues de travail se plaignent d'irritation des yeux et de la gorge. Lui-même n'a pas cessé son travail.

Antécédents médicaux : rien de signalé, tabac = 5 cigarettes par jour depuis l'âge de 20 ans.
Signes fonctionnels : épistaxis lors du mouchage, gêne respiratoire en présence d'irritants (tabac, pollution atmosphérique…).

A l'examen clinique : Poids = 85 kg, taille = 1m85, TA = 120/70 mm Hg ; auscultation pulmonaire normale, pas de symptôme objectif constaté par ailleurs.

◆ **Question 1 : Diagnostic fonctionnel respiratoire ?**

	Valeurs théoriques	**Valeurs mesurées**
CV (litres)	5,8	5,0
VR (litres)	1,7	1,9
CPT (litres)	6,7	6,7
VEMS (litres/sec)	4,9	3,6
VEMS/CV	84 %	72%

Après inhalation de 2 bouffées de Salbutamol, le VEMS passe à 4,4

> Quel diagnostic fonctionnel respiratoire faites-vous au vu des résultats de l'EFR ?

litres/sec.

☞ EFR : syndrome obstructif modéré, avec réversibilité > 15 % du VEMS → **asthme** confirmé.

◆ **Question 2 : Diagnostic(s) évoqués ?**

> Quel(s) diagnostic(s) positif(s) évoquez-vous ? sur quels arguments ?

- **Asthme professionnel** (tableau 66 RG)
- Rhinite professionnelle irritative
- Irritation ORL

Arguments :

- Symptômes en présence de produits chimiques
- Amélioration en dehors du travail
- Réversibilité du VEMS au salbutamol

◆ **Question 3 : Arguments pour l'origine professionnelle**

> Quels arguments sont en faveur d'une origine professionnelle ?

- Exposition aux **dérivés chlorés**, trichloramine (produits désinfectants de piscine)
- Symptômes déclenchés uniquement au travail
- Tableau 66 : pathologie respiratoire à l'exposition à des irritants chimiques

◆ **Question 4 : Conditions de reconnaissance en maladie professionnelle (Tableau 66)**

Le médecin du travail remarque que l'exposition professionnelle de ce salarié appartient à la liste limitative du tableau n°66 du régime général. Quelles sont les conditions permettant la reconnaissance en maladie professionnelle indemnisable ?

- Diagnostic d'asthme professionnel confirmé
- Exposition à des produits listés (trichloramine, hypochlorite…)
- Délai de prise en charge respecté (max 7 jours après l'arrêt de l'exposition)
- Activité professionnelle listée

⚠️ La liste de travaux est **limitative** → il faut que l'emploi du salarié y figure.

◆ **Question 5 : Procédure pour la déclaration en MP**

Quelle procédure est à suivre par le salarié pour la déclaration en maladie professionnelle ?

1. Salarié remplit le formulaire **Cerfa 60-3950**.
2. L'envoie à la CPAM avec :
    - Certificat médical initial du médecin traitant
    - Attestation de travail
3. Le **médecin conseil** instruit la demande → Décision dans les 3 mois.

◆ **Question 6 : Prévention / Surveillance par le médecin du travail**

Quelles démarches de prévention et surveillance sont à effectuer par le médecin du travail ?

- Étude de poste / Fiches de données de sécurité
- Mesures d'ambiance / surveillance des trichloramines
- Conseils d'équipement de protection (ventilation, masques si nécessaire)
- Surveillance médicale renforcée (SMR) si MP reconnue
- Proposition de reclassement si aggravation

◆ **Question 7 : Conduite à tenir pour le salarié**

Quelle est la conduite à tenir pour le salarié vis à vis de son emploi et poste de travail ?

- Proposer un **changement de poste** ou aménagement (poste sans exposition)
- Proposer la **reconnaissance en maladie professionnelle**
- Anticiper une **RQTH** si atteinte chronique
- Surveillance régulière par le médecin du travail

Cas pratique 2015 – Sujet 2 : Douleur lombaire aiguë après effort / AT ou MP discale

> Madame B. 54 ans (90 Kg / 1,58 m ; sédentaire et fumant 20 cigarettes par jour depuis 15 ans sans antécédent médico-chirurgical notable), travaille dans une clinique privée comme aide-soignante depuis 15 ans. Elle est en contrat à durée indéterminée à temps plein. Sur sa plage horaire, elle est la seule aide-soignante et travaille avec une infirmière dans un service de Gériatrie long séjour de 50 patients dont la moitié est grabataire. Elle assure les tâches de toilettes, de transfert, de lever et de coucher des patients et de bio nettoyage des chambres. Lors du relèvement d'un patient le 30 septembre 2015 à 11h15, elle ressent un « craquement » dans la région lombaire et poursuit son activité jusqu'à 13h45 (fin de poste). La douleur présentée par madame B. est une douleur lombaire basse, irradiant à la face postérieure de la cuisse et du mollet droit, et à la plante du pied droit. La douleur est aggravée par les efforts, soulagée par le repos, impulsive à la toux.

◆ **Question 1 : Type de visite ?**

> Madame B. vient spontanément vous consulter en tant que médecin du travail de la clinique le lendemain matin car elle se plaint de douleurs s'intensifiant depuis la veille. Comment dénomme-t-on ce type d'examen médical (visite médicale) ?

Visite à la demande du salarié = visite spontanée / occasionnelle (article R4624-34 du Code du travail)

◆ **Question 2 : Signes d'origine discale à rechercher ?**

Quelles données de l'examen clinique physique vous feront évoquer une origine discale de ces douleurs ?

- **Lombosciatique L5 ou S1** : douleur irradiant dans le trajet radiculaire
- **Signe de Lasègue positif**
- Déficit moteur ou sensitif
- Réflexes abolis ou diminués (Achilléen, rotulien)

◆ **Question 3 : Diagnostic évoqué ?**

Quel diagnostic évoquez-vous chez cette salariée ?

Sciatique L5 ou S1, probablement sur **hernie discale**

◆ **Question 4 : Conditions pour définir un accident du travail**

Quelles conditions permettent en France de définir un accident du travail ?

Selon **article L.411-1 du Code de la Sécurité Sociale** :

- Survenu soudainement
- Lien direct avec le travail
- Lieu et temps de travail
- Fait accidentel précis identifié (ici : le soulèvement du patient)

◆ **Question 5 : Principe de reconnaissance AT dans le RG**

En France, dans le régime général, sur quel principe se fonde la reconnaissance en accident du travail ?

Présomption d'imputabilité si les conditions de l'article L.411-1 sont remplies.

◆ **Question 6 : Médecin responsable de la reconnaissance ?**

En France dans le régime général, quelle catégorie de médecin est en charge de la reconnaissance des accidents du travail et des maladies professionnelles indemnisables ?

Le **médecin conseil de la CPAM** est seul compétent pour statuer sur :

- La reconnaissance AT ou MP
- Le taux d'IPP
- Les prestations versées

◆ **Question 7 : Facteurs de risque de maladie professionnelle discale**

Finalement, Madame B. n'a pas obtenu de reconnaissance au titre des accidents du travail. Elle décide alors, sur les conseils de son médecin traitant, de faire une déclaration en maladie professionnelle. Dans cette observation, quels sont les facteurs de risque de maladie professionnelle discale ?

- **Manutention manuelle de charges lourdes**
- **Postures contraignantes**
- Travail de force, répétitif
- Station debout prolongée
- Vibration (moins ici)
- Obésité (facteur aggravant ici)

◆ **Question 8 : Éléments manquants pour reconnaissance en MP (tableau 98)**

Dans le cadre des tableaux, quel(s) élément(s) manque(nt) t-il(s) dans ce dossier pour permettre une reconnaissance en maladie professionnelle indemnisable ?

Pour que le tableau 98 s'applique :

1. Pathologie : sciatique par hernie discale confirmée = **oui**
2. Délai de prise en charge : **6 mois** = à vérifier
3. Durée d'exposition ≥ **5 ans = oui**
4. Liste limitative des travaux : **manutention de charges lourdes** = **oui**
5. Diagnostic par imagerie : à compléter

☞ **Manque dans ce dossier : confirmation diagnostique par IRM + certificat médical initial précis** avec mention du tableau 98.

Cas pratique – 2016 : tendinopathie épaule

Monsieur P, salarié de 40 ans, exerce depuis 10 ans le métier de **laveur de carreaux** dans une entreprise de nettoyage industriel. Il pratique régulièrement l'aviron le week-end. Il vous consulte à sa demande pour des **douleurs de l'épaule droite**, évoluant depuis 2 mois et le gênant maintenant dans son activité professionnelle. Ces douleurs sont insomniantes. Il a cessé ses activités sportives. Son médecin traitant lui a diagnostiqué une tendinopathie de la coiffe des rotateurs. Il est droitier, mesure 1,80 m pour 80 kg. Il n'a pas d'antécédent particulier et a une bonne hygiène de vie. Il ne prend pas de traitement sauf depuis 3 semaines, des AINS (anti inflammatoires non stéroïdiens).

◆ Question 1 : Atteinte tendineuse la plus fréquente (origine pro)

Quelle est l'atteinte tendineuse de la coiffe des rotateurs la plus fréquemment rencontrée lorsqu'une origine professionnelle est évoquée ?

*Tendinopathie du muscle sus-épineux** (ou supra-épineux)
➕ Ce muscle est le plus souvent atteint en cas de travail bras en élévation prolongée.

◆ Question 2 : Manoeuvre clinique spécifique ?

Durant l'examen clinique, quelle manœuvre réalisez-vous pour établir le diagnostic ?

- **Test de Jobe** (élévation à 90°, abduction + rotation interne, bras en pronation contre résistance)
- Test de **Neer** et **Hawkins** : pour conflit sous-acromial
- Palpation de la bourse sous-acromiale et de l'insertion du sus-épineux

◆ **Question 3 : Contraintes professionnelles favorisant cette pathologie**

Quelles sont les contraintes professionnelles favorisant la survenue de la pathologie ?

- **Travail les bras en élévation**, surtout au-dessus de 60°
- **Répétitivité des gestes**
- **Efforts de soulèvement ou de poussée en hauteur**
- Vibrations (si utilisation de perches vibrantes ou d'outils)
- Postures contraignantes

📌 Application typique : laveur de vitres → bras levés, sollicitations répétées.

◆ **Question 4 : Reconnaissance en maladie professionnelle ?**

Il vous demande si sa pathologie relève d'une maladie professionnelle indemnisable. Il a vu sur Internet que cela semblait possible.

Le tableau de référence est le **Tableau 57** du Régime Général : **« Affections périarticulaires provoquées par certains gestes et postures de travail »**

🔍 **Critères médico-administratifs** (alinéa 1 article L.461-1 CSS) :

1. **Maladie listée** dans le tableau (ex. tendinopathie du sus-épineux)
2. **Délai de prise en charge** : 7 jours après l'arrêt de l'exposition
3. **Exposition aux travaux listés** dans le tableau (bras en élévation + répétitivité)
4. **Durée d'exposition minimale** : 1 an

✓☐ Si les 4 critères sont remplis → **présomption d'origine professionnelle**

◆ **Question 5 : Tendinopathie calcifiante sans enthésopathie → tableau applicable ?**

> Expliquez les différents critères médico-administratifs d'un tableau de maladies professionnelles indemnisables.
>
> Les explorations radiologiques effectuées mettent en évidence une tendinopathie calcifiante sans enthésopathie du sus-épineux droit. Peut-il prétendre à reconnaissance au titre du tableau de maladies professionnelles indemnisables ? Explicitez votre réponse.

❌**Non** :

Le **Tableau 57** du RG mentionne :

- **Tendinopathies chroniques**, y compris calcifiantes, **avec enthésopathie visible à l'imagerie**.

🔎Ici, **absence d'enthésopathie** → un des critères n'est **pas rempli**, donc le tableau **n'est pas applicable** → pas de présomption d'imputabilité automatique.

◆ **Question 6 : Procédure complémentaire ?**

> Quelle est la procédure complémentaire lorsque les critères médicoadministratifs du tableau de maladie professionnelle indemnisable ne sont pas remplis ?

Il faut recourir à la procédure **hors tableau** via le **CRRMP** (Comité régional de reconnaissance des maladies professionnelles)

◆ **Question 7 : Principe fondamental de la procédure CRRMP**

> Quel est le principe fondamental de cette procédure complémentaire qui la différencie de la reconnaissance par les tableaux de maladies professionnelles indemnisables

!□La reconnaissance n'est **plus automatique** Il **n'y a pas de présomption d'origine**. Il faut prouver :

- L'existence d'un **lien direct et essentiel** entre la maladie et l'activité professionnelle
- Par une **expertise médicale** indépendante

C'est une procédure **individuelle et contradictoire**, fondée sur l'analyse du **dossier complet du salarié**

◆ **Question 8 : Les deux modalités de la procédure hors tableau**

Quelles sont les deux modalités de cette procédure complémentaire ? Pour chacune d'elle citez les conditions d'application et de reconnaissance.

a) Alinéa 3 (L.461-1 CSS) – ***"Hors tableau, IPP ≥ 25%"***

✓ Conditions :

- Maladie non inscrite au tableau ou un seul critère non rempli
- IPP (Incapacité permanente partielle) ≥ 25 %
- Lien direct et essentiel entre pathologie et exposition professionnelle

□ Expertise obligatoire via le CRRMP

b) Alinéa 4 (L.461-1 CSS) – ***"Maladie grave hors tableau"***

✓ Conditions :

- Maladie **non listée dans un tableau**
- Mais jugée grave
- Saisie directe du CRRMP
- Lien direct et essentiel démontré

Cas pratique – 2017 : CA vessie

Vous voyez Monsieur B, 52 ans, en visite périodique de santé au travail. Il travaille dans une entreprise de travaux publics affiliée au régime général, au poste de finisseur (poste auquel il réalise l'application des revêtements routiers). Il présente comme principal antécédent une hypertension artérielle traitée depuis 2 ans et bien contrôlée. Il est également fumeur (25 paquets - années). A l'interrogatoire, il vous signale avoir présenté 2 épisodes d'urines rougeâtres dans les 3 dernières semaines.

◆ Question 1

Quels sont les 5 principaux diagnostics auxquels vous pensez chez ce salarié ?

Quels sont les 5 diagnostics à évoquer ?

1. Tumeur de vessie (probabilité élevée vu les antécédents pro et tabac)
2. Infection urinaire (cystite ou prostatite)
3. Calcul urinaire
4. Tumeur prostatique
5. Glomérulopathie (néphropathie sous-jacente)

◆ Question 2

Quel examen de routine allez-vous réaliser immédiatement au cabinet médical ?

Bandelette urinaire (BU) Permet de détecter une hématurie, une leucocyturie, des nitrites (infection), des protéines ou du glucose.

◆ **Question 3**

Vous confirmez la présence d'une hématurie. Quelle conduite adoptez-vous pour initier la prise en charge diagnostique de Monsieur B ?

Conduite en cas d'hématurie confirmée ?

- Prescrire un bilan urologique en urgence : ECBU, échographie rénale et vésicale, consultation urologique
- Rechercher des ATCD familiaux, pro, toxiques
- Évaluer l'ancienneté et la répétition des symptômes
- Informer le salarié de l'enjeu (suspicion de tumeur)

◆ **Question 4**

Vous revoyez Monsieur B qui vous informe qu'une tumeur primitive urothéliale de vessie a été diagnostiquée. Citez les 2 facteurs de risques professionnels reconnus pour les cancers de vessie.

2 facteurs de risque professionnels reconnus pour le cancer de la vessie ?

1. **Exposition aux hydrocarbures aromatiques polycycliques (HAP)**
2. **Exposition aux amines aromatiques (ex : benzidine, naphtylamine)**

*Ces agents sont reconnus dans le **Tableau 15 bis** du régime général.

Citez le principal facteur de risque extra-professionnel de cancer de vessie.

◆ **Question 5**

Principal facteur de risque extra-professionnel du cancer vésical ?

*__Le tabagisme__ (présent chez ce patient, 25 PA)

◆ **Question 6**

Monsieur B a-t-il été professionnellement exposé à l'un des facteurs de risques précédemment cités ? Si oui, lequel ?

***Oui** :

En tant que **finisseur de revêtements routiers**, il est exposé aux **HAP** contenus dans le bitume, donc à un **cancérogène vésical reconnu**.

◆ **Question 7**

Afin d'évaluer les différentes expositions professionnelles auxquelles Monsieur B a pu être exposé, quels sont les principaux éléments à recueillir dans son cursus laboris ?

Éléments à recueillir dans le cursus laboris :

- Chronologie précise des postes
- Durée d'exposition aux agents à risque
- Nature des tâches (chauffe, manipulation de goudron, etc.)
- Protections collectives et individuelles
- Conditions d'hygiène (douches, lavage, etc.)
- Fiches d'exposition, fiches de sécurité
- Avis du médecin du travail précédent ou du service de prévention

◆ **Question 8**

Monsieur B travaille au même poste depuis l'âge de 30 ans. Il n'a exercé aucune activité professionnelle avant cet âge. Un collègue de Monsieur B lui a dit qu'il pourrait être reconnu au titre des maladies professionnelles pour sa pathologie vésicale.

Quelles sont les démarches à effectuer pour demander une reconnaissance de sa pathologie vésicale au titre des maladies professionnelles ?

Démarches pour reconnaissance en maladie professionnelle :

1. Demande du salarié (formulaire CERFA n°60-3950)
2. Déclaration à la CPAM avec certificat médical initial
3. Enquête de la CPAM et évaluation de l'exposition
4. Passage par le **régime du tableau 15 bis**

◆ Question 9

Suite aux démarches effectuées, Monsieur B n'est pas reconnu en maladie professionnelle au titre de l'alinéa 2 de l'article L.461-1 du Code de la Sécurité Sociale. Quel est le système complémentaire de reconnaissance des maladies professionnelles ?

Système complémentaire en cas de refus (alinéa 2 non retenu) ?

***Procédure hors tableau** (alinéa 4 de l'article L.461-1 du Code de la sécurité sociale)
→ Expertise par le **CRRMP**

◆ Question 10

Le dossier de Monsieur B est étudié dans le cadre de l'alinéa 4 de l'article L.461-1 du Code de la Sécurité Sociale. Dans ce contexte, quelles sont les conditions nécessaires pour bénéficier d'une reconnaissance en maladie professionnelle ?

Conditions pour reconnaissance en alinéa 4 ?

- Maladie **graves non inscrites au tableau**

- Lien **direct et essentiel** entre la pathologie et l'activité professionnelle
- Le dossier doit être **complet et argumenté** (exposition réelle, absence de causes alternatives évidentes)

◆ Question 11

Pensez-vous que la pathologie de Monsieur B sera finalement reconnue au titre des maladies professionnelles ? Justifiez votre réponse.

Est-ce que la maladie sera reconnue ?

Très probablement **oui**, car :

- Pathologie grave (cancer urothélial)
- **Exposition professionnelle avérée** aux HAP
- **Durée suffisante d'exposition**
- Lien fort entre l'exposition et la pathologie

Même sans remplir **tous les critères du tableau**, reconnaissance probable **via CRRMP**

◆ Question 12

D'une façon générale, selon les recommandations de bonne pratique, quel examen faut-il réaliser pour la surveillance des salariés encore en activité, exposés ou ayant été exposés aux cancérogènes vésicaux à risque très élevé ? A quelle fréquence doit-on réaliser cet examen ?

Surveillance des salariés exposés aux cancérogènes vésicaux à risque élevé ?
Cytologie urinaire annuelle
☐ Fréquence : **1 fois par an**

☞ Recommandée pour les travailleurs exposés aux **amines aromatiques et HAP**

Cas pratique 2017 – Sujet 2 : Tendinopathie du sus-épineux

Résumé du cas

Madame Z, 51 ans, aide-soignante, travaille dans une maison de retraite. Après une réorganisation (nouveaux horaires, effectifs réduits, alternance jour/nuit), elle développe une **dépression** puis une **tendinopathie du sus-épineux** confirmée par IRM. Elle est opérée, et revient en **visite de pré-reprise**.

◆ Question 1

> Décrivez l'examen clinique (hors interrogatoire) des épaules que vous réalisez.

- **Inspection** : attitude du bras, amyotrophie, cicatrices, tuméfactions
- **Palpation** : douleur à la palpation de l'acromion, bourse sous-acromiale, tubercule majeur
- **Mobilité active et passive** : amplitude globale, douleur en élévation
- **Tests spécifiques** :
  - **Test de Jobe** (sus-épineux)
  - **Test de Neer** (conflit sous-acromial)
  - **Test de Hawkins** (conflit sous-acromial)
  - **Test de Patte** (infra-épineux)
  - **Test de Gerber** (subscapulaire)
  - Recherche de **signe du glaçon** (rupture)

◆ Question 2

> Quels sont les facteurs de risques professionnels potentiellement à l'origine des tendinopathies de la coiffe des rotateurs de l'épaule ?

Facteurs de risques professionnels potentiels pour tendinopathie de la coiffe :

- **Gestes répétitifs** du membre supérieur
- **Ports de charges lourdes**

- **Travail bras au-dessus des épaules**
- **Postures contraignantes**
- **Efforts avec le bras en abduction**
- **Travail en espace confiné**
- **Travail avec vibrations ou chocs**
- **Manque de récupération / temps de pause insuffisant**

*Très fréquent chez les aides-soignantes.

◆ **Question 3**

> Madame Z vous interroge sur les possibilités de reconnaissance de cette pathologie en maladie professionnelle. Compte tenu du tableau 57 ci-après, quelle est votre réponse ? Justifiez.

***Oui, possible** au titre du **Tableau n°57 RG** :

- **Affection visée** : Tendinopathie chronique non rompue du sus-épineux
- **Durée d'exposition** : ≥ 1 an (elle a 15 ans d'ancienneté)
- **Travaux reconnus** : manipulation manuelle de charges, gestes répétitifs bras levés → **OUI**
- **Délai de prise en charge** : ≤ 6 mois après arrêt d'exposition → **Respecté**

✅ **Tous les critères du tableau sont remplis**

◆ **Question 4**

> En octobre 2017, elle revient dans le cadre d'une visite de pré-reprise. Elle vous informe que sa tendinopathie a été prise en charge chirurgicalement en février 2017. Quel est l'objectif principal de cette visite de pré-reprise ?

Objectif principal de la visite de pré-reprise :

- **Évaluer les capacités actuelles de la salariée**
- Anticiper les difficultés de **reprise au poste antérieur**

- **Proposer des aménagements, reclassement** ou réorientation
- **Favoriser la réinsertion professionnelle**
- **Préparer la reprise de manière coordonnée** (employeur, médecine du travail, sécurité sociale…)

◆ **Question 5**

Vous envisagez une reprise à temps partiel thérapeutique : quelles sont les conditions pour y accéder ?

Le **temps partiel thérapeutique** (TPT) permet à un salarié de reprendre progressivement une activité professionnelle **après un arrêt de travail**, tout en continuant à percevoir **partiellement des indemnités journalières** de la sécurité sociale.

◆ **Conditions d'accès au temps partiel thérapeutique**

Pour qu'il soit mis en place, les **conditions suivantes doivent être réunies** :

1. Accord du médecin prescripteur

- Le **médecin traitant** (ou parfois le spécialiste) doit prescrire la reprise en temps partiel thérapeutique sur un **certificat médical**.
- Il doit estimer que cela contribue à **favoriser l'amélioration de l'état de santé** du salarié.

2. Validation par le médecin conseil de la CPAM

- La Caisse primaire d'assurance maladie (CPAM) doit **donner son accord** pour le maintien des indemnités journalières.
- Elle s'appuie sur l'avis du **médecin conseil**.

3. Accord de l'employeur

- L'employeur doit accepter le **retour à temps partiel** et **proposer un poste adapté**.
- Il n'a pas l'obligation légale de créer un poste sur mesure, mais il est incité à le faire au titre de l'obligation de maintien en emploi.

4. Avis du médecin du travail (recommandé)

- Lors de la **visite de reprise ou de pré-reprise**, le médecin du travail peut :
  - Évaluer la compatibilité entre l'état de santé du salarié et le poste à temps partiel,
  - Formuler des **préconisations d'aménagement** (horaires, rythme, tâches...).

📌 À noter

- Le TPT peut être accordé **même sans arrêt complet préalable**, dans certains cas (L.323-3-1 CSS depuis 2019), si cela permet d'éviter un arrêt complet.
- Il est souvent mis en place **pour une durée initiale de 3 mois**, renouvelable avec accord des parties.

□ Exemples de situations typiques

- Reprise après chirurgie orthopédique, pour limiter les efforts prolongés.
- Reprise après burn-out ou dépression, avec allègement progressif des tâches.
- Pathologies chroniques (cancers, maladies musculosquelettiques...) nécessitant un rythme adapté.

◆ **Question 6**

> Afin d'évaluer les possibilités de retour à son poste de travail antérieur, citez les acteurs que vous pourriez solliciter pour l'analyse des conditions de travail.

Acteurs à solliciter pour évaluer le poste de travail :

- Employeur / encadrement
- Chargé de prévention / ergonomes
- Service RH
- CHSCT / CSE
- Médecin du travail
- Intervenant en prévention des risques professionnels (IPRP)
- Salariée elle-même

◆ **Question 7**

> Dans le cadre d'une démarche globale de prévention des risques professionnels, décrivez les différentes mesures de prévention qui peuvent être mises en œuvre pour éviter ce même type de pathologie chez les collègues de Mme Z.

◆ **1. Prévention primaire (éviter l'apparition du risque)**

Objectif : supprimer ou réduire l'exposition aux facteurs de risque

Actions techniques :

- Réaménagement des postes de travail pour limiter les **gestes répétitifs et efforts de préhension**.
- Utilisation d'**aides à la manutention**, outils motorisés ou ergonomiques. (lèves-malades)
- Réduction des **contraintes posturales** (bras en élévation, torsions, etc.).
- Planification de tâches permettant une **alternance des mouvements**.

Actions organisationnelles :

- Répartition des tâches avec **rotation des postes** pour éviter la surcharge localisée.
- Intégration d'**étirements** ou de **pauses actives** dans la journée de travail.
- Adaptation des **cadences de production (travail en binôme, ou avoir mois des résidents en charge).**

Actions humaines et formation :

- Sensibilisation du personnel aux **gestes et postures adaptés**.
- Formation à l'**ergonomie du poste** (lever/porter/pousser correctement, position neutre des articulations).

◆ 2. Prévention secondaire (repérage précoce et limitation des atteintes)

Objectif : dépister les cas précoces ou les situations à risque

- Mise en place de **questionnaires de repérage TMS** (auto-questionnaires, entretiens ciblés).
- Surveillance médicale renforcée pour les postes identifiés à risque (Suivi Individuel Renforcé - SIR).
- Analyse des **signaux faibles** (absentéisme, douleurs rapportées, baisse de productivité).

◆ 3. Prévention tertiaire (éviter l'aggravation ou la récidive)

Objectif : favoriser le maintien dans l'emploi après une tendinopathie

- Étude de poste et **reprise adaptée** après arrêt maladie ou chirurgie.
- Mise en place d'un **temps partiel thérapeutique**, si nécessaire.
- Possibilité de **reclassement** vers un poste sans sollicitation du membre atteint.

Cas pratique 2018 – Sujet 1 : Amiante – reconnaissance MP – anomalies scanographiques

Résumé du cas

Vous recevez Mme A., âgée de 58 ans qui présente une bronchopneumopathie chronique obstructive (BPCO). Elle a fumé 20 cigarettes/jour de l'âge de 20 ans jusqu'à 50 ans. A la suite d'une récente consultation chez son pneumologue, ce dernier lui a indiqué qu'il avait vu des anomalies sur son scanner thoracique et il lui aurait dit de venir vous consulter car il pense qu'elle a été exposée à l'amiante. Mme A est aide-soignante en clinique depuis 1981. Auparavant, elle a travaillé comme ouvrière salariée dans l'industrie textile et indique qu'elle a effectué la découpe de tissus anti-feu de 1978 à 1981. Elle vous présente les résultats du scanner thoracique:

◆ **Question 1**

Anomalies diagnostiquées sur les images A et B :

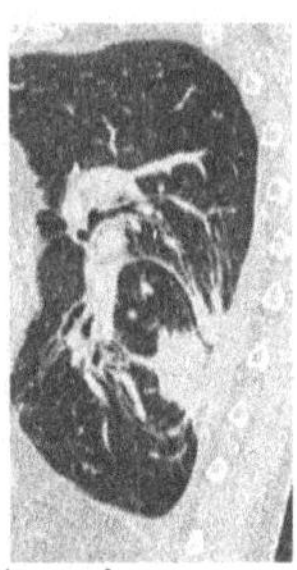

Image A

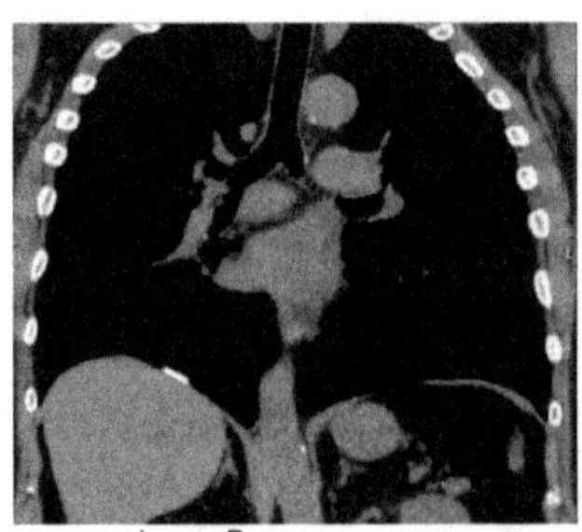

Image B

Image A : *Plaques pleurales* (parois thoraciques latérales ou diaphragme)

Image B : *Fibrose pulmonaire compatible avec une asbestose* (images en rayon de miel, bandes parenchymateuses)

◆ **Question 2**

> Vous considérez que Mme A. peut être reconnue en maladie professionnelle. Décrire brièvement les démarches à effectuer pour la déclaration.

◆ **1. Identifier le tableau de maladie professionnelle concerné**

- L'exposition à **l'amiante** dans le cadre professionnel (1978–1981 : textile anti-feu) est compatible avec le **Tableau n°30 du Régime Général**.
- Le tableau 30 concerne notamment : *« les affections provoquées par l'inhalation de poussières d'amiante »* : plaques pleurales, asbestose, mésothéliome, BPCO aggravée possible si lien avéré.

◆ **2. Informer Mme A. sur ses droits**

- Toute **suspicion de pathologie liée à l'amiante** justifie une **déclaration en maladie professionnelle (MP)**.
- Même si la pathologie n'est pas encore formellement diagnostiquée (ex. : suspicion de fibrose ou de cancer), une démarche **précoce** est légitime.

◆ **3. Ordonner les démarches suivantes :**

a) Adressez Mme A. à son médecin traitant ou au pneumologue

- Lui seul peut **remplir le certificat médical initial (CMI)** Cerfa n°11138*05, indispensable à la déclaration de MP.

b) Aider Mme A. à compléter le dossier administratif

- Formulaire Cerfa n°60-3950 à remplir par l'assurée.
- Joindre : CMI + bulletins de salaire ou attestations d'employeurs attestant l'exposition à l'amiante (période textile entre 1978 et 1981).

- Si besoin, vous pouvez l'aider à **reconstituer son CV professionnel**.

c) **Dépôt du dossier auprès de la CPAM de son lieu de résidence**

- Par Mme A. ou son représentant.

◆ **4. Complément utile du médecin du travail**

- En tant que médecin du travail, vous pouvez **rédiger un courrier d'accompagnement** pour :
    - Attester de l'exposition professionnelle historique à l'amiante.
    - Préciser la nature des tâches (découpe de tissus anti-feu).
    - Appuyer la cohérence entre exposition et pathologie suspectée.

◆ **5. Informer sur les suites et droits associés**

- **Prise en charge à 100 %** des soins en lien avec la MP.
- Possibilité de **rente ou capital** selon le taux d'IPP.
- Droit au **suivi post-professionnel amiante** (scanner, consultation spécialisée).
- Possible indemnisation complémentaire par le **FIVA** (Fonds d'Indemnisation des Victimes de l'Amiante).

◆ **Question 3**

Vous disposez du tableau de maladie professionnelle ci-joint (Amiante). Selon quelle(s) modalité(s) l'anomalie de l'image A peut-elle être reconnue en maladie professionnelle ? Justifiez votre réponse.

✅ **Modalités de reconnaissance des plaques pleurales (image A) en maladie professionnelle liée à l'amiante**

◆ **1. Affection concernée par le tableau n°30**

Les **plaques pleurales**, visibles sur un scanner thoracique ou une radiographie, **font partie des affections reconnues au titre du Tableau n°30 RG** :

« Affections pleurales bénignes (plaques pleurales, épaississements pleuraux diffuses, épanchements pleuraux bénins) ».

◆ **2. Conditions à remplir pour la reconnaissance automatique (présomption d'imputabilité)**

Pour que les plaques pleurales soient reconnues **automatiquement** au titre du tableau n°30, **les 3 conditions suivantes doivent être remplies** :

Condition	**Justification pour Mme A**
1. **Affection désignée dans le tableau**	Plaques pleurales objectivées à l'imagerie ✅
2. **Délai de prise en charge ≤ 35 ans** (entre la fin de l'exposition et le diagnostic)	Exposition entre 1978–1981, diagnostic en 2023–2025 → < 45 ans ❌, donc **condition non remplie**.
3. **Travaux listés dans le tableau** (exposant aux poussières d'amiante)	Découpe de tissus anti-feu (textile industriel) → activité figurant dans les travaux listés ✅

◆ **3. Modalité de reconnaissance dans ce cas : passage par le CRRMP**

✅ Comme **le délai de 35 ans est dépassé**, mais que l'affection et l'exposition sont bien réelles, la reconnaissance **n'est pas automatique**.

***Le dossier sera instruit par le CRRMP** (Comité Régional de Reconnaissance des Maladies Professionnelles), qui :

- Évaluera s'il existe **un lien direct et essentiel** entre l'exposition professionnelle à l'amiante et la pathologie.
- S'appuiera sur les pièces fournies (CV professionnel, résultats d'imagerie, avis médical…).

📌 **Conclusion**

L'anomalie observée (plaques pleurales) peut être reconnue en maladie professionnelle **au titre du tableau n°30**. **Cependant, le délai de prise en charge étant dépassé**, le dossier doit être **examiné par le CRRMP**, qui statuera sur le lien entre la pathologie et l'exposition professionnelle à l'amiante.

◆ **Question 4**

Selon quelle(s) modalité(s) l'anomalie de l'image B peut-elle être reconnue en maladie professionnelle ? Justifiez votre réponse.

✅ **Reconnaissance de l'image B (asbestose) en maladie professionnelle – Tableau n°30 RG**

◆ **1. Affection concernée par le tableau n°30 du Régime Général**

L'**asbestose** est une **fibrose pulmonaire diffuse** liée à l'inhalation de poussières d'amiante. Elle est **explicitement désignée dans le tableau n°30**, dans la catégorie :

« Asbestose (fibrose pulmonaire diffuse) »

◆ **2. Conditions de reconnaissance automatique (présomption d'imputabilité)**

Pour être reconnue **automatiquement** au titre du tableau n°30, les 3 critères suivants doivent être **strictement remplis** :

Condition	Justification

1. Affection désignée dans le tableau	✓ **Oui** – Asbestose mentionnée explicitement
2. Délai de prise en charge : 35 ans **à partir de la fin de l'exposition**	✓ Si la pathologie est diagnostiquée < 35 ans après la dernière exposition
3. Travaux listés dans le tableau (exposant aux poussières d'amiante)	✓ Si le poste occupé (ex. : industrie textile anti-feu, calorifugeage, bâtiment, etc.) figure dans les travaux du tableau

*Si ces **trois conditions sont réunies**, la reconnaissance est **automatique**, sans besoin d'examen par le CRRMP.

📌 Conclusion

L'asbestose (image B) peut être reconnue en maladie professionnelle **selon le Tableau n°30 du Régime Général, de manière automatique**.

En cas de doute ou de critère manquant, la reconnaissance peut être obtenue **après instruction par le CRRMP**.

◆ Question 5

D'autres examens complémentaires sont-ils nécessaires à pratiquer chez Mme A pour compléter son dossier de maladie professionnelle ? Justifiez votre réponse.

Examens complémentaires nécessaires :

- **EFR avec DLCO** : rechercher un syndrome restrictif
- **Scanner thoracique avec reconstructions fines** : évaluation des atteintes
- **Bilan tabacologique** et **sevrage**

◆ **Question 6**

Quelle(s) autre(s) mesure(s) médico-sociale(s) pouvez-vous conseiller à Mme A. ? Justifiez votre réponse

Mesures médico-sociales proposées :

- **Reconnaissance en maladie professionnelle (MP)**
- **RQTH**
- **Suivi médical renforcé (scanner / EFR tous les 2-3 ans)**
- **Déclaration à FIVA pour la surveillance post-exposition**
- **Orientation en consultation pathologies professionnelles**

◆ **Question 7**

La BPCO de madame A peut-elle être due à son travail dans l'industrie textile ? Si oui, peut-elle être reconnue en maladie professionnelle ? Justifiez votre réponse

✅ **La BPCO de Madame A peut-elle être liée à son travail dans l'industrie textile ?**

◆ **1. Lien possible entre BPCO et activité professionnelle**

Oui. La **bronchopneumopathie chronique obstructive (BPCO)** peut être liée à une exposition professionnelle, même si **le tabac est un facteur de risque majeur**, ce qui est le cas chez Mme A.

Dans l'industrie textile, certaines expositions peuvent favoriser ou aggraver une BPCO :

- **Poussières textiles (fibres de coton, lin, jute, laine)** → byssinose ;
- **Poussières minérales, amiante** (tissus anti-feu) ;
- **Produits chimiques** (formaldéhyde, solvants, colorants).

*L'exposition aux **tissus anti-feu** entre 1978 et 1981 évoque une **exposition probable à l'amiante**, ainsi qu'à d'autres agents irritants respiratoires.

✅ **Peut-elle être reconnue en maladie professionnelle ?**

◆ **2. Pas de tableau spécifique pour la BPCO dans le RG**

La **BPCO** *n'est pas listée* directement dans un **tableau de maladie professionnelle du Régime Général**.

Cependant, une reconnaissance est **possible hors tableau**, selon l'article **L.461-1 alinéa 4 du Code de la Sécurité sociale**, si les conditions suivantes sont réunies :

Critère	Application à Mme A
Pathologie grave	✅ BPCO peut être considérée comme telle
Lien direct et essentiel avec l'exposition professionnelle	✅ Possible : exposition à poussières d'amiante et textiles
Exposition professionnelle avérée	✅ Exposition probable dans l'industrie textile anti-feu
Avis favorable du CRRMP requis	✅ Oui : c'est **le CRRMP** qui devra statuer

*Il faudra donc constituer un **dossier de demande de reconnaissance hors tableau**, avec aide du médecin traitant, du pneumologue, et éventuellement du médecin du travail.

📌 **Conclusion**

Oui, la BPCO de Mme A **peut être en partie liée à son travail dans l'industrie textile**, en particulier à l'exposition aux poussières de textiles anti-feu et à l'amiante.
Elle **peut être reconnue en maladie professionnelle, hors tableau**, après **instruction par le CRRMP**, à condition de démontrer un lien direct et essentiel entre la pathologie et l'exposition professionnelle.

Cas pratique 2018 – Sujet 2 : Canal carpien / Travail répétitif / Reconnaissance MP

Résumé du cas

Madame N, 51 ans, consulte son médecin traitant dans un contexte d'asthénie importante, avec prise de poids et syndrome dépressif associé. Au terme d'examens complémentaires, le diagnostic d'hypothyroïdie est porté. Un traitement a été instauré et a amélioré sa symptomatologie. Son médecin traitant estime alors qu'après 1 mois d'arrêt maladie il est temps d'envisager une reprise. Elle lui signale cependant, que depuis quelques jours, elle dort mal en raison de fourmillements et de douleurs dans les doigts essentiellement localisés aux 3 premiers doigts de la main droite. Ces manifestations la réveillent la nuit et elle doit bouger ses doigts qui semblent endormis. Son médecin pense qu'il existe peut être un syndrome du canal carpien.

◆ **Question 1**

A l'examen clinique, quelles sont les 2 manœuvres qui permettront de confirmer cette hypothèse ? Décrivez la réalisation de chacun des tests et les signes attendus.

Tests cliniques du syndrome du canal carpien :

1. **Signe de Tinel** :
   - Percussion du nerf médian au niveau du poignet
   - ✚ Si paresthésies irradiant dans les 3 premiers doigts
2. **Signe de Phalen** :
   - Flexion forcée du poignet pendant 1 minute
   - ✚ Si paresthésies dans le territoire du nerf médian

◆ **Question 2**

Quel examen complémentaire permet de confirmer le diagnostic ? Quels sont les principaux paramètres mesurés ? Quelles informations apporte-t-il ?

Examen complémentaire :

***EMG (électromyogramme)**

- Mesure **latence motrice / sensitive distale**, vitesse de conduction
- Objectivation d'un **ralentissement** de la conduction du nerf médian au poignet
- Permet de **confirmer le diagnostic**, **stager la sévérité**, **orienter le traitement**

◆ **Question 3**

Compte tenu de l'importance de l'atteinte objectivée lors de l'examen complémentaire, un traitement chirurgical est préconisé et rapidement programmé au niveau du poignet droit, le plus atteint. Madame N, 51 ans, est ouvrière dans une entreprise spécialisée en cristallerie depuis plus de 20 ans. Elle travaille à un poste où elle contrôle la qualité des pièces de verrerie en fin de chaîne de fabrication. Elle vérifie chaque pièce une à une sur toutes leurs faces, en les prenant à la main et en les retournant, à raison d'au moins 5000 pièces par jour.

Afin de faciliter sa reprise quelle démarche le médecin traitant doit-il conseiller à sa patiente? Quel en est le but ? Quelles pourraient être les préconisations à l'issue de cette démarche ? A l'issue de son arrêt maladie, Madame N reprend son activité professionnelle et son employeur organise une visite médicale le jour de son retour auprès du médecin du travail.

Préparation à la reprise :

*Visite de pré-reprise** à initier :

- Par le **médecin traitant ou la salariée**
- 30 jours avant la fin de l'arrêt
- Objectif : **anticiper l'aptitude / les aménagements**
- Préconisations possibles : temps partiel thérapeutique, reclassement, aménagement du poste

◆ Question 4

> Quels sont les objectifs de cette visite médicale ? Madame N demande au Médecin traitant si son activité professionnelle peut être responsable de son syndrome du canal carpien.

Objectifs de la visite médicale de reprise :

- Vérifier **l'aptitude au poste**
- Proposer des **aménagements** si nécessaire
- Protéger la santé du salarié
- Rédiger un **avis d'aptitude/inaptitude**
- Envisager des mesures de **maintien dans l'emploi**

◆ Question 5

> Chez madame N, des facteurs extra professionnels peuvent-ils s'opposer à une reconnaissance en maladie professionnelle ? Justifiez votre réponse.

Reconnaissance en MP : obstacles liés aux facteurs extra-professionnels ?

Non.
Les facteurs comme **l'hypothyroïdie, l'âge ou le sexe féminin** sont **pris en compte dans l'analyse médicale**, mais **n'empêchent pas une reconnaissance** au titre du **tableau 57 RG**, si les conditions sont remplies.

Cas pratique 2019 – Sujet 1 : Épicondylite, TMS et reconnaissance en MP

Vous êtes le médecin du travail de Monsieur S., 38 ans, droitier, qui vous est adressé par son médecin traitant dans le cadre d'un arrêt de travail depuis 3 semaines pour épicondylite du coude droit. Monsieur S. est peintre ravaleur ragréeur. Son travail consiste à préparer les façades des bâtiments : nettoyage manuel à la brosse, décapage au grattoir ou à la spatule, sablage. Ensuite, il enduit les surfaces préparées puis les peint au rouleau. Il travaille comme salarié dans l'entreprise actuelle, en contrat à durée indéterminée (CDI) depuis 5 ans. Vous interrogez Monsieur S. Il vous décrit des douleurs du compartiment externe du coude droit irradiant vers le versant radial de l'avant-bras, majorées par les mouvements de flexion-extension lorsqu'il brosse ou décape les murs, surtout s'il s'agit de travaux de ponçage fins et délicats (barreaux de balcons, ornements…). Monsieur S. vous précise qu'il s'agit du troisième épisode d'épicondylite depuis le début de l'année. Il vous indique par ailleurs qu'il pratique le tennis à un très bon niveau et qu'il a déjà consulté son médecin traitant l'été dernier pour un épisode similaire de "tennis elbow" (épicondylite) du même coude, survenu à l'occasion d'un tournoi interclub. Monsieur S. vous interroge quant à la possibilité de reconnaître cette affection dans le cadre d'une maladie professionnelle car un de ses collègues qui occupe un poste de travail similaire a pu bénéficier de cette reconnaissance l'an dernier.

◆ Question 1

Enumérez les familles de facteurs de risque de troubles musculosquelettiques (TMS) des membres supérieurs.

Familles de facteurs de risque de TMS des membres supérieurs :

1. **Facteurs biomécaniques :** gestes répétitifs, efforts excessifs, postures contraignantes (bras en l'air, coude en extension), vibrations.
2. **Facteurs psychosociaux :** faible autonomie, pressions temporelles, manque de reconnaissance.

3. **Facteurs organisationnels :** rythme de travail, temps de récupération insuffisant.
4. **Facteurs individuels :** âge, sexe, antécédents médicaux, activités extraprofessionnelles (ex : tennis).

◆ **Question 2**

Quels seraient les avantages de la reconnaissance en maladie professionnelle pour Monsieur S. ?

Avantages d'une reconnaissance en maladie professionnelle :

- Prise en charge à 100 % des soins en lien avec la pathologie (hors ticket modérateur).
- Indemnisation spécifique en cas d'incapacité permanente (rente IPP ou capital).
- Droit à reclassement professionnel ou aménagement du poste.
- Possibilité de prise en charge dans un dispositif de maintien en emploi (visite de pré-reprise, essai encadré, etc.).

◆ **Question 3**

D'après le Tableau 57 B ci-joint, une demande de reconnaissance en maladie professionnelle est-elle justifiée ? Justifiez.

✅ **Demande de reconnaissance en maladie professionnelle pour épicondylite chez Monsieur S. : est-elle justifiée ?**

◆ **1. Affection en cause :**

Monsieur S. présente une **épicondylite latérale du coude droit**, pathologie **explicitement listée** dans le **Tableau n°57 B RG** :

« Affections périarticulaires provoquées par certains gestes et postures de travail »
➤ Épicondylite (tennis elbow) en fait partie.

◆ **2. Conditions du tableau à vérifier :**

Condition du tableau 57 B	**Éléments du cas de M. S.**	**Commentaire**
Affection listée	Épicondylite latérale du coude droit	✅ Oui
Travaux reconnus comme exposants : « travaux comportant de façon habituelle des mouvements répétitifs du coude »	Peintre ravaleur : brossage, ponçage fin, décapage, mouvements manuels répétés et prolongés	✅ Oui
Exposition ≥ 1 an avant la première constatation médicale	5 ans dans le même poste en CDI	✅ Oui
Délai de prise en charge : 7 jours après la cessation du travail	En arrêt de travail depuis 3 semaines, mais épisode chronique depuis début d'année (≥ 3 épisodes)	✅ Oui si la déclaration est faite rapidement

◆ **3. Limite : existence d'un facteur extra-professionnel**

Monsieur S. **pratique le tennis à haut niveau**, avec un épisode de « tennis elbow » connu l'année précédente, ce qui constitue un **facteur extra-professionnel non négligeable**.

☞ Cela n'empêche pas la reconnaissance **si le rôle professionnel est prépondérant**. La CPAM et le CRRMP, le cas échéant, devront évaluer le **lien direct et essentiel avec le travail**, en tenant compte :

- De la **récurrence au poste de travail** (3 épisodes depuis le début de l'année),

- De la **nature des gestes professionnels**, plus contraignants et quotidiens que le sport loisir.

📌 **Conclusion**

✅ **Oui, une demande de reconnaissance en maladie professionnelle est justifiée au titre du Tableau 57 B**, car l'épicondylite, les gestes répétitifs du coude et l'exposition professionnelle sont conformes aux critères du tableau. ⚠ Toutefois, la présence d'un facteur extra-professionnel (tennis) pourrait conduire la CPAM à transmettre le dossier au **CRRMP**, qui devra trancher sur le lien direct et essentiel entre la pathologie et l'activité professionnelle.

◆ **Question 4**

Concernant le certificat médical initial pour la déclaration en maladie professionnelle, précisez qui le rédige, détaillez son contenu, précisez qui l'envoie, à qui et dans quel délai.

Certificat médical initial (CMI) pour MP :

- **Rédigé par** : le **médecin traitant** ou **médecin spécialiste**
- **Contenu** :
  - Diagnostic précis
  - Si possible, code CIM-10
  - Lien présumé avec l'activité professionnelle
  - Date du 1er arrêt de travail
- **Envoi** :
  - Par le **salarié** ou le **médecin**
  - À la **CPAM**, dans les **15 jours** suivant l'arrêt de travail initial.

◆ Question 5

> Après discrète amélioration de son état de santé, vous proposez à Monsieur S. de tenter une reprise du travail à temps partiel thérapeutique. Précisez qui le prescrit, quelles en sont les conditions, qui en définit la mise en place ?

Temps partiel thérapeutique :

- **Prescrit par** : le **médecin traitant**
- **Conditions** :
    - Accord du salarié
    - Accord de la **CPAM**
    - Accord de l'**employeur**
- **Organisation** :
    - Fixé avec l'**employeur**, validé en **visite de pré-reprise** avec le médecin du travail
    - Durée, rythme, type de tâches à ajuster en fonction des capacités restantes.

◆ Question 6

> Monsieur S. a finalement été reconnu en maladie professionnelle selon le Tableau 57B droit. Après plusieurs semaines d'une prise en charge médicale adaptée, la symptomatologie de Mr S. ne s'améliore plus. Devant la stabilité de son état clinique, le certificat médical final conclut à une "consolidation avec séquelles". Le médecin conseil de la Caisse de l'Assurance maladie fixe le taux d'incapacité permanente partielle (IPP) à 4 %. Expliquez ce que cela implique pour Mr S.

✅ **Conséquences pour Monsieur S. d'une consolidation avec séquelles et d'un taux d'IPP à 4 %**

◆ **1. Consolidation avec séquelles : qu'est-ce que cela signifie ?**

La **consolidation** correspond au moment où **l'état de santé est stabilisé**, c'est-à-dire :

- Que l'évolution est terminée (plus d'amélioration attendue),
- Mais qu'il persiste des **séquelles** (douleurs, limitations fonctionnelles…).

C'est à cette date de consolidation que le **médecin conseil de la CPAM** évalue le taux d'incapacité.

◆ 2. IPP à 4 % : évaluation du préjudice permanent

Le **taux d'IPP (Incapacité Permanente Partielle)** reflète le **retentissement fonctionnel des séquelles** sur la vie quotidienne et professionnelle de M. S.

- Dans ce cas : **IPP à 4 %** → incapacité légère, sans retentissement majeur.

◆ 3. Conséquence financière : indemnisation en capital

Selon le régime général de la Sécurité sociale :

- Si l'IPP est **inférieure à 10 %**, l'indemnisation prend la forme d'un **capital forfaitaire unique**, et non d'une rente.

💰 **Montant** : fixé par barème officiel (révisé chaque année). À titre indicatif (2024) :

- Pour 4 % d'IPP : environ **2 000 à 3 000 €** versés en **une seule fois** à M. S. (montant exact variable selon âge et barème en vigueur).

◆ 4. Autres conséquences

- M. S. **conserve ses droits** à un éventuel **réexamen** si son état s'aggrave ultérieurement (révision du taux d'IPP possible).

- La **reconnaissance en maladie professionnelle** ouvre droit à une **prise en charge à 100 %** des soins en lien avec cette affection.
- Le taux d'IPP peut aussi être utilisé dans le cadre d'une demande de **retraite anticipée pour incapacité permanente** si cumul ≥ 20 %.

📌 **Conclusion**

La reconnaissance en maladie professionnelle avec un **IPP de 4 %** permet à M. S. de percevoir un **capital forfaitaire unique**, mais **n'ouvre pas droit à une rente**. Il conserve cependant une reconnaissance officielle de ses séquelles, avec possibilité de révision future en cas d'aggravation.

◆ **Question 7**

> Après échec de la reprise du travail à temps partiel thérapeutique, vous envisagez de mobiliser les outils et acteurs du maintien en emploi. Quels sont-ils ?

Outils et acteurs du maintien en emploi :

1. **Médecin du travail** (pilote du parcours)
2. **Service social / Assistant social**
3. **Conseiller Cap emploi / Pôle emploi (si chômage)**
4. **Dispositifs :**
   - **Essai encadré**
   - **Aménagement de poste**
   - **Visite de pré-reprise ou reprise**
   - **RQTH** (Reconnaissance de la Qualité de Travailleur Handicapé)

◆ **Question 8**

> Après échec des mesures de maintien en emploi, Monsieur S. relève-t-il d'une rente d'invalidité, en sachant qu'il n'a aucune autre problématique de santé ? Justifiez.

✅ **Monsieur S. peut-il bénéficier d'une rente d'invalidité après échec des mesures de maintien en emploi ?**

◆ **Non, Monsieur S. ne relève pas d'une rente d'invalidité, et voici pourquoi :**

◆ **1. Distinction entre rente d'invalidité et indemnisation liée à une maladie professionnelle**

Rente d'invalidité	**Indemnisation en maladie professionnelle (MP)**
Versée **en cas de maladie ou accident non professionnel**	Versée **uniquement si IPP ≥ 10 %** (en rente)
Accordée après **stabilisation** d'une pathologie non professionnelle, avec **réduction ≥ 2/3 de la capacité de travail**	**M. S. a été reconnu en MP (épicondylite)** avec **IPP à 4 %**

*La rente d'invalidité **ne s'applique pas dans le cas d'une maladie professionnelle reconnue**, sauf **si M. S. développe une autre pathologie non reconnue en MP**, ce qui n'est pas le cas ici.

◆ **2. Pourquoi M. S. n'a pas droit à une rente de MP non plus**

- Son **IPP est de 4 %**, donc :
  - Il perçoit **un capital, pas une rente** (seuil = 10 %).
- Il **ne présente pas d'autre problème de santé** invalidant.
- Il ne remplit pas les conditions d'accès à une **retraite anticipée pour incapacité ≥ 20 %** non plus.

◆ **3. Que peut-on envisager à ce stade ?**

- Si M. S. est **licencié pour inaptitude d'origine professionnelle**, il :

- A droit à une **indemnité spéciale de licenciement** (doublée),
- Peut solliciter des **dispositifs d'aide au reclassement** (Transitions Pro, etc.),
- Peut demander un accompagnement par la **MDPH**, mais la **RQTH n'ouvre pas automatiquement droit à une rente**.

📌 **Conclusion**

❌ Non, Monsieur S. **ne peut pas bénéficier d'une rente d'invalidité**, car :

- Il a une **maladie professionnelle reconnue** (et non une maladie commune),
- Son **taux d'IPP est inférieur à 10 %**,
- Il **ne présente aucune autre pathologie** ouvrant droit à une invalidité au titre du régime général.

Cas pratique 2020 – Sujet 1 : Expositions anciennes BTP, sclérodermie, pathologie pulmonaire

Vous êtes médecin du travail et vous recevez en visite périodique M. L. âgé de 53 ans. On note dans ses antécédents : - Tabagisme actif à 5 cigarettes/jour dont la consommation cumulée est estimée à 40 paquets-années - Artériopathie Oblitérante des Membres Inférieurs - Infarctus du myocarde touchant l'artère diagonale - Thrombose de la veine cubitale droite - Syndrome du canal carpien bilatéral opéré - Apparition d'un phénomène de Raynaud il y a 3 ans. Il est diplômé d'un certificat d'aptitude professionnelle de chaudronnerie obtenu à l'âge de 17 ans.

Il devient ensuite ouvrier polyvalent dans le Bâtiment et Travaux Publics en 1986 et exerce diverses tâches similaires à celles des maçons et des couvreurs, comprenant la découpe et la mise en place de tôles en fibrociment jusqu'en 1996 puis de tôles métalliques, la découpe et la mise en place de tuiles en béton et en céramique.

Depuis 2012, il est salarié en contrat à durée indéterminée dans une entreprise de construction de maisons individuelles. Il effectue les mêmes tâches qu'auparavant ainsi que des tâches similaires à celle d'un peintre en bâtiment.

◆ **Question 1 :**

Quels sont les agents chimiques ou activités considérés comme cancérogènes professionnels avérés pour le poumon auxquels M.L. a pu être exposé pendant sa carrière professionnelle ? Justifiez votre réponse.

Expositions cancérogènes avérées pour le poumon dans son parcours :

- **Amiante** : très probable via découpe de plaques de fibrociment (avant 1997, matériaux couramment utilisés).
- **Silice cristalline** : via découpe de tuiles en béton/céramique.
- **Poussières de bois** : moindres ici mais à ne pas écarter.

Références INRS : Amiante (CMR avéré, groupe 1 du CIRC), silice cristalline (groupe 1), fibres minérales.

◆ **Question 2 :**

Quels principaux moyens de prévention primaire pouvez-vous conseiller à l'employeur pour l'activité de découpe de tuiles en céramique ? Priorisez vos réponses.

Prévention pour découpe de tuiles en céramique :

1. ◆ Substitution → préfabrication / découpe à l'eau
2. ◆ Encloisonnement + aspiration à la source
3. ◆ Port d'**EPI** adaptés (FFP3, lunettes, gants)
4. ◆ Formation des salariés
5. ◆ Surveillance médicale adaptée

✅ Priorité à la **réduction à la source (substitution ou captage localisé)**.

◆ **Question 3 :**

Par rapport à l'activité de découpe des tôles de fibrociment effectuée entre 1986 et 1996, quels conseils/informations lui donnez-vous ? Quel dépistage lui proposez-vous ?

Exposition à l'amiante entre 1986-1996 :

- **Information** : risque connu (plaque pleurale, mésothéliome, cancer broncho-pulmonaire).

- **Surveillance post-professionnelle** possible (décret du 28 février 1995) avec :
    - Scanner thoracique HR tous les 5 ans
    - Bilan spirométrique

■ **Documents utiles à fournir** : attestation d'exposition (si entreprise fermée → attestation sur l'honneur), CV professionnel.

◆ **Question 4 :**

Devant l'apparition d'un œdème des doigts avec aspect boudiné des doigts et la mise en évidence d'une sclérodactylie, un avis auprès du service de médecine interne est demandé le 15 janvier 2021. La capillaroscopie montre alors la présence de mégacapillaires et des hémorragies sous-unguéales. Le dosage des autoanticorps anti-nucléaires est positif au 1/1280ème. Le diagnostic de sclérodermie systémique est donc posé.

Parmi les expositions professionnelles de M.L. laquelle ou lesquelles peuvent être en rapport avec cette pathologie ?

Expositions potentiellement liées à la sclérodermie systémique :

- **Silice cristalline** (découpe de tuiles, béton)
- **Solvants, résines époxy** (peinture bâtiment)
  📌 La **silice** est documentée comme facteur de risque (cf. INRS, CIRC).

◆ **Question 5 :**

Expliquez le circuit d'une reconnaissance en maladie professionnelle : de la déclaration à la reconnaissance en Maladie Professionnelle (MP) (sans inclure les démarches concernant le Comité Régional de Reconnaissance en Maladie Professionnelle (CRRMP)), donnez le rôle des différents acteurs et les délais avec lesquels ces démarches doivent être effectuées. Lors du bilan de sa sclérodermie, M. L. bénéficie d'un scanner thoracique à haute résolution en coupes fines. Celui-ci montre une micro nodulation des apex, avec un aspect de confluence et des calcifications des ganglions médiastinaux.

Circuit de reconnaissance MP (hors CRRMP) :

1. **Déclaration** du salarié (formulaire + CMI) auprès de la **CPAM**
2. Transmission des documents justificatifs (expositions, emploi, tableau concerné)
3. **Instruction** du dossier par la CPAM (60 jours, prorogeables à 120 jours)
4. **Avis du médecin conseil**, puis décision finale
5. **Notification** à l'assuré et à l'employeur

📌 Si critères du tableau non-remplis → saisine du **CRRMP**.

◆ **Question 6 :**

Quel est le diagnostic le plus probable compte-tenu de ses expositions professionnelles ?

Diagnostic le plus probable à l'imagerie :
*__Silicose pulmonaire__ débutante

- Micronodules apicaux confluents
- Adénopathies calcifiées = "œuf coquille" typique

✅ Compatible avec exposition ancienne à la silice (durée >10 ans).

◆ **Question 7 :**

M.L. vous demande si cette maladie peut évoluer s'il n'est plus exposé. Que lui répondez-vous ?

Peut-elle évoluer sans exposition ?
*__Oui__, la sclérodermie est une maladie auto-immune chronique. Même en l'absence d'exposition persistante, **l'évolution peut continuer**, surtout au niveau **pulmonaire**. D'où la nécessité d'un suivi régulier.

◆ **Question 8 :**

L vous demande votre avis concernant le lien potentiel entre ses expositions professionnelles et sa pathologie pulmonaire. Sur quels éléments retenez-vous l'imputabilité de la pathologie à l'une de ses expositions professionnelles ? Malgré une bonne prise en charge, la sclérodermie de M.L. évolue. Il est maintenant atteint d'une pneumopathie interstitielle diffuse en rapport avec sa sclérodermie. Ces explorations fonctionnelles montrent une insuffisance respiratoire modérée.

Imputabilité professionnelle de la pathologie pulmonaire :

- 📌 Présence de **silicose**, reconnue par le **tableau n°25** du RG
- Exposition ancienne documentée

- Latence et durée d'exposition compatibles
- Atteinte pulmonaire typique à l'imagerie

✅ Il existe une **présomption d'origine** si tous les critères du tableau sont remplis.

◆ **Question 9 :**

Dans le cadre de votre activité de Médecin du Travail, que prévoyez-vous en termes de maintien dans l'emploi ?

Maintien dans l'emploi :

- Visite de **pré-reprise** indispensable
- Étude de poste avec ergonome / conseiller Cap emploi
- Possibilités :
    - Aménagement de poste (efforts limités, travail à l'abri des poussières)
    - Reclassement interne
    - Activation du **PDP** (Projet de Transition Professionnelle)
    - Orientation vers **RQTH**, **essai encadré**, etc.

Cas pratique 2020 - Sujet 2 : Menuisier dans une scierie, troubles auditifs

Vous recevez en visite d'embauche monsieur M.de 53 ans qui va occuper un poste de menuisier dans une scierie et entreprise de traitement du bois dont le régime de protection sociale est le Régime Général de la Sécurité Sociale. Vous ne connaissez pas bien l'entreprise, elle vient de vous être affectée. Le salarié vous informe travailler depuis quelques jours et être affecté à l'atelier de débitage des troncs en planche. Il travaille comme menuisier depuis son apprentissage et a connu plusieurs entreprises. Il se plaint d'avoir du mal à suivre une conversation à plusieurs. Il vous signale qu'il doit augmenter le son de son téléviseur ou de sa radio. Il n'entend pas le téléphone sonner s'il n'est pas dans la même pièce.

◆ **Question 1 :**

Concernant l'exposition au bruit et aux poussières de bois, quels sont les éléments que vous recherchez à l'interrogatoire lors de cette consultation ?

À l'interrogatoire → rechercher :

- Durée, intensité, fréquence de l'exposition au bruit
- Port des protections auditives (EPI ?)
- Types de machines utilisées (découpe, rabotage…)
- Présence de poussières de bois (type, ventilation, nettoyage)
- Symptômes auditifs + pathologies ORL passées

◆ **Question 2 :**

> Prescrivez-vous un ou des examens complémentaires ? Si oui, le(s)quel(s) ? Argumentez votre réponse Le salarié vous signale qu'il bénéficiait d'une surveillance individuelle renforcée (SIR) au cours de ses emplois

Examens complémentaires :

- Audiométrie de **dépistage** (→ par le médecin du travail)
- Audiogramme **diagnostique** ORL si trouble confirmé
  ✅ Objectif : diagnostiquer une **surdité professionnelle** (Tableau 42)

◆ **Question 3 :**

> Quelles sont les différentes expositions qui imposent la réalisation d'une surveillance individuelle renforcée en général ? Quelle(s) exposition(s) justifie(ent) que monsieur M. soit concerné par une SIR ?

SIR (Surveillance Individuelle Renforcée) :
Obligatoire en cas d'exposition à :

- Agents **CMR**, **amiante**, **plomb**, **risque biologique**, **rayonnements**
- Activités **hyperbares**, **bruit ≥85 dB(A)**

◆ **Question 4 :**

> Quelle(s) est (sont) les conditions pour réaliser une audiométrie de dépistage de qualité ?

Conditions pour audiométrie de dépistage :

- Repos auditif ≥14 heures

- En cabine insonorisée
- Contrôle de l'appareillage (étalonnage)
- Réalisée par un professionnel formé
- Résultats interprétés par le médecin du travail

◆ **Question 5 :**

> Que recherchez-vous sur un audiogramme de dépistage dans le cadre d'une exposition au bruit ?

Sur audiogramme de dépistage :
Encoche vers 4000 Hz typique de la surdité professionnelle
Perte auditive bilatérale, symétrique

◆ **Question 6 :**

> Vous l'orientez vers un ORL pour la réalisation d'un audiogramme diagnostique. En plus d'une prise en charge thérapeutique, l'objectif est de savoir si vous allez ou pas lui conseiller une déclaration en maladie professionnelle.
>
> Quel (s) examens doit faire l'ORL, pour que si besoin, l'audiogramme soit recevable pour une déclaration en maladie professionnelle ? Et dans quelles conditions doit-il être réalisé ? L'audiogramme réalisé par l'ORL montre ceci :
>
> 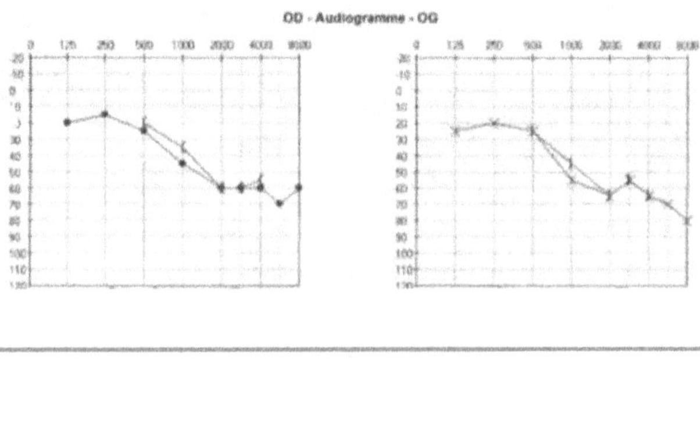
>

☐ 1. **Examens indispensables pour que l'audiogramme soit recevable en maladie professionnelle**

L'audiogramme doit être **diagnostique**, **normé** et **réalisé dans des conditions précises** pour être **juridiquement valable** :

◆ **L'ORL doit pratiquer :**

- Un **audiogramme tonal liminaire** :
  - Mesure de la perte auditive **entre 500 Hz et 4000 Hz**, au minimum.
  - Réalisé dans **une cabine insonorisée**, norme ISO 8253.
- Une **audiométrie vocale** (optionnelle mais recommandée pour évaluer la gêne fonctionnelle).
- **Impédancemétrie** pour exclure une pathologie de transmission.
- L'audiogramme doit être fait **après un délai d'éviction de bruit ≥ 12 h**, idéalement 16 h (repos auditif).

📎 **Référence :**

Exigences définies dans le **Tableau n°42 RG** (Surdité provoquée par le bruit)
et par la circulaire CNAMTS n° DSS/2B/2004/301 du 18 juin 2004.

📊 **2. Analyse de l'audiogramme fourni (image)**

- **Oreille droite (OD)** : perte auditive bilatérale typique des **surdités neurosensorielles** d'origine professionnelle, avec **atteinte des fréquences aiguës** (2000–6000 Hz), souvent en **« encoche » à 4000 Hz**, très évocatrice.
- **Oreille gauche (OG)** : atteinte également nette, prédominant sur les fréquences aiguës.

✅ **Typique d'une surdité professionnelle liée au bruit chronique.**

✅ **3. Conditions de reconnaissance en maladie professionnelle – Tableau 42 RG**

Critère	**Monsieur M.**
Surdité bilatérale, neurosensorielle, avec atteinte des fréquences aiguës (2–4–8 kHz)	✅ Oui
Perte auditive ≥ 35 dB sur les fréquences 4000 Hz et 6000 Hz	✅ Oui (atteint sur l'audiogramme)
Exposition ≥ 1 an à un bruit > 85 dB(A)	✅ Probable : travail en scierie + menuisier depuis 30 ans
Activité listée dans le tableau	✅ Oui (scierie, travail sur machines bruyantes, traitement du bois)
Délai de prise en charge : 1 an après la cessation de l'exposition	✅ Oui, toujours exposé

📌 **Conclusion**

L'audiogramme doit être **réalisé en cabine insonorisée**, après un repos auditif de **12 à 16 h**, et comporter au minimum les fréquences clés 500–4000 Hz (idéalement jusqu'à 8000 Hz). L'audiogramme de Monsieur M. **est évocateur d'une surdité professionnelle** conforme aux critères du **tableau 42 RG**, justifiant une **déclaration en maladie professionnelle**, si les conditions d'exposition sont confirmées.

◆ **Question 7 :**

Quelle est votre interprétation ?

Interprétation de l'audiogramme fourni (non joint ici) :
→☐ Supposé : **Encoche à 4000 Hz**, perte symétrique, atteinte bilatérale
☐ Compatible avec **surdité professionnelle**

◆ **Question 8 :**

Remplit-il les critères médicaux pour faire une déclaration de maladie professionnelle ? Argumentez votre réponse. Le délai de prise en charge est-il respecté ? Justifiez votre réponse.

◆ **Monsieur M. remplit-il les critères médicaux pour une déclaration en maladie professionnelle ?**

Oui, Monsieur M. remplit les critères médicaux pour une déclaration au titre du **Tableau n°42 du Régime Général**, relatif à la **surdité provoquée par le bruit**, car :

✅ **1. Nature de la surdité**

- L'audiogramme montre une **surdité bilatérale, neurosensorielle** (atteinte cochléaire).
- L'atteinte prédomine sur les **fréquences aiguës** (2 000 – 4 000 – 6 000 Hz), avec une **perte ≥ 35 dB**, ce qui est **typiquement évocateur d'une surdité professionnelle**.
- Il existe une **symétrie des courbes**, fréquente en cas d'exposition professionnelle.

✅ **2. Exposition à un bruit professionnel reconnu**

- Monsieur M. est menuisier dans une **scierie**, au poste de **débitage de troncs**, un environnement où le **bruit dépasse couramment les 85 dB(A)**.
- Il exerce cette activité depuis l'âge de 16 ans (apprentissage), soit **plus de 35 ans d'exposition**, sans protection auditive systématique mentionnée.
- Le travail actuel **figure explicitement dans la liste des travaux du tableau 42 RG** :

« Travaux exposant de façon habituelle au bruit dans les industries du bois (scieries, rabotage, menuiserie industrielle...) »

◆ **Le délai de prise en charge est-il respecté ?**

Oui, le délai est respecté.

📌 **Selon le tableau n°42 RG :**

Le **délai de prise en charge** est de **1 an** après la cessation de l'exposition au risque professionnel (bruit).

Or :

- Monsieur M. est **toujours exposé au bruit** dans le cadre de son emploi actuel.
- Il consulte dans le cadre d'une **visite d'embauche**, donc **aucune cessation d'exposition → le délai de 1 an n'est pas dépassé**.

📌 **Conclusion**

✅ **Monsieur M. remplit les critères médicaux et professionnels pour une déclaration de maladie professionnelle au titre du tableau 42 RG.**
✅ Le **délai de prise en charge est respecté** puisqu'il est **encore exposé au risque sonore** dans son activité actuelle. Il convient donc de l'**orienter vers son médecin traitant** pour établir le **certificat médical initial** (CMI), et l'aider à constituer le dossier administratif pour la **CPAM**.

◆ **Question 9 :**

Vous visitez l'entreprise avec l'employeur. Concernant la prévention du risque lié à l'exposition au bruit et aux poussières de bois, que demandez-vous à l'employeur ?

✅ **Prévention du risque lié au bruit et aux poussières de bois : ce que vous demandez à l'employeur lors de la visite d'entreprise**

Dans le cadre de votre mission de prévention, vous demandez à l'employeur **des éléments concrets et réglementaires** permettant d'évaluer et de maîtriser les risques professionnels liés au :

- **Bruit professionnel**
- **Poussières de bois (notamment bois exotiques, classés CMR)**

◆ 1. Évaluation des risques : données du DUERP

Vous demandez :

- La dernière version du **Document Unique d'Évaluation des Risques Professionnels (DUERP)** avec identification :
  - des zones exposées à un **niveau sonore ≥ 80 dB(A)**,
  - des postes exposés aux **poussières de bois**.
- Les résultats des **mesures d'exposition au bruit** (métrologie acoustique) et des mesures de **concentration de poussières dans l'air** :
  - Comparaison aux **valeurs limites réglementaires** :
    - Bruit : **85 dB(A)** = VLEP 8h, **137 dB(C)** pour les crêtes.
    - Poussières de bois : **1 mg/m³** (VLEP réglementaire inhalable).

◆ 2. Mesures de prévention collective mises en place

Vous demandez à l'employeur de vous présenter :

- Les dispositifs de **captation à la source** (ex. : aspiration localisée sur scies, raboteuses…).
- Les systèmes de **ventilation générale** de l'atelier.
- L'insonorisation ou **l'isolement des machines bruyantes**.
- La planification des tâches pour **limiter le cumul d'exposition** (alternance, encloisonnement...).

◆ **3. Protection individuelle et formation**

Vous vérifiez :

- La mise à disposition et **port effectif des EPI** :
    - **Protections auditives** (casques antibruit, bouchons moulés...),
    - **Masques adaptés** (FFP2 ou FFP3 pour les poussières de bois).
- La formation/sensibilisation des salariés à l'usage :
    - des EPI,
    - aux **risques CMR** liés aux poussières de bois (informations obligatoires),
    - à la **protection contre les nuisances sonores**.

◆ **4. Suivi médical des salariés**

Vous vous assurez que :

- Les salariés exposés bénéficient du **suivi individuel renforcé (SIR)**.
- Un **fichier traçant l'exposition** aux agents CMR (bois) est bien tenu.
- Des **audiogrammes de surveillance** sont réalisés selon les recommandations (1 tous les 2 ans minimum si >85 dB(A)).

📌 **Conclusion**

Vous demandez à l'employeur de vous fournir :

- Le **DUERP et les mesures d'exposition** (bruit et poussières),
- La **description des moyens de prévention collective et individuelle**,
- Les **preuves de traçabilité** (fiches d'exposition, suivi SIR),
- Et les documents de **formation/sensibilisation** des salariés.

Cas pratique 2021 - Sujet 1 : risque chimique

Un patient de 52 ans, aide-chimiste dans une petite entreprise de plasturgie, utilise du benzène et de lq méthyl-éthyl-cétone comme solvant organique pour des analyses de produit fini. La manipulation de fait sur une paillasse non ventilée, dans un local de 12 m2 dans lequel il travail seul. Il utilise des gants en PVA et un demi-masque jetable à valve FFP3.

Question 1 – Risque chimique principal et effets :

Quel est le principal risque chimique auquel ce salarié est exposé et citez un effet à court terme et un effet à long terme de cette exposition ?

- **Risque principal** : exposition au **benzène**, un **solvant organique volatil** classé **cancérogène avéré (Groupe 1 du CIRC)**.
- **Effet à court terme** : troubles neurologiques (céphalées, vertiges, somnolence, confusion).
- **Effet à long terme** : hémopathies malignes, en particulier la **leucémie myéloïde aiguë**.

Question 2 – Équipements de protection individuelle (EPI) adaptés ?

Les équipements de protection individuelle vous semblent-t-il adaptés ?

- **Gants en PVA** : adaptés au benzène, **à vérifier** selon la compatibilité chimique (durée de perméation).
- **Demi-masque FFP3 à valve (jetable)** : **non adapté** pour les vapeurs organiques. Il protège des **particules**, mais pas des **gaz/vapeurs chimiques**.

  ☞ Il aurait fallu un **appareil filtrant avec cartouches A2P3** (spécifique pour vapeurs organiques + particules).

Question 3 – Première mesure à proposer à l'employeur :

Quelle première mesure devez-vous proposer à l'employeur pour la protection du salarié ?

- Mise en place d'une **hotte aspirante / paillasse ventilée avec captation à la source**.
- Objectif : prévention **collective** par **réduction de l'exposition à la source** (hiérarchie des moyens de prévention).

Question 4 – Si l'employeur refuse pour raison technique ?

L'employeur répond qu'il ne peut satisfaire votre demande pour des raisons techniques. Quelle mesure devez-vous lui proposer maintenant ?

- Exiger la mise à disposition d'**EPI adaptés** (masque à cartouches A2, gants validés, etc.).
- Mettre en œuvre un **suivi biologique de l'exposition** si disponible.
- Proposer un **aménagement de poste ou changement de tâches**.

Question 5 – Déclaration d'inaptitude après arrêt prolongé :

L'employeur refuse toutes les mesures proposées et le salarié va voir son médecin traitant pour un arrêt de travail. Vous revoyez le patient 3 ans plus tard. Il est toujours en arrêt pour un syndrome dépressif sévère, traité par venlafaxine LP75 trois fois par jour. Le médecin conseil a décidé d'interrompre les indemnités journalières. Vous recevez donc le salarié en visite de reprise. Vous estimez qu'il est inapte à reprendre dans cette entreprise. Comment organisez-vous la déclaration d'inaptitude ?

- Organiser **2 examens médicaux espacés de 15 jours** (sauf cas de danger immédiat).
- Réaliser une **étude de poste et des conditions de travail**, en lien avec l'employeur.
- Informer le salarié et l'employeur de la possibilité de **contestation** de l'avis.
- **Délivrer un avis d'inaptitude motivé**, mentionnant l'impossibilité de reclassement dans l'entreprise (santé/organisation).

Cas pratique 2021 - Sujet 2 : Reprise après MP – cancer cutané lié à l'arsenic

> Un homme de 50 ans, ancien viticulteur dans le bordelais dans le cadre d'une exploitation viticole affiliée à la Mutualité Sociale Agricole, actuellement conducteur d'engins en contrat à durée indéterminée à temps complet dans une entreprise du Bâtiment et Travaux Publics (BTP) d'une grande ville de France vient vous voir, car il veut des conseils.
> Il doit en effet passer un examen médical de reprise auprès de son médecin du travail après un arrêt en maladie professionnelle pour un cancer cutané de la face dorsale de la main droite. Il s'agit d'un carcinome spinocellulaire de stade I qui a été attribué à une exposition à l'arsenic au cours de son activité de viticulteur. Dans ses antécédents, on retient une spondylarthrite ankylosante traitée par immunothérapie pour laquelle il a obtenu une reconnaissance en qualité de travailleur handicapé en 2018, ainsi qu'une appendicectomie à l'âge de 12 ans.

> Concernant la reconnaissance en qualité de travailleur handicapé, à quel organisme a-t-il adressé son dossier afin de l'obtenir ?

Question 1 – Organisme de reconnaissance RQTH :

→☐ Le dossier de **Reconnaissance de la Qualité de Travailleur Handicapé (RQTH)** est à adresser à la :
Maison Départementale des Personnes Handicapées (MDPH).
☞ C'est l'organisme compétent pour toutes les demandes de droits liés au handicap (RQTH, AAH, PCH…).

Question 2 – Nuisances physiques à l'origine de cancers cutanés :

> De façon générale, quelles nuisances physiques peuvent être à l'origine de dégénérescence maligne cutanée ?

Les principales nuisances physiques pouvant induire une **dégénérescence maligne cutanée** sont :

- **Rayonnements ultraviolets (UV)** : exposition solaire prolongée, notamment dans les professions extérieures (viticulteurs, BTP…).
- **Rayonnements ionisants (RI)** : sources radioactives utilisées en milieu industriel ou médical.
- **Exposition à certains agents chimiques photosensibilisant** (ex. goudrons, arsenic, hydrocarbures aromatiques polycycliques).

Question 3 – Composition de l'équipe pluridisciplinaire du SSTI (BTP) :

> Le médecin du travail qu'il va rencontrer fait partie d'un service de santé au travail du BTP. Il travaille avec une équipe pluridisciplinaire étoffée. Quels sont les entités de métier qui peuvent composer cette équipe ?

Dans un service de santé au travail interentreprises (SSTI), l'équipe pluridisciplinaire peut comprendre :

- **Médecin du travail**
- **Infirmier(e) en santé au travail**
- **Intervenant en prévention des risques professionnels (IPRP)**
- **Assistant(e) technique en santé au travail**
- **Ergonomes, toxicologues, psychologues du travail**
- **Secrétariat médico-administratif**

  ☐ Cette équipe travaille en synergie pour le **suivi médical, l'évaluation des risques, la prévention** et le **maintien en emploi**.

Question 4 – Missions réglementaires de la visite de reprise (C. trav. R.4624-31) :

Quels sont les missions prescrites réglementairement fixées par le Code du travail français de l'examen médical de reprise, en d'autres termes quels sont les objectifs de cet examen médical ?

✓ Objectifs de la visite médicale de reprise :

1. Vérifier la **compatibilité de l'état de santé du salarié avec son poste** de travail.
2. **Préconiser un aménagement**, une adaptation ou un reclassement si nécessaire.
3. Examiner la nécessité d'un **accompagnement spécifique ou d'un suivi renforcé**.
4. Statuer sur **l'aptitude ou l'inaptitude** au poste de travail.

□□ Cette visite est obligatoire après un arrêt de travail pour MP $\geq$ 30 jours.

Question 5 – Organisme de prévention BTP :

Un organisme d'aide et d'appui dans la prévention des risques professionnels dans le secteur du BTP existe. Comment s'appelle cet organisme ?

L'organisme spécialisé dans le secteur du BTP est :
L'Organisme Professionnel de Prévention du Bâtiment et des Travaux Publics (OPPBTP).
Il conseille les entreprises sur la prévention, la sécurité et les conditions de travail.

Question 6 – Prestations après reconnaissance en MP (régime général) :

> Décrivez les 2 types de prestations que l'on obtient, lorsqu'on est reconnu en maladie professionnelle dans le régime général de la Sécurité sociale français ?

Il existe deux types de **prestations** après reconnaissance en **maladie professionnelle** :

1. **Prestations en nature :**
    - Soins médicaux et chirurgicaux
    - Médicaments
    - Examens
    - Rééducation, appareillage

    ☞ Pris en charge à **100 %** sur la base du tarif de la Sécurité sociale.
2. **Prestations en espèces :**
    - **Indemnités journalières** pendant l'arrêt de travail (IJ MP)
    - **Rente d'incapacité permanente** si séquelles (IPP ≥ 10 % à vie / capital entre 1 et 9 %)

    ☞ Montant fixé par le **taux d'IPP** attribué par le médecin-conseil.

Cas pratique 2021 – Sujet 3 : Dermatite de contact chez une coiffeuse

Vous voyez en consultation de médecine du travail en visite spontanée Madame F. 31 ans. Elle vous consulte pour des lésions cutanées des deux mains apparues depuis environ 1 mois, associant un érythème et un prurit.
Elle exerce depuis l'âge de 15 ans la profession de coiffeuse salariée dans un salon de coiffure. Elle vous indique qu'elle effectue des shampoings sans port de gants, des coupes aux ciseaux, des colorations et des décolorations capillaires.
L'examen clinique montre des lésions érythémateuses, prurigineuses, vésiculeuses et légèrement squameuses des faces dorsales des doigts au niveau des deux mains, à contours irréguliers. La patiente est droitière. Elle n'a aucun autre antécédent particulier, notamment dermatologique et n'a pas de loisirs particuliers.

Question 1 – Diagnostic en première intention :

Quel diagnostic évoquez-vous en première intention ?

Dermatite de contact allergique (eczéma allergique de contact).

Question 2 – Arguments pour ce diagnostic :

Sur quels arguments évoquez-vous ce diagnostic ?

- Topographie : **mains**, zones de contact direct avec des produits chimiques.
- Clinique : lésions **érythémateuses**, **prurigineuses**, **vésiculeuses**, à **contours irréguliers**, **bilatérales**.
- **Chronologie** : installation progressive, dans un contexte professionnel à **fort risque allergène**.
- **Pas d'antécédents** dermatologiques personnels connus.

Question 3 – Agents étiologiques suspectés :

Quels agents étiologiques suspectez-vous dans ce cas précis ?

- **Persulfates d'ammonium**, présents dans les poudres décolorantes.
- **Paraphénylènediamine (PPD)** dans les teintures.
- **Shampoings et autres cosmétiques** contenant des parfums, conservateurs (MI/MCI), tensioactifs, etc.
- **Produits de désinfection** ou de nettoyage utilisés dans le salon.

Question 4 – Élément complémentaire à rechercher à

Quel élément complémentaire recherchez-vous à l'interrogatoire qui vous permettrait de conforter votre diagnostic ?

l'interrogatoire :

- **Chronologie des lésions** par rapport à l'activité professionnelle (exacerbation au travail, amélioration en période de repos).
- Port ou non de gants lors de certaines tâches.
- **Utilisation de produits spécifiques récents**, changement de marque.
- **Évolution** hors du cadre professionnel (week-end, vacances).
- Existence d'autres **cas similaires** dans le salon.
- Antécédents personnels ou familiaux d'atopie.

Question 5 – Examen complémentaire :

Quel examen complémentaire peut confirmer votre diagnostic ? Comment sera-t-il réalisé et que recherchez-vous ?

Tests épicutanés (patch tests) réalisés par un **dermatologue allergologue**.

🔎 Objectif : rechercher une sensibilisation aux allergènes

professionnels courants (coiffeurs = batterie spécifique).
🕒 Lecture à 48h, 72h et parfois 96h.
⚠️ Arrêt de traitement local (corticoïdes) avant l'examen.

Question 6 – Autre prise en charge médico-sociale :

Peut-elle bénéficier d'un autre type de prise en charge médico-sociale que la reconnaissance en maladie professionnelle ? Justifiez votre réponse.

Oui, **Reconnaissance de la Qualité de Travailleur Handicapé (RQTH)** peut être demandée :

- Si retentissement fonctionnel durable sur l'emploi.
- Permet accès à des aides à l'aménagement, dispositifs de reconversion, accompagnement par Cap Emploi.

📝 Reconnaissance comme **maladie professionnelle** aussi envisageable, via le **tableau n°65 RG**, si critères remplis.

Cas pratique 2021 – Sujet 4 : Asthme professionnel chez un boulanger

Monsieur R. 45 ans, boulanger salarié, présente une toux nocturne sans fièvre depuis plusieurs semaines. Il n'a pas d'antécédents médicaux particuliers, en particulier d'allergie, mais fume un paquet par jour depuis 20 ans.
Son médecin traitant a fait faire des épreuves fonctionnelles respiratoires qui sont normales et un cliché thoracique standard de face qui ne montre pas d'anomalie. Il a prescrit un arrêt de travail de 15 jours.
Ses symptômes se sont améliorés sans traitement particulier pendant cet arrêt de travail. Il consulte 8 jours après sa reprise de travail : ses symptômes récidivent depuis la reprise.

Question 1 – Éléments en faveur d'un asthme professionnel :

Vous évoquez un asthme en relation avec le travail : quels sont les éléments qui vous orientent vers ce diagnostic ?

- **Toux nocturne** → symptôme typique d'un asthme.
- **Absence d'anomalie radiologique** et EFR normales (possibilité d'asthme intermittent ou non obstructif).
- **Amélioration nette pendant l'arrêt de travail**.
- **Récidive rapide à la reprise** → forte présomption d'origine professionnelle.
- Profession exposée à des **aéroallergènes connus** : farine, enzymes, additifs.

Question 2 – Examen complémentaire pour confirmer la réversibilité d'un trouble obstructif :

Quel est l'examen complémentaire qui vous permet de confirmer le caractère réversible en cas de trouble ventilatoire obstructif ?

*EFR avec test de réversibilité aux bronchodilatateurs.**

🔍 Critères positifs :

- Augmentation du VEMS ≥ 12 % **et** ≥ 200 mL après bronchodilatateur.

Question 3 – Examen pour hyperréactivité bronchique non spécifique :

Quel examen complémentaire vous permet de confirmer l'hyperréactivité bronchique non spécifique en cas d'absence de trouble ventilatoire obstructif ?

*Test à la métacholine ou à l'histamine**.

📌 Positif si chute du VEMS ≥ 20 % à une dose faible → signe une hyperréactivité bronchique typique de l'asthme.

Question 4 – Examens pour confirmer le caractère professionnel de l'asthme :

Quels examens complémentaires vous permettent de confirmer le caractère professionnel de l'asthme ?

- **Courbe débit/volume** : au travail vs hors travail.
- **Exploration fonctionnelle en milieu de travail** ou en laboratoire spécialisé.
- **Dosage des IgE spécifiques** (si suspicion d'asthme allergique).
- **Patch tests respiratoires (non standardisés)** si disponible.
- **Test de provocation spécifique (rare)** en service spécialisé.

Question 5 – Expositions professionnelles suspectes :

Quelle(s) exposition(s) professionnelle(s) peuvent expliquer ces symptômes ?

- **Farine de blé** : aéroallergène principal du boulanger.
- **Additifs enzymatiques** (ex : amylase fongique).
- **Levures**, moisissures, conservateurs…

- Inhalation chronique de poussières de **farine non ventilée**, lors du pétrissage, enfournement.

Question 6 – Mesures de prévention à proposer :

Quelles mesures de prévention peuvent être proposées ?

Prévention collective :

- Ventilation adaptée des locaux.
- Systèmes d'extraction localisée au pétrissage.
- Farine traitée pour réduire la dispersion de poussière (type « fluide »).

Prévention individuelle :

- Port de **masques FFP2** lors des phases très exposantes.
- Sensibilisation à l'hygiène respiratoire.
- Surveillance médicale renforcée si asthme confirmé.

Question 7 – Reconnaissance en maladie professionnelle ?

Le salarié peut-il bénéficier d'une reconnaissance en maladie professionnelle, sachant qu'il existe le tableau n°66 ci-dessous ?

✅ **Oui**, si les critères du **tableau 66 RG** sont remplis :

- Affection : **asthme professionnel** confirmé médicalement.
- Exposition à la **farine** et/ou enzymes reconnues.
- Délai de prise en charge : **7 jours** après arrêt d'exposition.
📌 Diagnostic posé par médecin et confirmé par épreuves fonctionnelles (EFR, métacholine).

✅ FAQ – Questions fréquentes en Médecine du Travail (spécial médecins étrangers)

◆ 1. Puis-je signaler une situation à l'Inspection du Travail ?

☞ **Oui.** En tant que **médecin du travail**, tu as le droit (et parfois le devoir) d'alerter l'Inspection du Travail, notamment si tu constates :

- Une mise en danger grave des salariés,
- Une situation de harcèlement ou de violence,
- L'absence de DUERP ou d'actions de prévention adaptées.

📌 **Comment faire ?**

- Par **courrier** ou **mail écrit** (de préférence avec copie à l'employeur si possible).
- Tu peux aussi faire un **signalement anonyme** en cas de situation sensible.

◆ 2. Comment agir si l'employeur refuse un aménagement de poste que j'ai recommandé ?

☞ L'aménagement du poste relève de l'**obligation de sécurité de l'employeur** (art. L.4121-1 du Code du Travail).

Que faire ?

1. **Documente bien ta préconisation** dans le dossier médical.
2. Rédige un **courrier écrit à l'employeur** en précisant :
   - Le lien entre l'état de santé du salarié et les besoins d'aménagement,
   - Les conséquences possibles en cas de refus.
3. En cas de blocage persistant :
   - Tu peux **saisir le CSE** s'il existe,
   - Ou **informer l'Inspection du Travail**.

📌 Tu peux aussi faire une **étude de poste conjointe** avec un membre du service HSE ou un ergonome si besoin.

◆ 3. Que faire si le salarié refuse une orientation vers un service de pathologie professionnelle ?

☞ L'orientation vers un service de pathologie professionnelle (SPP) est une **proposition médicale**, mais **non contraignante pour le salarié**.

Si le salarié refuse :

- Précise bien que le **refus est noté dans le dossier médical**.
- Réexplique **les bénéfices de cette orientation** :
    - Diagnostic de maladie pro,
    - Évaluation du lien santé-travail,
    - Accès facilité à une reconnaissance MP.
- Propose éventuellement un **deuxième rendez-vous** pour en discuter à nouveau.
- Si la pathologie est suspectée grave ou urgente, tu peux alerter le médecin traitant (avec accord du salarié).

📌 En dernier recours, en cas de danger grave, tu peux **préconiser un arrêt de travail ou une inaptitude temporaire**.

4. Puis-je faire une visite médicale sans en informer l'employeur ?

☞ Oui. Le **salarié peut demander une visite à sa propre initiative, sans que l'employeur soit informé**, notamment :

- En cas de souffrance au travail,
- Suspicion de harcèlement ou de RPS,
- Besoin de parler de son état de santé ou de son poste.

📌 Le médecin du travail est **tenu au secret médical**, donc **l'employeur n'est pas informé du contenu ni du motif** de la visite.

◆ 5. Puis-je déclarer moi-même une maladie professionnelle ?

☞ Non. Seul le **médecin traitant ou spécialiste** peut faire la déclaration initiale en remplissant le **certificat médical** (Cerfa n°11138*05).

Mais **en tant que médecin du travail**, tu peux :

- **Orienter le salarié** vers son médecin traitant ou un service patho pro,
- **Rédiger un courrier** de liaison pour faciliter la démarche,
- Participer à l'élaboration du **dossier administratif** (aide à la constitution du dossier CPAM),
- **Donner un avis circonstancié** sur la reconnaissance, notamment pour le CRRMP (alinéa 4).

◆ 6. Peut-on faire une inaptitude sans étude de poste ni rencontre avec l'employeur ?

☞ **Non.** L'article **L.4624-4 du Code du travail** précise que l'inaptitude doit être **justifiée par une étude de poste** et **des conditions de travail**, avec un **échange avec l'employeur**.

En pratique, avant de prononcer une inaptitude :

1. Réaliser ou actualiser une étude de poste.
2. Échanger avec l'employeur (visite sur site, appel, fiche descriptive…).
3. Proposer si possible un aménagement.
4. Organiser **deux examens médicaux espacés de 15 jours**, sauf urgence.

📌 L'inaptitude sans ces étapes peut être **contestée** juridiquement.

◆ **7. Quelles sont mes obligations en tant que médecin du travail salarié d'un service interentreprises ?**

☞ En service interentreprises, vous êtes **soumis aux mêmes missions légales** que tout médecin du travail, mais vous n'avez **pas la même autonomie d'action** que dans un service autonome.

📌 **En pratique** :

- Vous pouvez faire des signalements à l'Inspection du Travail.
- Vous devez collaborer avec les intervenants en prévention.
- Vous êtes tenu au secret médical et professionnel.
- Vous devez respecter les protocoles du service, mais votre **avis médical reste indépendant.**

◆ **8. Que faire si un salarié ne se présente pas aux convocations ?**

☞ Il est important de **tracer l'absence** dans le dossier médical.

📌 **Procédure recommandée :**

- Relancer le salarié une première fois.
- Informer l'employeur de l'absence **sans évoquer le motif de la convocation** (secret médical).
- Si plusieurs absences non justifiées, l'entreprise peut considérer la visite comme **réalisée par défaut**, sauf situations à risque.

Bibliographie générale du Guide

Sites institutionnels :

- INRS – www.inrs.fr
- Légifrance – www.legifrance.gouv.fr
- Ameli – www.ameli.fr
- CNG – www.cng.sante.fr
- CNAM – www.cnam.fr
- HAS – www.has-sante.fr
- ANSES – www.anses.fr
- Santé Publique France – www.santepubliquefrance.fr
- CRAMIF – www.cramif.fr

Veille juridique et administrative :

- Edition Tissot – www.editions-tissot.fr
- EUR-Lex – https://eur-lex.europa.eu
- PRITH IDF – www.prithidf.org

Ressources scientifiques et thématiques :

- PubMed – pubmed.ncbi.nlm.nih.gov
- GERES – www.geres.org
- Souffrance et Travail – www.souffrance-et-travail.com
- MSD Manuals – www.msdmanuals.com/fr
- Harmonie Audition – www.harmonieaudition.com

Glossaire des abréviations et termes clés

Ce glossaire regroupe les sigles et abréviations essentiels en médecine du travail, utiles pour l'EVC et la pratique quotidienne.

Abréviation	Définition	Pourquoi l'ajouter / Commentaire
EVC	Épreuve de Vérification des Connaissances	Examen pour les médecins étrangers en France
DUERP	Document Unique d'Évaluation des Risques Professionnels	Obligatoire dans toutes les entreprises
VIP	Visite d'Information et de Prévention	Visite médicale initiale hors poste à risque
SIR	Suivi Individuel Renforcé	Surveillance des salariés exposés à des risques particuliers
RQTH	Reconnaissance de la Qualité de Travailleur Handicapé	Statut délivré par la MDPH
MP	Maladie Professionnelle	Affection reconnue comme liée au travail
AT	Accident du Travail	Événement soudain lié à l'activité professionnelle
VLEP	Valeur Limite d'Exposition Professionnelle	Seuil réglementaire d'exposition à un agent chimique
CMR	Cancérogène, Mutagène, Reprotoxique	Catégories de substances dangereuses
FDS	Fiche de Données de Sécurité	Document obligatoire pour chaque produit chimique
IBE	Indicateur Biologique d'Exposition	Mesure l'imprégnation interne à un agent chimique
CRRMP	Comité Régional de Reconnaissance des Maladies Professionnelles	Intervient hors conditions de tableau

SPST	Service de Prévention et de Santé au Travail	Nouveau nom des services de santé au travail depuis 2021
CSE	Comité Social et Économique	Instance représentative du personnel dans l'entreprise
DU	Diplôme Universitaire	Formation complémentaire utile en santé au travail
FIPU	Fonds d'Investissement dans la Prévention de l'Usure	Dispositif de financement pour les entreprises
MCP	Maladies à Caractère Professionnel	Pathologies liées au travail mais non reconnues comme MP
MDPH	Maison Départementale des Personnes Handicapées	Gère les demandes de RQTH, AAH, etc.

- **INRS** (Institut National de Recherche et de Sécurité).
- Légifrance - Le service public de l'accès au droit.
- Ameli - Assurance Maladie.
- **HAS** - Haute Autorité de Santé.
- **ANSES** - Agence nationale de sécurité sanitaire.
- **CNG** - Centre National de Gestion.
- **CNAM** - Caisse Nationale de l'Assurance Maladie.
- **GERES** - Groupe d'étude sur le risque d'exposition des soignants.
- **CARSAT** - Caisse d'Assurance Retraite et de la Santé au Travail.
- **IPP** : Incapacité Permanente Partielle → utilisée dans les dossiers MP ou AT.
- **CRAMIF** : Caisse Régionale d'Assurance Maladie d'Île-de-France → interlocuteur clé pour les déclarations.
- **PDP** : Pôle de prévention de la désinsertion professionnelle → important dans les cas d'inaptitude.
- **CPAM** : Caisse Primaire d'Assurance Maladie → centre de gestion des AT/MP.
- **HAS** : Haute Autorité de Santé → produit des recommandations utiles à citer.
- **INRS** : Institut National de Recherche et de Sécurité → source majeure en prévention.
- **CERFA 14463** : Formulaire de déclaration d'AT → très utilisé.
- **DU** : Diplôme Universitaire → utile pour les parcours de spécialisation.

✅ Checklist de préparation à l'EVC :

- Identifier les thématiques principales (risques pro, visites, pathologies, etc.)
- Revoir tous les examens fondamentaux et cas pratiques précédents
- Réaliser des fiches de révision par thème
- Utiliser les tableaux INRS et Code du travail comme base de réponse
- Se former aux DU utiles en parallèle (si possible)
- Consulter régulièrement les sites officiels pour les mises à jour
- Échanger avec d'autres candidats ou groupes d'étude
- Réaliser des auto-tests pour s'évaluer avant l'examen

Modèle de courrier – Orientation vers un service de pathologies professionnelles
À adresser au service hospitalier compétent
(par courrier postal ou par messagerie sécurisée de santé – MSSanté)
[Entête du médecin du travail ou du service de santé au travail]
Dr [Nom Prénom]
Médecin du travail
Service de santé au travail : [Nom du service / entreprise]
Adresse : [Adresse complète]
Téléphone : [Numéro pro]
Mail MSSanté : [adresse@email.sante.fr]
À
Service des pathologies professionnelles
[Nom de l'établissement hospitalier]
[Adresse]

Objet : Orientation d'un salarié – demande d'évaluation en pathologie professionnelle
Madame, Monsieur,
Je vous adresse M./Mme **[Nom et Prénom du salarié]**, âgé(e) de **[âge]**, actuellement salarié(e) de **[nom de l'entreprise]** en tant que **[poste occupé]**.

Au cours du suivi en santé au travail, j'ai identifié une symptomatologie pouvant **évoquer une pathologie en lien avec l'activité professionnelle**. Malgré les examens initiaux réalisés, l'origine professionnelle ne peut être formellement établie à ce jour. Une évaluation spécialisée me paraît nécessaire.

➤ **Résumé de la situation :**

- **Poste actuel** : [poste, durée, tâches principales]
- **Antécédents professionnels** : [emplois précédents, expositions notables]
- **Expositions professionnelles suspectées** : [exemples : solvants, poussières de bois, CMR, gestes répétitifs, etc.]

- **Symptomatologie actuelle** : [ex. : dyspnée à l'effort, douleurs articulaires, troubles auditifs…]
- **Examens réalisés à ce jour** : [résumé des bilans – à détailler en annexe si nécessaire]

Je vous remercie de bien vouloir évaluer l'éventualité d'une **pathologie professionnelle** et de nous faire part de vos conclusions, dans le respect du secret médical.

Je reste à votre disposition pour tout échange complémentaire.

Veuillez recevoir, Madame, Monsieur, l'expression de mes salutations distinguées.

Dr [Nom Prénom]
Médecin du travail

Voici un tableau synthétique des nouvelles Valeurs Limites d'Exposition

Professionnelle (VLEP) établies par le décret n° 2024-307 du 4 avril 2024, entré en vigueur le 5 avril 2024. Ce décret fixe des VLEP contraignantes pour certains agents chimiques et complète la traçabilité de l'exposition des travailleurs aux agents chimiques cancérogènes, mutagènes ou toxiques pour la reproduction (CMR).

Tableau des nouvelles VLEP selon le décret 2024-307

Substance	N° CAS	VLEP 8h (mg/m³)	VLEP 8h (ppm)	VLEP CT 15min (mg/m³)	VLEP CT 15min (ppm)	Remarques
Benzène	71-43-2	1,65	0,5	3,3	1	CMR 1A, abaissement progressif jusqu'à 0,2 ppm (0,66 mg/m³) au 5 avril 2026
Acrylonitrile	107-13-1	2,2	1	8,8	4	Nouvelle VLEP applicable au 5 avril 2026
Composés du nickel (fraction inhalable)	—	0,1	—	—	—	VLEP transitoire jusqu'au

						17 janvier 2025
Composés du nickel (fraction alvéolaire)	—	0,01	—	—	—	VLEP applicable au 18 janvier 2025
Silice cristalline (quartz)	14808-60-7	0,1	—	—	—	Exposition à la poussière de quartz
Monoxyde de carbone	630-08-0	55	50	110	100	Gaz incolore, inodore, toxique
Acétone	67-64-1	1210	500	2420	1000	Solvant couramment utilisé
Acide chlorhydrique	7647-01-0	—	—	7,6	5	Valeur limite uniquement pour l'exposition de courte durée

Remarques :

- Les VLEP sont exprimées en mg/m³ et en ppm (parties par million).
- VLEP 8h : valeur limite d'exposition moyenne sur 8 heures.
- VLEP CT 15min : valeur limite d'exposition de courte durée sur 15 minutes.
- CMR : Cancérogène, Mutagène ou toxique pour la Reproduction.

Ce tableau est basé sur les informations disponibles dans le décret n° 2024-307 du 4 avril 2024 .

Source : Décret n° 2024-307 du 4 avril 2024 (Légifrance)

EPILOGUE

À vous qui avez parcouru ces pages avec rigueur et engagement : ce guide touche à sa fin, mais votre aventure en santé au travail ne fait que commencer.

La médecine du travail en France est bien plus qu'une spécialité médicale : c'est une mission sociale, une veille humaniste sur les réalités du monde professionnel. Être médecin du travail, c'est protéger sans distinction, écouter sans jugement, prévenir plutôt que guérir. C'est être la voix du bon sens et de la santé au cœur de l'économie.

Le chemin que vous avez choisi n'est pas toujours facile. Il demande de la persévérance face aux complexités réglementaires, du courage pour accompagner les parcours brisés, de la vigilance pour faire entendre les signaux faibles. Mais il vous offrira aussi l'occasion rare d'impacter durablement des vies, de prévenir l'injustice silencieuse de l'inaptitude subie, de donner un sens profond à la pratique médicale.

☞ Que vous soyez interne, collaborateur ou médecin étranger préparant l'EVC, rappelez-vous que vous rejoignez une communauté forte, bienveillante et engagée. Une communauté qui partage une même conviction : la santé au travail est un droit, pas un privilège.

Dans chaque fiche que vous avez étudiée, chaque protocole que vous avez appris, chaque cas que vous avez analysé, se cachait une promesse : celle d'un savoir qui transforme le monde du travail, pas seulement pour aujourd'hui, mais pour les générations à venir.

Continuez à vous former. Continuez à questionner. Continuez à défendre.

Et surtout : restez fidèles à votre éthique, à votre humanité, à cette vocation qui vous a amené jusqu'ici.

– BACH

www.ingramcontent.com/pod-product-compliance
Lightning Source LLC
LaVergne TN
LVHW052023200926
848481LV00005B/1568